XIANDAI ERKE JIBING ZHENZHI YU JIZHENG JIJIU

现代儿科疾病诊治与急症急救

王显鹤　主编

中国纺织出版社有限公司

图书在版编目（CIP）数据

现代儿科疾病诊治与急症急救 / 王显鹤主编. -- 北京：中国纺织出版社有限公司, 2020.11

ISBN 978-7-5180-8121-9

Ⅰ.①现… Ⅱ.①王… Ⅲ.①小儿疾病—诊疗②小儿疾病—急性病—急救 Ⅳ.①R72

中国版本图书馆CIP数据核字（2020）第209676号

责任编辑：樊雅莉　范红梅　责任校对：高涵　责任印制：王艳丽

中国纺织出版社有限公司出版发行

地址：北京市朝阳区百子湾东里A407号楼　邮政编码：100124

销售电话：010 — 67004422　传真：010 — 87155801

http://www.c-textilep.com

中国纺织出版社天猫旗舰店

官方微博 http://weibo.com/2119887771

三河市宏盛印务有限公司印刷　各地新华书店经销

2020年11月第1版第1次印刷

开本：787×1092　1 / 16　印张：12

字数：284千字　定价：68.00元

前　言

近年来，随着现代医学的不断发展，儿科学和其他临床学科一样也取得了很大的进步。许多新技术和新理论在儿科领域的广泛应用，使得儿科疾病诊疗不断完善。儿童是一个特殊的群体，其疾病发生的种类及疾病谱与成人有非常大的区别，不同的时期，儿童疾病谱也发生着明显的变化。我国儿童占全国总人口的1/3，儿童的身心健康直接关系到民族的素质和国家的发展，这就要求儿科医师要有牢固的理论知识与丰富的临床实践经验，这样才能更好地服务于儿童。

本书重点介绍了儿科常见症状及儿科常见疾病的诊治等内容，内容丰富，资料新颖，紧扣临床，实用性强，是一本对医疗、教学和研究均有价值的参考书，有助于解决在儿科临床工作中遇到的实际问题。

本书编委均是高学历、高年资、精干的专业医务工作者，在此对各位同道的辛勤笔耕和认真校对深表感谢！鉴于本书涉及诸多专业，编写人员多，且时间有限，书中难免存在不妥之处，望读者不吝指正，以便再版时修正。

编　者

2020 年 8 月

目　录

第一章

儿科常见症状和体征

第一节　发热

体温升高是小儿疾病常见的一种临床表现。正常小儿的肛温在 36.9～37.5 ℃，舌下温度较肛温低 0.3～0.5 ℃，腋下温度为 36～37 ℃。不同个体的正常体温虽稍有差异，但一般认为体温超过其基础体温 1 ℃以上时，则认为是"发热"。

一、病因

引起发热的病因可分为感染性和非感染性两大类，小儿期以前者多见。

1. **感染性发热**　由各种病原体，如细菌、病毒、肺炎支原体、立克次体、螺旋体、真菌、原虫、寄生虫所引起的感染，均可导致发热。

2. **非感染性发热**　①恶性肿瘤（包括白血病）。②结缔组织病：如风湿热、幼年型类风湿关节炎、川崎病等。③内分泌疾病：如甲状腺功能亢进症。④由于应用药物或血清制品引起的发热。⑤大手术后由组织损伤、内出血、大血肿等导致分解产物增加而引起的发热。⑥散热障碍：如广泛性皮炎、鱼鳞病、先天性外胚层发育不良或大面积烫烧伤造成的汗腺缺乏，严重失水、失血等。⑦癫痫大发作，使产热增多。⑧中枢性发热：如大脑发育不全、脑出血等使体温调节中枢受损引起发热以及暑热症等。

二、诊断

（一）病史采集

详细询问病史包括年龄、发热规律和热型、发热持续时间、居住条件、居住地区的疾病（如疟疾、血吸虫病、钩端螺旋体病、伤寒等传染病）流行情况；有无提示系统性疾病的症状，如咳嗽、气促、腹泻、腹痛、尿频、尿急、尿痛等；有无结核接触史、动物接触史；详细询问预防接种史。

（二）体格检查

对全身各系统都应仔细检查，还要注意有无淋巴结肿大、肝脾大、皮疹和贫血等。

（三）辅助检查

对急性发热的患儿应进行血常规、尿常规检查，必要时胸部 X 线透视或摄片。对较长期发热的患儿，可选择必要的实验室检查或其他特殊检查（表1-1）。

表1-1 长期发热鉴别诊断时的临床检查项目

常规检查	选择检查
血、尿、粪常规检查	细菌涂片镜检、培养
红细胞沉降率	脑脊液常规检查、培养
CRP、ASO、RF	骨髓穿刺、涂片及培养
血清蛋白电泳	其他穿刺液的常规检查涂片、培养
AST、ALT、LDH	血清抗体检查
胸部X线摄片	免疫补体系统检查
血压测定	血清 Na^+、K^+、Cl^-、BUN测定
	心电图
	X线检查（必要部位）
	B超检查
	CT检查

注：CRP：C反应蛋白；ASO：抗链球菌溶血素O；RF：类风湿因子（罗氏试验）；LDH：乳酸脱氢酶；BUN：血尿素氮。

三、鉴别诊断

发热可由患儿年龄、热型、持续天数、所伴有的症状和/或体征结合临床检查结果予以鉴别诊断（表1-2~表1-6）。

表1-2 由患儿年龄鉴别发热病因

婴儿期	幼儿期	学龄期
上呼吸道感染综合征	上呼吸道感染综合征	上呼吸道感染综合征
急性呼吸道感染	急性呼吸道感染	急性胃肠炎
肠道感染	急性胃肠炎	沙门菌感染
幼儿急疹	中耳炎	尿路感染
中耳炎	尿路感染	其他急性感染
尿路感染	沙门菌感染	结核
败血症、骨髓炎	其他急性感染（如手足口病）	恶性肿瘤（包括白血病）
化脓性脑膜炎	结核病	结缔组织病
其他急性感染症	病毒性肝炎	内分泌疾病（如甲状腺功能亢进症）
川崎病	川崎病	
结核病	恶性肿瘤（包括白血病）	
脱水热		
中枢性发热		
暑热症		
免疫不全综合征		

表 1-3 由热型鉴别发热病因

稽留热	弛张热	间歇热
幼儿急疹	中耳炎	结缔组织病
沙门菌感染	尿路感染	恶性肿瘤（包括白血病）
肺炎	败血症、骨髓炎	疟疾
化脓性脑膜炎	脓肿	自身免疫性疾病
脑炎	细菌性心内膜炎	
尿路感染	结核病	
中耳炎	沙门菌感染	
败血症	川崎病	
	结缔组织病	
	恶性肿瘤（包括白血病）	

表 1-4 由发热持续时间鉴别发热病因

3~4个月	5~6个月	7天以上
上呼吸道感染综合征	上呼吸道感染综合征	下呼吸道感染
幼儿急疹	中耳炎	败血症、骨髓炎
肠道感染症	尿路感染	尿路感染
中耳炎	沙门菌感染	沙门菌感染
尿路感染	化脓性脑膜炎	结核病
化脓性脑膜炎	其他感染症	传染性单核细胞增多症
败血症	川崎病	其他感染症
其他急性感染		川崎病
川崎病		结缔组织病
脱水热		恶性肿瘤（包括白血病）
		中枢神经系统功能障碍
		药物热
		免疫不全综合征
		感染后发热
		体质性发热
		心理性发热
		不明原因发热

表 1-5 由发热所伴随的症状鉴别发热病因

发热所伴随的症状		病因
1. 呼吸系统症状	脱水热	呼吸道感染
		扁桃体炎
2. 消化系统症状	脱水热	肠道感染
		肠道感染
		病毒性肝炎
		阑尾炎
		急性腹膜炎
		急性胰腺炎
		恶性肿瘤
		肝脾大
3. 泌尿系统症状	脱水热	尿路感染
4. 神经系统症状	精神性发热、脱水热	脑膜炎
		脑炎
		中枢神经功能障碍
		自主神经功能异常
5. 循环系统症状	脱水热	细菌性心内膜炎
		心肌炎
6. 风湿免疫系统症状	风湿热	免疫不全综合征
		少年型类风湿性关节炎
		全身性红斑狼疮
		川崎病
		免疫不全综合征
7. 血液系统症状	脱水热	溶血性贫血
		白血病
		败血症
8. 五官科症状	脱水热	中耳炎
		鼻窦炎
		口腔炎
9. 传染科症状	脱水热	风疹
		腮腺炎
		传染性单核细胞增多症
		猩红热
		病毒性感染
		沙门菌感染
		败血症
		结核

发热所伴随的症状		病因
10. 肌肉、关节症状	风湿热、所谓"生长热"	化脓性关节炎
		败血症、骨髓炎
		少年型类风湿关节炎
		肌炎

表 1-6 由临床检查鉴别发热病因

检查项目	病因
末梢血白细胞计数增加	细菌感染
末梢血白细胞计数降低	病毒感染症、沙门菌感染、结缔组织病、粒细胞减少症
嗜酸性粒细胞计数增加	寄生虫病、药物过敏、结核、白血病、结缔组织病
淋巴细胞比例增高	病毒性感染、恶性肿瘤（包括白血病）
贫血相关检查提示贫血	恶性肿瘤、慢性感染
红细胞沉降率增加、CRP（+）	感染、风湿病、恶性肿瘤、川崎病
红细胞沉降率增加、CRP（-）	感染恢复期
ASO↑、CRP（+）	风湿热
RA（+）	风湿病、肝脏疾病、结核病、恶性肿瘤
血清蛋白电泳 γ 球蛋白↑	风湿病、慢性感染、恶性肿瘤、肝脏疾病
ALT、AST、LDH↑	肝脏疾病、肌炎、恶性肿瘤
血培养（+）	败血症、骨髓炎
尿沉渣白细胞计数↑	尿路感染
脑脊液蛋白、细胞数增加	脑膜炎
胸部 X 线片阳性征象	肺炎、肺结核
骨髓穿刺提示恶性肿瘤骨髓象	恶性肿瘤（包括白血病）
鼓膜充血	中耳炎

第二节　发绀

因血液中还原血红蛋白或异常血红蛋白增多，并达到一定程度时，使皮肤和黏膜呈青紫色，称为发绀。发绀一般在口唇、颊黏膜、鼻尖、鼻唇间区、耳郭、甲床、指尖等毛细血管丰富的部位，皮肤、黏膜较薄的部位尤为明显。

一、病因

1. 还原性血红蛋白增多

（1）中心性发绀：系心肺疾病所致，动脉血 SaO_2、PaO_2 降低。

1）肺性发绀：①各种原因引起的呼吸道梗阻，如分娩时羊水吸入、先天性呼吸道畸形、咽后壁脓肿和各种原因的喉梗阻、急性末梢细支气管炎等。②肺和胸腔疾病，如肺炎、肺水肿、先天性肺囊肿、膈疝、脓胸、呼吸肌麻痹等。③肺血管疾病，如先天性肺动静脉瘘等。

2）心源性发绀：伴有右向左分流的先天性心脏病，如法洛三联症及大血管易位、艾森门格综合征、法洛四联症、单心房、单心室等。

（2）周围性发绀：可见于全身性或局部性病变，动脉血 SaO_2、PaO_2 均正常。

1）全身性疾病：如心功能不全、慢性缩窄性心包炎、休克等。

2）局部血流障碍：如上腔静脉梗阻、肢端动脉痉挛症（雷诺病）及肢端动脉痉挛现象。

2. 异常血红蛋白增多

如先天性高铁血红蛋白血症、血红蛋白 M 病、后天性高铁血红蛋白血症（药物或食物所致）。

二、诊断

（一）病史采集

仔细询问患儿有可能引起发绀的常见疾病史，如心血管或呼吸系统疾病，发绀出现的年龄及伴随情况，药物及食物史。

（二）体征检查

注意患儿面容，面颊颜色，发绀分布特征，坐卧姿态，颈静脉是否充盈，有无胸廓畸形、杵状指（趾），应仔细检查心肺特征性体征。

（三）辅助检查

1. 动脉血气分析（pH、PaO_2、$PaCO_2$、SaO_2）

新生儿应做血糖、血钙测定和血培养检查。

2. 疑有心源性发绀

应做心脏 X 线摄片、心电图、超声心动图检查，必要时做心导管及选择性心血管造影予以确诊。

3. 疑为肺性发绀

应行胸部 X 线摄片，必要时做支气管镜或支气管造影检查。

4. 疑为血红蛋白异常引起的发绀

可抽静脉血，装于容器内振荡，使之与空气接触。正常者变红色，异常者则不变色，进一步可做血液光谱分析及血红蛋白电泳检查。

三、鉴别诊断

发绀的分类和鉴别，如图 1-1 所示。

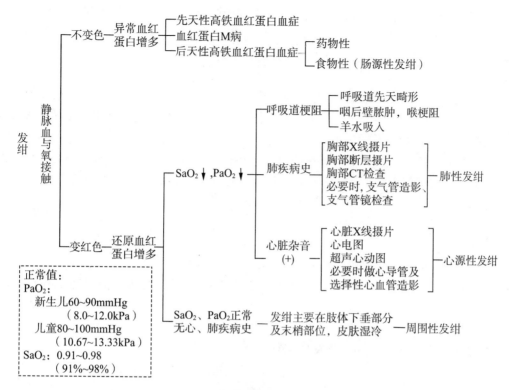

图1-1 发绀的分类和鉴别

第三节 呕吐

呕吐是小儿常见症状之一，虽可单独发生，但常随原发病而伴有其他症状及体征。引起呕吐的病因很多，故对呕吐患儿应仔细分析病史，尤其需注意呕吐与饮食的关系、起病的急缓、发病年龄，以及伴随的症状与体征。必要时，应进行 X 线等进一步检查，以明确诊断。

一、病因

1. 新生儿期

（1）非器质性疾病：早期贲门发育不成熟、空气咽下症、新生儿假性肠梗阻、溢乳等。

（2）器质性疾病：消化道梗阻（食管闭锁、肠狭窄、肠梗阻、肠旋转不良、胎粪性肠梗阻）、感染（败血症、脑膜炎等）、中枢神经系统疾病（硬膜下血肿、颅内出血、脑水肿）、胆红素脑病、代谢性疾病（苯丙酮尿症、肾上腺-性腺综合征、乳糖不耐受综合征、高氨血症）、肾脏疾病（肾积水、尿路畸形）、贲门食管弛缓症、特发性胃穿孔等。

2. 婴儿期

（1）非器质性疾病：见于溢乳、空气咽下症等。

（2）器质性疾病：见于先天性肥厚性幽门狭窄、肠套叠、感染（尤其是尿路感染及胃肠道感染）、裂孔疝、贲门食管失弛缓症、代谢性疾病（高氨血症、肾上腺—性腺综合征）、阑尾炎、腹膜炎、心脏病、肾脏疾病（急性肾功能不全、溶血尿毒症综合征）、颅内出血、药物中毒、嵌顿性疝、脑病合并内脏脂肪变性（瑞氏综合征）等。

3. 幼儿—学龄期儿童

（1）非器质性疾病：周期性呕吐，神经性呕吐等。

（2）器质性疾病：感染症（扁桃体炎、中耳炎、脑膜炎、脑炎、胃肠道感染、阑尾炎、肠系膜淋巴结炎）、肠梗阻、肠寄生虫症、脑肿瘤、硬脑膜下血肿、糖尿病酮性酸中毒、肾功能不全、自主神经发作性呕吐（腹型癫痫、周期性呕吐）、十二指肠溃疡；药物所致呕吐、毒物误服、嵌顿疝、裂孔疝、代谢异常、屈光不正、脑病合并内脏脂肪变性（瑞氏综合征）等。

二、诊断

可从患儿的年龄、呕吐物性状和发病经过（急性或慢性）作初步病因分类。应详细询问呕吐以外的症状，如一般状况；有无发热、意识障碍、惊厥和其他颅内压增高症状；有无腹部饱满、腹部肿块；有无腹痛、腹泻、血便等。必要时，应进行直肠、肛门检查，以及胸部、腹部 X 线检查。腹部 X 线检查应包括正位、侧位、卧位和立位，注意有无消化道穿孔或闭锁。必要时，应行钡餐或空气灌肠造影检查。

三、鉴别诊断

（一）病因鉴别

由呕吐伴随的症状作病因鉴别，如图 1-2 所示。

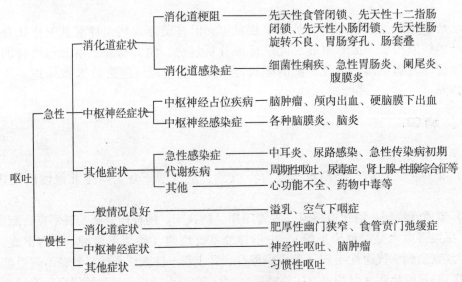

图 1-2 呕吐的鉴别

（二）鉴别诊断步骤

呕吐的诊断步骤，如图 1-3 所示。

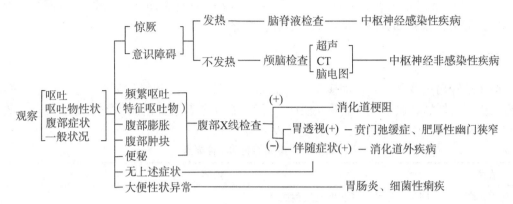

图 1-3 呕吐诊断与鉴别诊断步骤

四、治疗

伴呕吐的婴幼儿期疾病，不论急性或慢性，常伴有脱水和电解质紊乱，故应输液和纠正电解质紊乱。消化道梗阻性疾病，应力求及早诊断和外科紧急处理。伴呕吐的消化道感染或其他感染，除应及时纠正水、电解质紊乱外，应及早选用有效抗生素。对中枢神经系统感染，呕吐多因颅内压增高所致，故除应用抗生素外，还需使用脱水剂，以降低颅内压。对食物中毒、药物中毒等中毒性呕吐，应洗胃并输液，以促进毒物排出和减少毒物吸收。

第四节 腹痛

腹痛是小儿常见症状之一，引起腹痛的原因很多，因幼儿多数不能准确地表达疼痛的感觉、性质及部位，常仅能以哭闹来表示，造成诊断上的困难。

一、病因

1. 急性腹痛

（1）婴儿期：①多见的病因，如肠绞痛、急性胃肠炎。②常见的病因，如肠套叠、急性阑尾炎、肠管闭锁或狭窄（多见于小肠）、裂孔疝、睾丸或卵巢扭转、肠扭转、外伤等。③较少见的病因，如牛乳蛋白过敏症、消化性溃疡、中毒（铅、铁）、肿瘤等。

（2）幼儿期及学龄前期：①常见的病因，如急性胃肠炎、肠寄生虫病、肾盂肾炎、外伤、急性阑尾炎、麦克尔憩室等。②较常见病因，如肺炎、风湿热、中毒、急性或慢性胰腺炎、胆囊炎、肝炎等。③少见的病因，如肝脓肿、肿瘤、结核病（腹腔或肠道）等。

（3）学龄期（6~14 岁）：①常见的病因，如急性胃肠炎、外伤、肾盂肾炎、急性阑尾炎、肠寄生虫病等。②较常见的病因，如肠道炎症性疾病、消化性溃疡、肺炎、风湿热、胆囊炎、中毒等。③少见的病因，如结缔组织病、盆腔内炎症性疾病等。

2. 反复性腹痛

（1）腹部疾病：①消化道疾病，见于胃或十二指肠溃疡、溃疡性结肠炎、慢性便秘、过敏性紫癜、结核病、肠套叠、肿瘤等。②肾、尿路疾病，如肾盂肾炎、肾积水、尿路结石等。

（2）腹外疾病：如癫痫、风湿病、心源性腹痛。

二、诊断

应注意发病年龄并详细询问腹痛发作情况、性质、部位和伴发症状（如呕吐、便秘、便血、皮疹、尿痛、血尿、咳嗽及大便性状等）。由于引起腹痛的病因不一定在腹部，故应做全面体检。腹部体检时尤应注意触诊（表1-7）。

表1-7　腹痛的腹部触诊要点

项目	内容
腹部柔软度	部位、抵抗、紧张度及反跳痛
肿块	部位、形状、数量、大小、硬度、压痛、表面光滑度、波动感、移动性
腹部胀满	是全腹还是局部，有无波动感及肿块
腹部脏器	肝、脾、肾的位置、大小、硬度，有无膀胱尿潴留
腹股沟部肿块	精索水肿、疝
压痛	最后检查，注意部位、最痛点及其他处压痛点，压痛与肿块的关系，由于体位改变所致压痛的变化

三、鉴别诊断

小儿急性腹痛的鉴别，如表1-8所述。

表1-8　小儿急性腹痛的鉴别

病名	症状	腹部表现	其他检查
急性阑尾炎	上腹痛转移至右下腹痛，呕吐，有时发热	麦氏点压痛、反跳痛、局部肌紧张	白细胞增多
胃和十二指肠溃疡	有时上腹痛，有时吐血、便血	上腹部压痛点，穿孔时上腹部胀满	大便隐血试验阳性，缺铁性贫血，消化道钡餐造影及消化内镜检查阳性，穿孔时膈下游离气体
细菌性胃肠炎	发热、呕吐、腹痛、腹泻	沿结肠压痛	大便中查见脓血，大便培养阳性
蛔虫性肠梗阻	腹痛、呕吐、便秘，持续腹痛、阵发加剧	腹部多柔软，可触及条索状团块，多位于脐周，一般无压痛	X线腹部检查可见部分性肠梗阻
急性肠系膜淋巴结炎	常有呼吸道感染，腹痛在右下腹、脐周，偶有呕吐、腹泻	无腹肌紧张，压痛部位不固定，反跳痛不明显	常有末梢血白细胞增多

病名	症状	腹部表现	其他检查
胆道蛔虫症	有肠道蛔虫病史，右上腹痛，甚至可吐出蛔虫及胆汁	右上腹有局限性压痛，上腹部轻度肌紧张	大便蛔虫卵阳性
急性胆囊炎	较少见，起病急，伴恶心、呕吐	右上腹压痛、肌紧张	末梢血白细胞增多
胆石症	发热、腹胀，腹痛以右上腹为主		
急性肝炎	发热、食欲不振、恶心、呕吐，部分可有黄疸	肝大	ALT、LDH 升高，甲型病毒性肝炎 TTT、IgM 升高，乙型病毒性肝炎 HBsAg 阳性
尿路感染	伴发热、呕吐等症状，2 岁以下男孩多，年长儿女性多，并有膀胱刺激征尿频、尿急	腹部无定位体征	尿检白细胞增多，尿培养阳性，菌落 $> 1 \times 10^5 / mL$
尿路结石	输尿管结石有绞痛，肾盂结石为钝痛或无痛，膀胱结石有膀胱刺激征，尿道结石除排尿困难外常有血尿	肾区肌紧张及压痛	尿检查有血尿，部分病例 X 线摄片可见结石阴影，静脉肾盂造影可确诊
过敏性紫癜	腹部剧痛、血便，皮肤尤其四肢末端及臀部对称性紫癜	腹部无定位压痛	血便，出凝血时间及血小板正常
急性胰腺炎	上、中腹部剧痛，恶心、呕吐、发热	上腹、周压痛及肌紧张	血、尿中淀粉酶上升

第五节　便秘

在儿科临床实践中，以便秘为主诉来诊者较常见，多数虽不是病态，但应妥善处理。母乳喂养儿，在新生儿期排便每天 2～4 次。出生 2 个月后，逐渐减少为每天 1～2 次。但以牛乳或其他代乳品喂养者，大便次数较少，每天 1 次或 2～3 天 1 次。母乳不足可使婴儿大便次数减少而被误认为便秘，对此应添加母乳而不是灌肠通便。

对便秘儿童，应首先区分是否应立即给予处理。若进食、全身状态以及体重的增加等均无异常，则一般不予处理，继续观察。但若大便干燥、量少又难排出，虽每日排便 2～3 次，但其总量比平时 1 次的量还少，则仍应视为便秘。特别是同时伴有食欲减退、腹部胀满，尤其伴腹痛、呕吐、血便者，则应立即寻找原因，妥善处理。

一、病因

便秘可分为食物性便秘、习惯性便秘、肠管功能紊乱性便秘，以及由肠管、肛门器质性病变所引起的便秘 4 类。

1. 食物性便秘　原因如下：①食物摄入不足。②摄入食物纤维素及水分不足。③偏食。

2. 习惯性便秘　①不规则排便习惯。②滥用泻剂或灌肠。

3. 肠管功能紊乱　①先天性巨结肠。②由各种慢性疾病引起的生活能力低下。③肌肉神经疾病。④脊髓病变（脊柱裂或隐性脊柱裂、脊髓髓膜瘤、脊髓肿瘤、脊髓炎）。

4. 肠管、肛门器质性病变　①肛门、直肠畸形（闭锁或狭窄）。②肛裂。③结肠过长。④肠梗阻、肠套叠。

二、诊断

绝大多数新生儿在生后 24～36 小时就应有胎粪排出。若无排便，就应检查有无肠道梗阻，包括肛门闭锁及狭窄。因为在梗阻以下的肠段仍可排出少量胎粪，所以即使有胎粪，也不能完全排除肠道梗阻。若便秘而同时体重不增，且常因饥饿而啼哭，则应怀疑食物摄入不足。应详细了解饮食情况、排便习惯和是否伴发其他症状，如腹痛、呕吐、腹胀等。对某些找不出便秘原因或经适当处理后仍不见效者，需用 X 线钡餐或钡灌肠检查，以助诊断。

三、鉴别诊断

便秘的诊断与鉴别诊断，如图 1-4 所示。

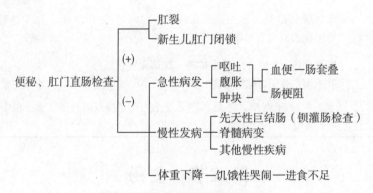

图 1-4　便秘的诊断与鉴别诊断

第六节　紫癜、紫斑和出血倾向

紫癜、紫斑和出血倾向大多因为血管结构或功能异常，凝血机制障碍所引起，其轻重表现差异可以很大，轻者仅见皮肤有少量紫癜、紫斑；重者则可发生很难控制的黏膜大量渗血，甚至可因内脏出血而危及生命。

一、病因

1. 血管异常症

由血管结构或功能异常所致。

（1）过敏性紫癜：常见于幼儿、学龄儿。伴有腹痛、关节痛，可伴发紫癜性肾炎和其他合并症。

（2）小儿单纯性紫癜：紫癜仅发生于下肢，各项出凝血检查均正常，不伴其他症状。

（3）维生素 C 缺乏症：又称坏血病，可伴牙龈、黏膜和肌肉内出血，婴儿并可伴骨膜下出血。

（4）症状性血小板不减少性紫癜：由感染性疾病（如流行性脑脊髓膜炎、亚急性细菌性心内膜炎等）、药物（抗生素或化学性药物）、肾上腺皮质功能亢进症等引起。

（5）遗传性疾病：如皮肤弹性过度症（埃勒斯—当洛斯综合征）、遗传性毛细血管扩张症（奥斯勒病）等。

2. 血小板异常性疾病

（1）血小板量的异常：特发性血小板减少性紫癜，多种原因引起的继发性血小板减少症、原发性及继发性血小板增多症等。

（2）血小板功能缺陷性疾病：如血小板无力症、血小板第Ⅲ因子活性异常症、继发性血小板功能异常（如继发于药物、肝脏疾病）等。

（3）其他：如血小板减少症伴巨大海绵状血管瘤（卡萨巴赫—梅里特综合征），湿疹—血小板减少性免疫缺陷病（威斯科特—奥尔德里奇综合征）。

3. 凝血、抗凝血功能异常

（1）先天性：如血友病 A（因子Ⅷ缺乏）、血友病 B（因子Ⅸ缺乏）、血友病 C（因子Ⅺ缺乏）、纤维蛋白原缺乏症等。

（2）后天性：如维生素 K 依赖性凝血因子缺乏症、新生儿出血症、各种病因引起的弥散性血管内凝血（DIC）、抗凝剂的使用、肝脏疾病等。

二、诊断

（一）病史与体格检查

应仔细询问患者发病年龄、家族史、紫癜及紫斑的出现部位、特征，有无皮下、肌肉深部出血或关节腔内出血现象，出血程度和通常止血方式，有无患有可能引起出血的原发疾病，发病前有无药物使用史等（表1-9）。

表1-9 血管、血小板异常和凝血因子缺乏所致出血倾向的比较

诊断项目	血管、血小板异常	凝血因子缺乏
家族史	一般无	通常有
性别	女性多	男性多
多发部位和症状	皮肤、黏膜点状出血、紫斑、鼻出血、月经过多、消化道出血	皮下、肌肉内深部出血（血肿）、关节腔内出血
出血始发状况	突发性	迟发性
出血持续状况	短	迁延性（易再出血）
局部处理状况	压迫止血有效	止血困难，多数再发

（二）辅助检查

实验室检查对出血性疾病的诊断有重要意义，一般先做一些简易的检查项目以进行初步

鉴别，包括出血时间、凝血时间、血块退缩试验、血小板计数及毛细血管脆性试验。如仅有毛细血管脆性增加，其余4项均正常，提示毛细血管异常；如出血时间延长、毛细血管脆性正常或增加，血块收缩完全或不良，提示血小板异常，其中血小板数减少者可能为血小板减少性紫癜，血小板数正常者则可能为血小板功能异常；如出血时间正常、凝血时间延长或正常，毛细血管脆性试验正常，血小板计数正常，血块退缩完全，则可能为凝血障碍或抗凝物质增多，应进一步检测白陶土部分凝血活酶时间（KPTT）、凝血酶原时间（PT）、凝血时间（TT），以做凝血性疾病的过筛试验，进一步明确诊断（图1-5）。

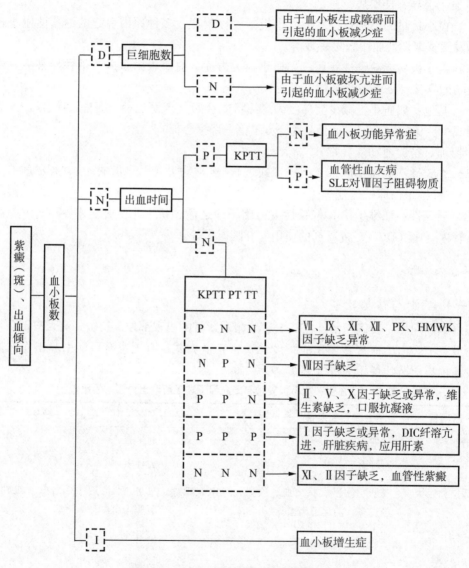

图1-5 出血倾向主要病因的鉴别诊断
D：减少；N：正常；I：增加；P：延长

第七节 婴儿哭闹

哭闹是婴儿对体内或体外刺激不适的一种反应，也就是婴儿表达要求和痛苦的一种方式。

一、病因

哭闹可分为非病理性和病理性两类。

1. 非病理性哭闹　哭声有力，除哭闹外无其他异常表现。主要原因为饥饿、口渴、鼻塞、哺乳不当致使咽下气体过多、欲排大小便等；亦可因过冷、过热、尿布潮湿、衣服过紧、被褥过量、光线过强、痛、痒、虫叮咬等所致；也可能是由于婴儿尚未建立正常生活规律，白天睡眠过多，而夜间啼哭不眠的夜啼哭。

2. 病理性哭闹　是指因各种疾病所引起的哭闹，以腹痛、耳痛、头痛、口腔痛最为常见。病理性哭闹在发生前期常有烦躁不安的表现，啼哭常较剧烈，而且持续（表1-10）。

表1-10　病理性哭闹的常见病因

部位	病因
头、面部疾病	颅骨骨折、硬脑膜下血肿、角膜擦伤、中耳炎、外耳道疖肿、口腔炎或口腔溃疡等
神经系统疾病	脑炎、脑膜炎、颅内出血等
心血管疾病	心功能不全、心动过速或心律失常等
胃肠道疾病	胃肠道积气、肠道感染或功能紊乱、肠套叠、嵌顿性疝、肛裂等
泌尿系统疾病	泌尿道感染、睾丸扭转、尿路结石等
骨骼、关节损伤	骨折、关节脱位等
肠寄生虫病	蛔虫病、蛲虫病等
药物中毒	误服药品或药物过量造成的中毒
其他	眼、咽、喉部、鼻腔、外耳道或阴道异物，新生儿甲状腺功能亢进，婴儿脚气病、高钙血症等

二、诊断

（一）病史采集

注意发病情况如发病年龄，起病缓急，发生哭闹的时间和环境，哭声的高低、强弱、发作特点（持续或反复发作或持续加阵发），哭闹前、中及停后的表现。

（二）体格检查

要注意面色，神态，体表及口腔、耳、鼻和咽喉部等有无炎症、损伤和异物；囟门有无膨隆；心肺有无异常。更应仔细检查腹部体征，既要耐心又要细心地等待患儿安静时抓紧检查。若因患儿哭闹一时检查不够满意，必须待患儿安静后再次检查。尤其要注意有无腹部包块、嵌顿性疝、明显压痛点，必要时做直肠指检。此外，还应认真检查神经系统体征。

（三）辅助检查

辅助检查包括血、尿、粪常规检查；胸部、腹部 X 线透视、肠道造影检查等。必要时进行头颅 CT 检查。

三、鉴别诊断

婴儿哭闹的鉴别，如图 1-6 所示。

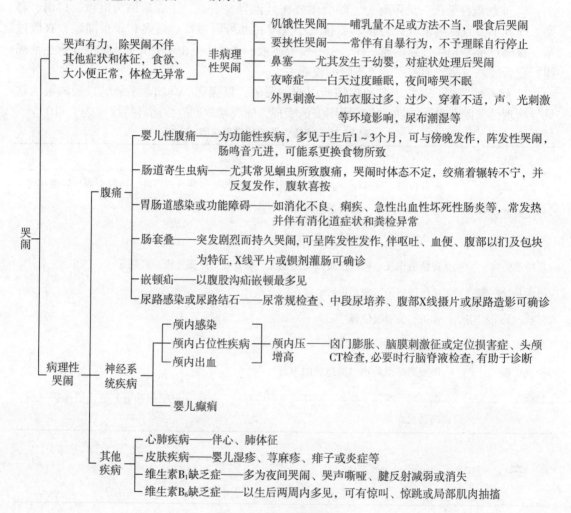

图 1-6 婴儿哭闹的鉴别

第二章

呼吸系统疾病

第一节　急性上呼吸道感染

急性上呼吸道感染即普通感冒，是指喉部以上呼吸道的鼻和咽部的急性感染，国际上通称急性鼻咽炎，俗称伤风或感冒，是小儿时期最常见的疾病，有一定的传染性，主要是鼻咽部黏膜炎的局部症状及全身感染症状。婴幼儿患感冒后，往往全身症状重而局部症状轻，炎症易向邻近器官扩散而引起中耳炎、肺炎等并发症，故需及早诊治。

一、病因

1. 常见病原体　各种病毒和细菌均可引起，但90%以上为病毒，主要有鼻病毒、RSV、FluV、para FluV、ADV等。病毒感染后易继发溶血性链球菌、肺炎链球菌、流感嗜血杆菌等细菌感染。近年来MP亦不少见。

2. 诱因　过敏体质、先天性免疫缺陷或后天性免疫功能低下及受凉、过度疲劳、居室拥挤、大气污染、直接或间接吸入烟雾、呼吸道黏膜的局部防御能力降低时容易发病。婴幼儿时期由于上呼吸道的解剖和免疫特点而易患本病。营养不良性疾病，如维生素D缺乏性佝偻病，亚临床维生素A、锌或铁缺乏症等，或护理不当，气候改变和环境不良等因素则易发生反复上呼吸道感染或使病程迁延。

二、临床表现

由于年龄大小、体质强弱及病变部位的不同，病情的缓急、轻重程度也不同。一般年长儿症状较轻，婴幼儿重症较多。轻者只有鼻部症状，如流涕、鼻塞、喷嚏等，也可有流泪、轻咳、咽部不适，可在3~4天自然痊愈。如炎症涉及鼻咽部，常有发热（持续3~7天），咽部肿痛，扁桃体、颌下或颈部淋巴结肿大，恶心、呕吐、腹泻等。重者可突然高热达39~40℃或以上，发冷、头痛、全身乏力、精神不振、食欲减退、睡眠不安、咳嗽频繁、咽部红肿或有疱疹及溃疡。有的扁桃体肿大，出现滤泡和脓性渗出，咽痛和全身症状均加重，鼻咽分泌物由稀薄变黏稠。热重者可出现惊厥等。临床上可见两种特殊类型。①疱疹性咽峡炎：病原体为柯萨奇A组病毒。好发于夏秋季。起病急骤，临床表现为高热、咽痛、流涎、厌食、呕吐等。体检可发现咽部充血，在咽腭弓、软腭、腭垂的黏膜上可见数个至十数个2~4mm大小灰白色的疱疹，周围有红晕，1~2天后破溃形成小溃疡。疱疹也可发生于口腔的其他部位。病程为 1 周左右。②咽结膜热：以发热、咽炎、结膜炎为特征。病原体为腺病毒 3 型、4 型、7 型。好发于春夏季，散发或发生小流行。临床表现为高热、咽痛、流泪、眼部刺痛，有时伴消化道症状。体检发现咽部充血，可见白色点块状分泌物，周边无红晕，易于剥离。一侧或双侧滤泡性眼结膜炎，可伴球结合膜出血，颈及耳后淋巴结增大。病程 1~2 周。

三、诊断与鉴别诊断

（一）辅助检查

病毒感染者白细胞计数正常或减少，中性粒细胞减少，淋巴细胞计数相对增多。病毒分离和血清学检查可明确病因，近年来免疫荧光、免疫酶学及分子生物学技术可做出早期诊断。细菌感染者白细胞总数、中性粒细胞增多，CRP 阳性。在使用抗菌药物前行咽拭子培养可发现致病菌。链球菌引起者于 2~3 周后 ASO 效价可增高。

（二）鉴别诊断

根据临床表现一般不难诊断，但应尽量判明是病毒性或细菌性，以便指导治疗。常需与以下疾病鉴别。

1. 流行性感冒　由 FluV、para FluV 引起。有明显的流行病史，局部症状较轻，全身症状较重。常有高热、头痛、四肢肌肉酸痛等，病程较长，并发症较多。

2. 急性传染病早期　上呼吸道感染常为各种传染病的前驱表现，如麻疹、流行性脑脊髓膜炎（简称流脑）、百日咳、猩红热等。应结合流行病史、临床表现及实验室资料等综合分析，并观察病情演变加以鉴别。

3. 消化道疾病　婴幼儿感冒往往有呕吐、腹痛、腹泻等消化系统症状，可误诊为胃肠道疾病，必须慎重鉴别。伴腹痛者应注意与急性阑尾炎鉴别。后者腹痛常先于发热，腹痛部位以右下腹为主，呈持续性，有固定压痛点、反跳痛及腹肌紧张、腰大肌试验阳性等，白细胞及中性粒细胞增多。

4. 变应性鼻炎　常打喷嚏、流清涕，但不发热，咽常痒而不痛，鼻黏膜苍白水肿，鼻腔分泌物涂片示嗜酸性粒细胞增多，支持变应性鼻炎的诊断。

四、治疗

（一）一般治疗

病毒性上呼吸道感染，应告诉患者该病的自限性和治疗的目的；防止交叉感染及并发症。注意休息，给予有营养而易消化的食物，多饮水和补充大量维生素 C，保持室内空气新鲜和适当的温度与湿度等。

（二）抗感染治疗

1. 抗病毒药　大多数上呼吸道感染由病毒引起，可试用利巴韦林（病毒唑）10~1.5mg/（kg·d），口服或静脉滴注；或 20mg 含服，每 2 小时 1 次，3~5 天为 1 个疗程。亦可试用双嘧达莫 5mg/（kg·d），分 2~3 次口服，3 天为 1 个疗程，或用麻甘颗粒、金振口服液、清热解毒软胶囊、黄栀花口服液或正柴胡饮等治疗。

2. 抗生素类药物　细菌性上呼吸道感染或病毒性上呼吸道感染继发细菌感染者可选用

抗生素治疗。小婴儿、持续高热、中毒症状明显者指征可以放宽。常选用青霉素类、第1代头孢、第2代头孢、复方甲基异噁唑及大环内酯类抗生素等。咽拭子培养阳性结果有助于指导抗菌治疗。若证实为链球菌感染，或既往有风湿热、肾炎病史者，青霉素疗程应为10～14天。

（三）对症治疗

1. 发热 体温38℃以内，一般可不处理。高热或有热惊厥史者应积极降温。可以乙醇擦浴，头部冷敷，冷水灌肠，推拿按摩。高热时可口服泰诺、托恩、巴米尔或来比林等注射、安乃近滴鼻、小儿解热栓肛门塞入，均有良好的降温作用。一般不常规用激素类药物治疗。

2. 镇静止痉 发生高热惊厥者可予以镇静、止惊等处理；烦躁时苯巴比妥每次2～3mg/kg，口服，或异丙嗪每次0.5～1mg/kg，口服或肌内注射；抽搐时可用10%水合氯醛每次40～60mg/kg灌肠，或苯巴比妥钠每次5～8mg/kg，肌内注射。

3. 鼻塞 轻者不必处理，影响哺乳时，可于授乳前用稀释后0.5%麻黄碱1～2滴滴鼻。

4. 止咳化痰 可用小儿伤风止咳糖浆、复方甘草合剂、金振口服液、消积止咳口服液、肺热咳喘口服液、强力枇杷露、百部止咳糖浆、止咳桃花散、蛇胆川贝液、急支糖浆、鲜竹沥、枇杷露等口服；咽痛可含服银黄含片、含碘喉片等。

5. 中药 辨证施治，疗效可靠。风寒感冒：多见于较大儿童的感冒初期。症见恶寒、发热、无汗、鼻流清涕、全身疼痛、咳嗽有痰、舌质淡红、舌苔薄白、脉浮紧等。宜辛温解表。用藿香9g、菊花9g、紫苏梗6g、荆芥穗6g、连翘9g、生石膏15g，水煎服，或用小青龙汤、清热解毒口服液、麻甘颗粒等。风热感冒：多见于婴幼儿，发热重，出汗而热不退、鼻塞、流黄涕、面红、咽肿、咳嗽有痰、舌苔薄白或黄白，脉浮数或滑数。宜辛凉解表、清热解毒。表热重者用双花9个、连翘9g、薄荷6g、板蓝根9g、牛蒡子9g、生石膏15g；里热重者用双花9g、连翘9g、菊花9g、青黛3g、地骨皮9g、白薇9g、生地黄9g、板蓝根9g、生石膏15g。水煎后分2～3次口服，服药困难者可鼻饲，亦可直肠灌注，每天3次，每次30～40mL。轻症可用银翘散，复方犀羚解毒片、维C银翘片、桑菊感冒片、板蓝根冲剂、金振口服液、肺热咳喘口服液、清热解毒口服液等中成药。

五、预防

急性上呼吸道感染的预防：①加强体育锻炼，多做户外活动，保持室内空气新鲜，增强身体抵抗力，防止病原体入侵。②根据气候适当增减衣服，加强护理，合理喂养，积极治疗佝偻病和营养不良。③感冒流行时不带孩子去公共场所。可用食醋5～10mL/m³加水1～2倍，加热熏蒸至全部气化，每天1次，连续5～7天。④药物。感冒流行期或接触感冒患者后可用病毒唑滴鼻和/或口服大青叶合剂、返魂草、犀羚解毒片等预防。平时应用免疫调节剂提高机体抗病能力。

第二节 急性感染性喉炎

一、概述

急性感染性喉炎 (acute infectious laryngitis) 为喉部黏膜急性弥漫性炎症。可发生于任何季节，以冬春季为多。常见于婴幼儿，多为急性上呼吸道病毒或细菌感染的一部分，或为麻疹、猩红热及肺炎等的前驱症或并发症。病原多为病毒感染，细菌感染常为继发感染。多见于6个月至4岁小儿。由于小儿喉腔狭小，软骨支架柔软，会厌软骨窄而卷曲，黏膜血管丰富，黏膜下组织疏松等解剖特点，所以炎症时局部易充血水肿，易引起不同程度的喉梗阻；部分患儿因神经敏感，可因喉炎刺激出现喉痉挛。严重喉梗阻如处理不当，可造成窒息死亡，故医师及家长必须对小儿喉炎引起重视。

二、诊断与鉴别诊断

（一）病史采集

有无发热，咳嗽是否有犬吠样声音，有无声音嘶哑，有无吸气性喉鸣、呼吸困难及发绀等。有无异物吸入。有无佝偻病史，有无反复咳喘病史，有无支气管异物史。有无先天性喉喘鸣（喉软骨软化病），询问生长发育情况，是否接种过白喉疫苗。父母有无急慢性传染病史，有无过敏性疾病家族史。

（二）体格检查

检查咽喉部是否有明显充血，有无白膜覆盖。注意呼吸情况，有无吸气性呼吸困难、三凹征、鼻翼扇动、发绀，有无心率加快。肺部听诊可闻及吸气性喉鸣声，但重度梗阻时呼吸音几乎消失。检查有无先天性喉喘鸣的表现，先天性喉喘鸣的患儿吸气时喉软骨下陷，导致吸气性呼吸困难及喉鸣声，在感染时症状加重，可伴有颅骨软化等佝偻病的表现。

（三）辅助检查

1. 常规检查　血常规中白细胞计数可正常或偏低，CRP正常。细菌感染者血白细胞升高，中性粒细胞比例升高，CRP升高。咽拭子或喉气管吸出物做细菌培养可阳性。

2. 其他检查　间接喉镜检查可见声带肿胀，声门下黏膜呈梭形肿胀。

（四）诊断标准

（1）发热、声嘶、犬吠样咳嗽，重者可致失音和吸气时喉鸣。体格检查可见咽喉部充血，严重者有面色苍白、发绀、烦躁不安或嗜睡、鼻翼扇动、心率加快、三凹征，呈吸气性呼吸困难，咳出喉部分泌物后可稍见缓解。

（2）排除白喉、喉痉挛、急性喉气管支气管炎、支气管异物等所致的喉梗阻。

（3）间接喉镜下可见声带肿胀，声门下黏膜呈梭形肿胀。

（4）细菌感染者咽拭子或喉气管吸出物做细菌培养可阳性。

具有上述第1项、第2项可临床诊断为急性感染性喉炎，如同时具有第3项可确诊，如同时具有第4项可做病原学诊断。

（5）喉梗阻分度诊断标准。

Ⅰ度：患儿安静时无症状体征，仅于活动后才出现吸气性喉鸣及呼吸困难，肺呼吸音清晰，心率无改变。三凹征可不明显。

Ⅱ度：患儿在安静时出现喉鸣及吸气性呼吸困难，肺部听诊可闻喉传导音或管状呼吸音，心率较快 120~140 次/min。三凹征明显。

Ⅲ度：除Ⅱ度喉梗阻症状外，患儿因缺氧而出现阵发性烦躁不安、口周和指端发绀或苍白、双眼圆睁、惊恐万状、头面出汗。肺部听诊呼吸音明显降低或听不到，心音较钝，心率加快 140~160 次/min 及以上，三凹征显著。血气分析有低氧血症、二氧化碳潴留。

Ⅳ度：经过对呼吸困难的挣扎后，患儿极度衰弱，呈昏睡状或进入昏迷。由于无力呼吸，表现呼吸浅促、暂时安静、三凹征反而不明显，面色苍白或青灰，肺部听诊呼吸音几乎消失，仅有气管传导音。心音微弱、心率或快或慢或不规律。血气分析有低氧血症、二氧化碳潴留。

（五）诊断步骤

诊断步骤：犬吠样咳嗽等临床症状→询问病史：有无发热、声音嘶哑、异物吸入、哮喘史→体格检查：吸气性三凹征、发绀等症状→辅助检查：血常规、CRP、喉镜→确诊急性感染性喉炎。

（六）鉴别诊断

根据病史、体征排除白喉、喉痉挛、急性喉气管支气管炎、支气管异物等所致的喉梗阻。

三、治疗

（一）经典治疗

1. 一般治疗 保持安静及呼吸道通畅，轻者进半流质或流质饮食，严重者可暂停饮食。缺氧者吸氧。保证足量液体和营养，注意水、电解质平衡，保护心功能，避免发生急性心力衰竭。

2. 药物治疗

（1）对症治疗：每 2~4 小时做 1 次雾化吸入，雾化液中加入 1% 麻黄碱 10mL、庆大霉素 4 万 U、地塞米松 2~5mg、盐酸氨溴索 15mg。也可雾化吸入布地奈德 2~4mg、肾上腺素 4mg。痰黏稠者可服用或静脉滴注化痰药物如沐舒坦。高热者予以降温。烦躁不安者宜用镇静药如苯巴比妥、水合氯醛、地西泮、异丙嗪。异丙嗪不仅有镇静作用，还有减轻喉头水肿的作用，氯丙嗪则使喉肌松弛，加重呼吸困难，不宜使用。

（2）控制感染：对起病急，病情进展快，难以判断系病毒感染或细菌感染者，一般给予全身抗生素治疗，如青霉素类、头孢菌素类、大环内酯类抗生素等。

（3）糖皮质激素：宜与抗生素联合使用。Ⅰ度喉梗阻可口服泼尼松，每次 1~2mg/kg，每 4~6 小时 1 次，呼吸困难缓解即可停药。>Ⅱ度喉梗阻用地塞米松，起初每次 2~5mg，静脉注射，继之按每天 1mg/kg 静脉滴注，2~3 天后症状缓解即停用。也可用氢化可的松，每次 5~10mg/kg 静脉滴注。

3. 手术治疗 对经上述处理仍有严重缺氧征象，有 >Ⅲ度喉梗阻者，应及时做气管切开术。

（二）治疗步骤

治疗步骤：保证呼吸道畅通→吸氧→激素吸入或静脉使用抗感染→气管切开。

四、预后评价

多数患儿预后良好，病情严重、抢救不及时者，可造成窒息死亡。

五、最新进展与展望

近年来，随着儿科气管插管机械通气技术的成熟，气管插管机械通气也渐成为治疗该病的一个手段。儿科气管术前准备简单，便于急诊室或病房操作，操作时间短、创伤小、不留瘢痕。

第三节　毛细支气管炎

毛细支气管炎是一种婴儿期常见的下呼吸道疾病，好发于2岁以内，尤其是6个月内的婴儿。致病原主要是呼吸道合胞病毒，其他为副流感病毒、腺病毒、呼肠病毒等，亦可由肺炎支原体引起。以喘憋为主要临床特征，好发于冬、春两季。

一、诊断

（一）病史采集

1. 起病情况　起病急，在2～3天内达高峰。在起病初期常有上呼吸道感染症状。
2. 主要临床表现　剧咳，轻中度发热，发作性呼吸困难，阵发性喘憋。
3. 既往病史　既往是否有喘息病史。此外，为判断以后是否会发展为哮喘，应询问患儿有无湿疹、变应性鼻炎病史；家族中有无哮喘、变应性鼻炎患者。

（二）体格检查

1. 一般情况　可有烦躁不安。
2. 呼吸困难情况　呼吸快而浅，有明显鼻翼扇动及三凹征，严重病例出现苍白或发绀。
3. 肺部特征　叩诊呈过清音，听诊呼气延长，可闻及哮鸣音。喘憋时常听不到湿啰音，趋于缓解时可闻中、小水泡音、捻发音。严重时，毛细支气管接近完全梗阻，呼吸音明显减低甚至听不到。
4. 其他　由于过度换气引起不显性失水增加及液体摄入不足，可伴脱水，酸中毒。严重病例可并发心力衰竭、脑水肿、呼吸暂停及窒息。

（三）门诊资料分析

血常规：白细胞总数及分类大多在正常范围内。

（四）辅助检查

1. 病原学检查　采集鼻咽拭子或分泌物，使用免疫荧光技术、ELISA等检测病毒抗原。肺炎支原体可通过检测血肺炎支原体－IgM确定。

2. CRP 通常在正常范围。

3. 胸部 X 线检查 可见不同程度肺气肿或肺不张，支气管周围炎及肺纹理增粗。

4. 血总 IgE 及特异性 IgE 检查 了解患儿是否为特应性体质。

5. 辅助检查 如 PPD 皮试、血生化检查等，以利于鉴别诊断和了解是否存在电解质、酸碱平衡紊乱。

6. 血气分析 对存在呼吸困难患儿应行血气分析以了解有无呼吸功能障碍及有无呼吸性/代谢性酸中毒等情况。

（五）鉴别诊断

1. 支气管哮喘 哮喘患儿常有反复喘息发作，发作前可无前驱感染，对支气管扩张剂反应好，血嗜酸性粒细胞增高。此外，多有哮喘家族史。

2. 呼吸道异物 有异物吸入史及呛咳史。必要时经胸部 CT 及支气管纤维镜检查可确定。

3. 粟粒型肺结核 可有结核中毒症状，PPD 试验阳性，结合胸部 X 线检查可以鉴别。

4. 其他疾病 如充血性心力衰竭、心内膜弹力纤维增生症等，应结合病史、体征及必要的检查做出鉴别。

二、治疗

（一）治疗原则

治疗原则：①对症支持治疗。②控制喘憋。③控制感染。

（二）治疗计划

1. 一般治疗

（1）环境及体位：增加环境空气湿度极为重要，一般保持在 55%～60%。对喘憋较重者应抬高其头部及胸部，以减轻呼吸困难。

（2）吸氧：轻症患儿可以不吸氧，有缺氧表现时，可采用鼻导管、面罩或氧帐等方式给氧。

（3）液体疗法：一般先予口服补液，不足时可以静脉补充 1/5 张液体。有代谢性酸中毒时，可以根据血气检查结果补碱。

2. 药物治疗

（1）镇静：由于镇静药有呼吸抑制作用，是否使用有争议。

（2）平喘：可用异丙嗪，1mg/（kg·次），肌内注射或口服，具有止喘、镇咳和镇静作用，但少数患儿可有烦躁、面部潮红等不良反应。沙丁胺醇加溴化异丙托品气雾吸入治疗也常常使用，对是否有效有不同看法，如果试用后病情改善，则应继续使用。糖皮质激素用于严重的喘憋发作或其他治疗不能控制者，可采用甲基泼尼松龙 1～2mg/（kg·d）或琥珀酸氢化可的松 5～10mg/（kg·d），加入 10% 葡萄糖注射液中静脉滴注。但有人认为激素对治疗毛细支气管炎无效。

（3）抗病毒治疗：较重者可用利巴韦林、阿昔洛韦等雾化吸入治疗，也有采用雾化吸入 α-干扰素，但疗效均不肯定。

（4）免疫治疗：对于重症病毒感染可考虑应用静脉注射免疫球蛋白（IVIG），

400mg/（kg·d），连用 3~5 天。静脉注射抗合胞病毒免疫球蛋白（RSV－IVIG），一般用于 RSV 感染的高危人群。预防方法为在 RSV 流行季节，每月 RSV－IVIG 750mg/kg，为 3~5 次；治疗方法为每次 1500mg/kg。最近生产的抗 RSV 单克隆抗体（Palivizumab）多用于高危婴儿（早产儿、支气管肺发育不良、先天性心脏病、免疫缺陷），并对毛细支气管炎后反复喘息发作预防效果确切。用法是每月肌内注射 1 次，每次 15mg/kg，用于 RSV 可能流行的季节。

3. 机械通气 对个别极严重病例，经以上方法处理仍不能纠正呼吸衰竭时，可行机械通气。

三、病程观察及处理

（一）病情观察要点

病情观察要点：①密切观察呼吸、心率、鼻翼扇动、三凹征及发绀情况。②观察双肺喘鸣音的变化。③记录经皮测血氧饱和度（TaO_2）的变化。④对病情危重者，应监测血气分析。

（二）疗效判断与处理

1. 疗效判断
（1）治愈：症状体征全部消失，胸部 X 线检查正常。
（2）好转：体温降低，咳嗽、肺部啰音减轻。
（3）未愈：症状体征及 X 线检查无好转或加重者。
2. 处理
（1）有效者应继续按原方案治疗，直至缓解或治愈。
（2）病情无变化或加重应调整治疗方案，必要时采用 IVIG 400mg/（kg·d），连用 3~5 天。

四、预后

病程一般为 5~10 天，平均为 10 天。近期预后多数良好。但是 22.1%~53.2% 的毛细支气管炎患儿以后会发展为哮喘。影响因素包括：婴儿早期严重 RSV 感染、母亲患哮喘、母亲吸烟。

五、随访

随访内容：①出院时带药 LP、Meptin 等。②定期呼吸专科门诊随诊。③出院应当注意的问题：避免呼吸道感染，观察日后是否反复喘息发作。

第四节　闭塞性细支气管炎

闭塞性细支气管炎（BO）是临床上较少见的与小气道炎症性损伤相关的慢性气流阻塞综合征。其病理类型主要分为缩窄性细支气管炎和增殖性细支气管炎两种。

一、病因与发病机制

BO 可由多种原因引起，包括感染、异体骨髓或心肺移植、吸入有毒气体、自身免疫性疾病和药物不良反应等，也有部分 BO 为特发性。目前认为致 BO 病原体的靶点为呼吸道纤毛细胞，由于免疫反应介导，上皮细胞在修复过程中发生炎症反应和纤维化，从而导致 BO。已有研究发现，BO 与患儿年龄、性别、被动吸烟等因素无关。

1. 感染　BO 通常继发于下呼吸道感染，病毒感染最多见。腺病毒是 BO 的主要病原，病毒（腺病毒 3 型、7 型、21 型，呼吸道合胞病毒，副流感病毒 2 型和 3 型，流感病毒 A 和 B 型及麻疹病毒等），细菌（如百日咳鲍特菌、B 族链球菌和流感嗜血杆菌），支原体均有报道，病毒感染多见，其中腺病毒最常见。

2. 组织器官移植　BO 的发生与异体骨髓、心肺移植有很强相关性。急性移植物抗宿主反应是移植后 BO 发生的高危因素。免疫抑制剂的应用也参与 BO 的形成。

3. 吸入因素　有毒气体（包括氨、氯、氟化氢、硫化氢、二氧化硫等）、异物、胃食管反流等均可损伤气道黏膜，导致慢性呼吸道阻塞性损伤，发展成 BO。

4. 结缔组织疾病　类风湿关节炎、渗出性多形红斑（史—约综合征，SJS）、系统性红斑狼疮、皮肌炎等也与 BO 有关。

有研究发现，1/3 的 SJS 患儿有呼吸道上皮受损，可进一步发展成 BO。

二、诊断

目前 BO 的诊断主要依赖于临床表现、肺功能和 HRCT 改变。

（1）急性感染或急性肺损伤后 6 周以上的反复或持续气促、喘息、咳嗽，喘鸣对支气管扩张剂无反应。

（2）肺内可闻及喘鸣音和/或湿啰音。

（3）临床表现重，胸部 X 线仅表现为过度通气和/或单侧透明肺，症状与影像表现不符。

（4）肺 CT 示双肺通气不均，支气管壁增厚，支气管扩张，肺不张，马赛克灌注征。

（5）肺 X 线片为单侧透明肺。

（6）肺功能示阻塞性通气功能障碍，可逆试验为阴性。

（7）排除其他阻塞性疾病如先天性纤毛运动不良、哮喘、免疫功能缺陷、胰腺纤维囊性变。

三、临床表现

BO 为亚急性或慢性起病，进展可迅速，依据细支气管及肺损伤的严重度、广泛度和疾病病程表现各异，病情轻重不一，临床症状和体征呈非特异性，临床表现可从轻微哮喘样症状到快速进行性恶化、死亡。患儿常在急性感染后持续出现慢性咳嗽、喘息和运动不耐受，达数月或数年，逐渐进展，并可因其后的呼吸道感染而加重，重者可在 1~2 年死于呼吸衰竭。

四、辅助检查

1. 胸部 X 线　BO X 线胸片表现无特异性，对诊断 BO 不敏感，40% BO 患儿 X 胸片正常。部分患儿 X 线胸片表现有肺透亮度增加，磨玻璃样改变，可有弥漫的结节状或网状结节状阴影，无浸润影。X 线胸片表现常与临床不符。

2. 高分辨率 CT（HRCT）　HRCT 的应用提高了儿童 BO 诊断的能力。HRCT 在各种原因引起的 BO 诊断中均有非常重要意义，具有特征性改变，可显示直接征象和间接征象。直接征象为外周细支气管壁增厚，细支气管扩张伴分泌物滞留，表现为小叶中心性支气管结节影；间接征象为外周细支气管扩张、肺膨胀不全、肺密度明显不均匀，高通气与低通气区混合（称马赛克灌注征）、气体滞留征。这些改变主要在双下肺和胸膜下。马赛克征（mosaic 征），即肺密度降低区与密度增高区镶嵌分布，是小气道损伤的最重要征象。马赛克征的出现高度提示 BO 的可能，但马赛克灌注并无特异性，在多种完全不同的弥漫肺部疾病中都是首要的异常征象。CT 呼气相上的气体滞留征诊断 BO 的敏感性及准确率最高，文献报道几乎 100% 的 BO 患者有此征象。有报道，儿童患者可采用侧卧等方式代替动态 CT 扫描。

3. 肺功能　特异性表现为不可逆的阻塞性通气功能障碍，即呼气流量明显降低。气流受限是早期变化，用力肺活量 25%～75% 水平的平均呼气流量（FEF 25%～75%）在检测早期气道阻塞方面比第一秒用力呼气容积（FEV$_1$）更敏感，在 BO 患儿显示明显降低，可小于 30% 预计值。

4. 支气管激发试验　BO 与哮喘一样存在气道高反应性，但二者对醋甲胆碱和腺苷—磷酸（AMP）支气管激发试验的反应不同。哮喘对直接刺激剂醋甲胆碱、间接刺激剂 AMP 均阳性，而 BO 对醋甲胆碱只有部分阳性，而且是短暂的，对 AMP 呈阴性反应。

5. 动脉血气　严重者出现低氧血症，血气可用来评估病情的严重程度。

6. 肺通气灌注扫描　BO 患儿肺通气灌注扫描显示斑块状分布的通气、血流灌注减少。王维等对 11 例患儿进行肺通气灌注扫描显示，双肺多发性通气血流灌注受限，以通气功能受限为著，其结果与患儿肺 CT 的马赛克灌注征相对应，且较 CT 敏感，认为该测定是一项对 BO 诊断及病情评估有帮助的检查。

7. 纤维支气管镜及肺泡灌洗液细胞学分析　可利用纤维支气管镜检查除外气道发育畸形，也可进行支气管黏膜活检。有研究提示，BO 与肺泡灌洗液中性粒细胞升高相关，也有学者认为灌洗液中性粒细胞的增加为 BO 的早期标志，但还不能用于诊断 BO。

8. 肺活检　是 BO 诊断金标准，但由于病变呈斑片状分布，肺活检不但有创而且不一定取到病变部位，故其儿科应用受到限制。

五、鉴别诊断

1. 哮喘　BO 和哮喘均有喘息表现，且 BO 胸片多无明显异常，易误诊为哮喘。哮喘患儿胸部 HRCT 可出现轻微的磨玻璃样影或马赛克征，易误诊为 BO，故可根据喘息对支气管扩张剂和激素的治疗反应、过敏性疾病史或家族史、HRCT 的表现等对这两种疾病进行综合判断鉴别。

2. 弥漫性泛细支气管炎　绝大多数该病患儿有鼻窦炎，胸部 HRCT 显示双肺弥漫性小叶中心性结节状和支气管扩张，而非马赛克征和气体闭陷征。

3. 特发性肺纤维化　又称 Hamman-Rich 综合征。起病隐匿，多呈慢性经过，临床以呼吸困难、发绀、干咳较为常见，多有杵状指（趾）。X 线胸片呈广泛的颗粒或网点状阴影改变，肺功能为限制性通气障碍伴肺容量减少。

六、治疗

目前还没有公认的 BO 治疗准则，缺乏特效治疗，主要是对症支持。

1. 糖皮质激素　对激素应用剂量、疗程和方式仍然存在争议。未及时使用激素的 BO 病例几乎均遗留肺过度充气、肺膨胀不全和支气管扩张，并且肺功能逐渐恶化。吸入激素可降低气道高反应，避免全身用药的不良反应，但实际上如果出现了严重呼吸道阻塞，则气溶胶无法到达肺周围组织，故有人提议加大吸入剂量（二丙酸倍氯米松 > 1500g），但缺乏安全性依据。针对严重 BO 患儿，有研究静脉应用甲泼尼龙 30mg/（kg·d），连用 3 天，每月 1次，可减少长期全身用药的不良反应。9 例骨髓移植后 BO 患儿接受大剂量甲泼尼龙冲击治疗 10mg/（kg·d），连用 3 天，每月 1 次（平均 4 个月），辅以吸入激素治疗，临床症状消失，肺功能稳定。有学者建议口服泼尼松 1 ~ 2mg/（kg·d），1 ~ 3 个月后逐渐减量，以最小有效量维持治疗；病情较重者在治疗初期予甲泼尼龙 1 ~ 2mg/（kg·d）静脉滴注，3 ~ 5天后改为口服；同时采用布地奈德雾化液 0.5 ~ 1.0mg/次，每天 2 次，或布地奈德气雾剂200 ~ 400r/d 吸入治疗。

2. 支气管扩张剂　随 BO 病情进展，肺功能可由阻塞性通气功能障碍变为限制性或混合性通气功能障碍，对合并限制性通气功能障碍患儿，支气管扩张剂可部分减少阻塞症状，对肺功能试验有反应和/或临床评估有反应患儿可应用。长效 β_2 受体激动药可作为减少吸入或全身激素用量的联合用药，不单独使用。文献提出，对支气管扩张剂有反应是长期应用激素的指标。

3. 其他

（1）抗生素：BO 患儿易合并呼吸道细菌感染，应针对病原选择抗生素。对于伴广泛支气管扩张的 BO 患儿更需要抗生素治疗。大环内酯类抗生素，特别是阿奇霉素在抗菌活性之外，还有抗炎特性，对部分 BO 患者有效，可改善肺功能。

（2）氧疗：吸氧浓度要使氧饱和度维持在 0.94 以上（氧合指数 0.25 ~ 0.40）。

（3）纤维支气管镜灌洗：有研究观察了 8 例 BO 患儿纤支镜灌洗效果，提出纤维支气管镜灌洗对 BO 病情的恢复无帮助。

（4）肺部理疗：主要适应证是支气管扩张和肺不张，可降低支气管扩张相关问题的发生率，避免反复细菌感染。

（5）外科治疗：①肺或肺叶切除。对于伴局部支气管扩张或慢性肺叶萎陷的 BO 患儿，受累肺叶切除可避免肺部感染的频发和加重。文献报道 1 例累及单侧肺的 BO 患儿，在保守治疗无效后行单侧肺切除后效果较好。②肺移植。肺移植为处于终末阶段的 BO 患儿提供了长期存活的机会。持续存在的严重气流阻塞，伴有肺功能降低和越来越需要氧气支持的 BO患儿可考虑肺移植。

（6）营养支持：提供足够热量和能量的支持疗法，尽可能让患儿身高、体重达到同年龄儿童的水平。

第五节　支气管哮喘

支气管哮喘（简称哮喘）是一种常见的全球性小儿呼吸道变态反应性疾病，近年来对其病因、发病机制、病理改变及防治等方面的研究，都取得了较大进展，尤其《全球哮喘防治创议》（GINA）的制定和推广，使哮喘防治进一步规范化，并已见显著成效。但发病率仍呈上升趋势，全球已有 3 亿人患哮喘，死亡率徘徊不降，给儿童健康和社会造成严重危害和负担，成为全球威胁人类健康最常见的慢性肺部疾病之一，已引起社会各界关注。

哮喘是一种以嗜酸性粒细胞、肥大细胞等多种炎症细胞和细胞因子、炎性介质共同参与形成的呼吸道慢性变应性炎症，对易感者，此类炎症使之对各种刺激物具有高度反应性，并可引起气道平滑肌功能障碍，从而出现广泛的不同程度的气流受限。临床表现为反复发作性喘息、呼吸困难、咳嗽、胸闷等，有的以咳嗽为主要或唯一表现，这些症状常在夜间或晨起发生或加剧。可经治疗缓解或自行缓解。

由于地区和年龄的不同及调查方法和诊断标准的差异，世界各地哮喘患病率相差甚大，如新几内亚高原几乎无哮喘患者，而特里斯坦—达库尼亚岛上患哮喘的居民则高达 50%。从总体患病率来看，发达国家和地区（如欧、美、澳等）患病率高于发展中国家（如中国、印度等），一般在 0.1%～14%。据美国心肺血液研究所报道，1987 年哮喘的人群患病率较 1980 年上升了 29%，该时期以哮喘为第一诊断的病死率增加了 31%。国内 20 世纪 50 年代上海和北京的哮喘患病率分别为 0.46% 和 4.59%，至 20 世纪 80 年代分别增至 0.69% 和 5.29%。20 世纪 90 年代初期全国 27 省市 0～14 岁儿童哮喘患病率情况抽样调查结果，患病率为 0.11%～2.03%，平均 1.0%。10 年后累计患病率达 1.96%（0.5%～3.33%）增加 1 倍。山东省调查不同地理环境中 984131 名城乡人群，儿童患病率为 0.80%，明显高于成人（0.49%），均为农村高于城市，丘陵地区＞内陆平原＞沿海地区，并绘出了山东省哮喘病地图。但 10 年后济南、青岛两市调查结果显示，患病率也升高 1 倍多。性别方面，儿童期男＞女，成人则相反。年龄患病率 3 岁内最高，随年龄增长逐渐降低。首次起病在 3 岁之内者达 75.69%。呼吸道感染是首次发病和复发的第一位原因。

一、病因

哮喘的病因复杂，发病机制迄今未完全阐明，不同病因引起哮喘的机制不尽一致，现介绍如下。

（一）内因

哮喘患者多属过敏性体质（旧称泥膏样或渗出性素质），即特应性体质，存在气道高反应性，其特点是：体态肥胖，易患湿疹、过敏性皮炎和药物、食物过敏，婴儿期 IgA 较低，易患呼吸道感染或顽固性腹泻。血清 IgE 升高，嗜酸性粒细胞等有较多 IgE 受体。机体免疫功能，尤其是细胞免疫障碍，Ts 细胞减少，Th 细胞增多，尤其 Th_2 类细胞因子亢进。抗体水平失衡。微量元素失调，主要是 Zn 降低，使免疫功能下降。A 型血哮喘患儿明显高于其他型血者，乃由于其呼吸道含较多 ABH 血型物质，易发生 I 型变态反应。此外哮喘患儿内分泌失调，雌二醇升高，皮质醇、孕酮水平下降。有较高的阳性家族过敏史和过敏原皮试阳性率，迷走神经功能亢进，β_2 受体反应性下降，数量减少，β/α 比例紊乱等，这些内因是可以遗传的，其遗传因素在第 6 对染色体的 HLA 附近。近年研究发现尚与其他多种染色体有关。这是发生哮喘的先决条件。有人对 985 例哮喘儿童进行家系调查，64.68% 的患儿有湿疹等变应性疾病史；42.15% 有哮喘家族史，而且亲代愈近，患病率愈高，有家族聚集现象，属于多基因遗传病，遗传度 80%。此外早期喘息与肺发育较小、肺功能差等有关。

（二）外因

外因也是哮喘发生的必备条件。

1. 变应原　变态反应学说认为，哮喘是由 IgE 介导的 I 型变态反应性疾病。变应原作用于机体后，使机体致敏，并产生 IgE，当再次接触相应抗原后，便与肥大细胞上的 IgE 结合，通过"桥联作用"，Ca^{2+} 流入细胞内，激活细胞内的酶，溶酶体膜溶解，使其脱颗粒，释放出组胺等过敏介质，发生哮喘。引起哮喘的变应原种类繁多，大体可分为吸入性、食物性和药物性 3 类，如屋尘、螨、花粉、真菌、垫料、羽毛等吸入性变应原和奶、鱼、肉、蛋、瓜果、蔬菜等食物性过敏原，以及阿司匹林类解热镇痛药、青霉素类等药物，此外，SO_2、DDV、油漆、烟雾、环氧树脂等亦可诱发哮喘。近年房屋装修，甲醛、油漆等有害物质致空气污染，已成为哮喘发生的又一常见原因。饮食结构的变化、工业污染、汽车废气及生态环境的变化等与哮喘患病率增加也均有关系。

2. 呼吸道感染　是哮喘的又一重要原因，其发病机制复杂，病原体本身就是一种变应原，并且感染可以因为呼吸道黏膜损伤，免疫功能低下，呼吸道反复感染，形成恶性循环，导致呼吸道反应性增高。据有学者对 2534 例哮喘的调查，91.91% 的首次病因和 74.29% 的复发诱因是感染，尤其是呼吸道病毒感染。近年研究业已证明 RSV 毛细支气管炎患儿，鼻咽部 RSV-IgE 和组胺水平及嗜碱性粒细胞脱颗粒阳性率均增高，其他如腺病毒、hMPV、麻疹病毒、副流感病毒、百日咳鲍特菌、肺炎支原体、衣原体、曲菌等真菌感染均可引起哮喘，鼻窦炎与哮喘关系也非常密切。

3. 其他　约 90% 的患儿哮喘由运动而激发，这可能系呼吸道冷却或纤毛周围呈现暂时性高渗状态，促使炎症细胞产生并释放过敏性介质所致。大哭、大笑等剧烈情绪波动，精神过度紧张（如考试）或创伤及冷空气刺激、气候骤变、气压降低等及咸、甜饮食均可诱发哮喘。胃食管反流是夜间哮喘发作的主要原因之一。

二、临床表现

轻重悬殊。夜间或晨起发作较多或加重。轻者仅咳嗽、喷嚏、流涕，年长儿可诉胸闷。重者则喘息，严重呼气性呼吸困难（婴幼儿呼气相延长可不明显）和哮鸣音。有的只有顽固性咳嗽，久治不愈。并发感染时可有发热，肺部水泡音（但咳黄痰不一定都是细菌感染）。喘息程度与呼吸道梗阻程度并不平行，当严重呼吸道狭窄时，因气流量减少，喘鸣及呼吸音反减弱，此乃危笃征兆，有时易被误认为减轻。哮喘可分为急性发作期、慢性持续期（指虽无急性发作，但在较长时间内总是不同频度和程度地反复出现喘息、咳嗽、胸闷等症状的状态）和缓解期（即症状体征消失，肺功能正常并维持 4 周以上）。

1. 典型哮喘　可分为 3 期。第一期为发作性刺激性干咳，颇似异物所致的咳嗽，但呼吸道内已有黏液分泌物，可闻及少量哮鸣音。第二期可见咳出白色胶状黏痰（亦可略稀带泡沫），患儿烦躁不安，面色苍白，大汗淋漓，可有发绀，气喘加重，呼气延长，哮鸣音多，可掩盖心音，远处可闻，三凹征（＋）。婴儿喜伏于家长肩头，儿童多喜端坐，胸廓膨满，叩诊过清音，膈肌下降，心浊音界不清。第三期呼吸困难更严重，呼吸运动弱，有奇脉、肝大、水肿，终致急性呼吸衰竭或窒息，甚至猝死，但绝大多数患儿上述三期表现是可逆的。

2. 病情严重程度分级　我们将国内标准略加补充更切实可行，即轻症：仅有哮鸣音且呼吸困难轻，每月发作＜1次，摒除变应原或其他激发因素后，喘息可被一般支气管扩张药控制，不影响正常生活。中症：呼吸困难较重，每月发作1次左右；或轻度发作，但次数较频（几乎每天发作），排除变应原及其他激发因素后，用一般支气管扩张剂喘息部分缓解，活动受限，有时需用激素改善症状。重症：呼吸困难严重，每月发作1次以上，或反复频繁的中度呼吸困难，排除变应原和其他激发因素后，哮喘无明显改善，一般支气管扩张剂无效，严重影响正常生活，需经常住院或使用激素控制症状。危急：哮鸣音明显减少或消失，血压降低，奇脉，意识模糊，精神错乱，体力明显耗竭，有呼吸性酸中毒并发代谢性酸中毒，心电图示电轴右偏或P波高尖，需要进行急救治疗。此外，无论发作次数多少，凡依赖激素改善症状者，均为中、重度，每天需泼尼松10mg以上的激素依赖者或发作时有意识障碍者均为重症。

三、诊断与鉴别诊断

（一）诊断

详尽的病史及典型症状不难诊断。轻症及不典型病例，可借助辅助检查确诊。

1. 病史采集 ①询问是否有过典型哮喘表现，并除外其他喘息性疾患；问明首次发病的年龄、病情、持续时间、每次复发的诱因和居住环境是否阴暗、潮湿、空气污浊及生活习惯；家中是否养猫、狗、鸟等；发病先兆、起病缓急、持续时间、有无受凉、发热等上呼吸道感染表现；常用治疗措施及缓解方法。②特应症病史及Ⅰ、Ⅱ级亲属中过敏史：如湿疹、皮炎、变应性鼻炎、咽炎、结膜炎，药物、食物过敏，反复呼吸道感染及慢性腹泻史；家族中有无上述疾病史和哮喘、气管炎史等。③发病诱因：何时、何种环境下发病，寻找环境中可疑变应原；与运动、情绪、劳累、冷空气、烟尘、DDV、油漆、食物及上呼吸道感染等的关系。

2. 辅助检查 ①血液：外源性哮喘血嗜酸性粒细胞数升高，常＞0.3×10^9/L，嗜碱性粒细胞＞0.033×10^9/L，嗜碱性粒细胞脱颗粒试验阳性，并发感染时可见中性粒细胞数升高。血电解质一般无异常。②痰液及鼻分泌物：多呈白色泡沫状稀黏痰或胶冻样痰，嗜酸性粒细胞明显增多，并发感染时痰成黄或绿色，中性粒细胞为主，大量嗜酸性粒细胞可使痰变棕黄色。显微镜下可见库什曼螺旋体和夏科—雷登晶体。③X线胸片检查：少数可正常，多有肺纹理粗乱，肺门阴影紊乱、模糊，发作期可有肺不张、肺气肿，右心肥大等表现，并发感染时可有点片状阴影。④肺功能：缓解期以小气道病变常见，发作期可见阻塞性通气功能障碍。肺活量降低，残气量增加等。峰流速仪测定PEER简单易行，实用价值大，可估计病情，判定疗效，自我监测，诊断轻型和不典型哮喘。正常或轻症的PEF应大于预计值或本人最佳值的80%，24小时变异率＜20%；其PEF为预计值的60%～80%，变异率为20%～30%为中症；PEF和FEV_1有高度相关性，可代替后者。⑤血气分析：对估计气道梗阻程度及病情、指导治疗均有重大意义。轻度哮喘：血气正常，每分通气量稍增加（Ⅰ级），或$PaCO_2$轻度下降，血pH轻度升高，每分通气量增加（Ⅱ级）；中度哮喘（Ⅲ级）：通气/血流（V/Q）比例失调，PaO_2下降，$PaCO_2$仍略低；严重哮喘（Ⅳ级）：PaO_2进一步下降，$PaCO_2$"正常或略升高"，提示呼吸道阻塞严重，易误认为病情好转；晚期哮喘（Ⅴ级）：出现Ⅱ型呼吸衰竭的血气表现和酸中毒。pH＜7.25表示病情危笃，预后不良。⑥支气管激发或扩张试验或运动激发试验的测定。⑦变应原测定。⑧免疫功能检查示总IgE升高或特异性

IgE 升高。⑨其他：还可根据条件及病情测 ECP 等炎性介质及 CKs、IL－4、IL－5、β_2 受体功能、内分泌功能、血清前列腺素水平、微量元素及 cAMP/cGMP 等。

3. 诊断标准

（1）儿童哮喘：①反复发作喘息、气促、胸闷或咳嗽，多与接触变应原、冷空气、物理或化学刺激、呼吸道感染、运动及甜咸食物等有关。②发作时双肺闻及弥漫或散在哮鸣音，呼气多延长。③支气管扩张剂有显著疗效。④除外其他引起喘息、胸闷和咳嗽的疾病。

需要说明的是：①喘息是婴幼儿期的一个常见症状，故婴幼儿期是哮喘诊治的重点。但并非婴幼儿喘息都是哮喘。有特应质（如湿疹、变应性鼻炎等）及家族过敏史阳性的高危喘息儿童，呼吸道已出现变应性炎症，其喘息常持续至整个儿童期，甚至延续到成年后。但是无高危因素者其喘息多与 ARI 有关，且多在学龄前期消失。②不能确诊的可行：哮喘药物的试验性治疗，这是最可靠的方法；可用运动激发试验，如阳性，支持哮喘诊断；对于无其他健康方面问题的儿童出现夜间反复咳嗽或患儿感冒"反复发展到肺"或持续 10 天以上或按哮喘药物治疗有效者应考虑哮喘的诊断，而不用其他术语，这种可能的"过度"治疗远比反复或长期应用抗生素好；更要注意病史和 X 线排除其他原因的喘息，如异物、先天畸形、CHD、囊性纤维性变、先天免疫缺陷、反复牛奶吸入等。

（2）咳嗽变异性哮喘：即没有喘鸣的哮喘。①咳嗽持续或反复发作 ＞1 个月，常于夜间或清晨发作，运动、遇冷空气或特殊气味后加重，痰少；临床无感染征象或经较长期抗感染治疗无效。②平喘药可使咳嗽缓解。③有个人或家族过敏史或变应原试验阳性。④呼吸道有高反应性（激发试验阳性）。⑤排除其他引起慢性咳嗽的疾病。

（二）鉴别诊断

1. 毛细支气管炎　又称喘憋性肺炎，是喘息常见病因，可散发或大流行，多见于 1 岁内尤其 2～6 个月小儿，系 RSV 等病毒引起的首次哮喘发作，中毒症状和喘憋重，易并发心力衰竭、呼吸衰竭等，对支气管扩张药反应差，可资鉴别。但在特应质、病理改变及临床表现方面与哮喘相似，且有 30% 以上发展为哮喘。我们曾长期随访 RSV 毛细支气管炎，约 70% 发展为喘息性支气管炎，25%～50% 变为哮喘，其高危因素为：较强的过敏体质和家族过敏史，血清 IgE 升高，变应原皮试阳性，细胞免疫低下和反复呼吸道感染等。

2. 喘息性支气管炎　国外多认为喘息性支气管炎属于哮喘范围。其特点是：多见于 1～4 岁儿童，是有喘息表现的呼吸道感染，有发热等表现，抗感染治疗有效，病情较轻，无明显呼吸困难，预后良好，多于 4～5 岁后发作减少，症状减轻而愈。因此，与过敏性哮喘有显著区别。但在临床症状、呼吸道高反应性、特应性及病理变化等多方面与哮喘，尤其感染性哮喘有共同之处，且有 40% 以上的患儿移行为哮喘。新近有人指出：3 岁内小儿感染后喘息，排除其他原因的喘息后，就是哮喘，是同一疾病在不同年龄阶段的表现形式。

3. 心源性哮喘　小儿较少见。常有心脏病史，除哮鸣音外，双肺大量水泡音，咳出泡沫样血痰及心脏病体征，平喘药效果差，吗啡、哌替啶治疗有效。心电图、心脏彩色多普勒超声检查有的发现心脏异常。当鉴别困难时可试用氨茶碱治疗，禁用肾上腺素和吗啡等。

4. 支气管狭窄或软化　多为先天性，常为出生后出现症状，持续存在，每于感冒后加重，喘鸣为双相性。CT、呼吸道造影或纤维支气管镜检查有助诊断。

5. 异物吸入　好发于幼儿或学龄前儿童，无反复喘息史，有吸入史；呛咳重，亦可无，有持续或阵发性哮喘样呼吸困难，随体位而变化，以吸气困难和吸气性喘鸣为主。多为右侧,可听到拍击音,X 线可见纵隔摆动或肺气肿、肺不张等,若阴性可行纤维支气管镜检查确诊。

6. 先天性喉喘鸣　系喉软骨软化所致。生后 7～14 天出现症状,哭闹或呼吸道感染时加重,俯卧或抱起时可减轻或消失,随年龄增大而减轻,一般 2 岁左右消失。

7. 其他　凡由支气管内阻塞或气管外压迫致呼吸道狭窄者,均可引起喘鸣,如支气管淋巴结核、支气管内膜结核、胃食管反流、囊性纤维性变、肺嗜酸细胞浸润症、嗜酸细胞性支气管炎、原发性纤毛运动障碍综合征、支气管肺曲菌病、肉芽肿性肺疾病、气管食管瘘、原发免疫缺陷病、纵隔或肺内肿瘤、肿大淋巴结、血管环等。可通过病史、X 线、CT 等检查予以鉴别。

四、治疗

1. 治疗目的　缓解症状,改善生活质量,保证儿童正常身心发育,防止并发症,避免治疗后的不良反应。

2. 防治原则　去除诱(病)因,控制急性发作,预防复发,防止并发症和药物不良反应以及早诊断和规范治疗等。

3. 治疗目标　①尽可能控制哮喘症状(包括夜间症状)。②使哮喘发作次数减少,甚至不发作。③维持肺功能正常或接近正常。④β_2 受体激动药用量减至最少,乃至不用。⑤药物不良反应减至最少,甚至没有。⑥能参加正常活动,包括体育锻炼。⑦预防发展为不可逆呼吸道阻塞。⑧预防哮喘引起的死亡。因此,哮喘治疗必须坚持"长期、持续、规范和个体化"原则。

(一)急性发作期的治疗

急性发作期的治疗主要是抗炎治疗和控制症状。

1. 治疗目标

①尽快缓解呼吸道阻塞。②纠正低氧血症。③合适的通气量。④恢复肺功能,达到完全缓解。⑤预防进一步恶化和再次发作。⑥防止并发症。⑦制定长期系统的治疗方案,达到长期控制。

2. 治疗措施

(1)一般措施:①保持呼吸道通畅,湿化呼吸道,吸氧使 SaO_2 达 92% 以上,纠正低氧血症。②补液:糖皮质激素和 β_2 受体激动药均可致使低钾,不能进食可致酸中毒、脱水等,是哮喘发作不缓解的重要原因,必须及时补充和纠正。

(2)迅速缓解气道痉挛:①首选氧或压缩空气驱动的雾化吸入,0.5% 万托林每次 0.5～1mL/kg(特布他林每次 300μg/kg),每次最高量可达 5mg 和 10mg。加生理盐水至 3mL,先 30 分钟至 1 小时 1 次,病情改善后改为每 6 小时 1 次。无此条件的可用定量气雾剂加储雾罐代替,每次 2 喷,每天 3～4 次。亦可用呼吸机的雾化装置。无储雾罐时可用一次性纸杯代替。②当病情危重,呼吸浅慢,甚至昏迷,呼吸心搏微弱或骤停时或雾化吸入足量 β_2 受体激动药＋抗胆碱药＋全身用皮质激素未控制喘息时,可静滴沙丁胺醇 0.1～0.2μg/(kg·min),或用异丙肾静脉滴注代替。③全身用激素。应用指征是中、重度哮喘发作,对吸入 β_2 激动药反应欠佳;长期吸入激素患者病情恶化或有因哮喘发作致呼吸衰竭或为口服激素者,应及时、足量、短期用,一般 3～4 天,不超过 7 天,至病情稳定后以吸入激素维持。④中重度哮喘。用 β_2 激动药 +0.025% 异丙托品（每次 <4 岁 0.5mL，≥4 岁 1.0mL），每 4~6 小时 1 次。⑤氨茶碱，3~4mg/kg，≥每次 250mg，加入 10% 葡萄糖注射液中缓慢静脉注射（≤20 分钟），以 0.5~1mg/（kg·h）的速度维持，每天 ≥24mg/kg，亦可将总量分 4 次，每 6 小时 1 次，静脉注射，应注意既往用药史，最好检测血药浓度，以策安全。⑥还可用 $MgSO_4$、维生素 K_1、雾化吸入呋塞米、利多卡因、普鲁卡因、硝普钠等治疗。

（3）人工通气。

（4）其他：①抗感染药仅在有感染证据时用。②及时发现和治疗呼吸衰竭、心力衰竭等并发症。③慎用或禁用镇静药。④抗组胺药及祛痰药无确切疗效。

（5）中医药：可配合中医辨证论治，如射干麻黄汤、麻地定喘汤等加减或用蛤蚧定喘汤、桂龙咳喘宁等。

（二）慢性持续期的治疗

慢性持续期的治疗按 GINA 治疗方案进行。①首先根据病情判定患者所处的级别，选用相应级别治疗。②各级均应按需吸入速效 β_2 受体激动药。③ICS 量为每天 BDP 量，与其他 ICS 的等效剂量为：BDP 250μg ≈ BUD 200μg ≈ FP 125μg。④起始 ICS 剂量宜偏大些。⑤每级、每期都要重视避免变应原等诱因。

1. 升级　如按某级治疗中遇变应原或呼吸道感染等原因，病情加重或恶化，经积极治疗病因，仍不见轻时，应立即升级至相应级别治疗。

2. 降级　如按某级治疗后病情减轻达到轻的一级时要经至少 3 个月维持并评估后（一般 4~6 个月），再降为轻一级的治疗。

（三）缓解期的防治（预防发作）

1. 避免接触变应原和刺激因素　对空气和食物中的变应原和刺激因素，一旦明确应尽力避免接触，如对屋尘过敏时可认真清理环境，避开有尘土的环境，忌食某些过敏的食物。对螨过敏者除注意卫生清扫外，可用杀螨剂、防螨床罩或威他霉素喷洒居室。阿司匹林等药物过敏者可用其他药物代替。对猫、狗、鸟等宠物或花草、家具过敏的，可将其移开或异地治疗。

2. 保护性措施　患儿应生活有规律，避免过劳、精神紧张和剧烈活动，进行三浴锻炼，尤其耐寒锻炼，积极防治呼吸道感染，游泳、哮喘体操、跳绳、散步等运动有利于增强体质和哮喘的康复，但运动量以不引起咳、喘为限，循序渐进，持之以恒。

3. 提高机体免疫力　根据免疫功能检查结果选用增强细胞、体液和非特异性免疫功能的药物，如普利莫（即万适宁）、卡介菌多糖核酸注射液（斯奇康）、草分枝杆菌 F.U.36 注射液（乌体林斯）、气管炎菌苗片、静脉注射丙种球蛋白、转移因子、胸腺肽、核酪注射液、多抗甲素、复合蛋白锌等锌剂、胎盘脂多糖及玉屏风颗粒、黄芪颗粒、槐杞黄颗粒（还尔金）、儿康宁、固本咳喘片、组胺球蛋白（又称抗过敏球蛋白）等。

4. 减敏疗法

（1）特异减敏疗法：又称脱敏疗法，通过小剂量抗原反复注射而使机体对变应原的敏感性降低。需先进行皮试，根据阳性抗原种类及强度确定减敏液起始浓度。该疗法疗效肯定，但影响因素较多，且疗效长，痛苦大，有时难以坚持到底。目前已有进口皮试抗原和脱敏液，安全、有效可应用，但价格较贵。新近还从国外引进百康生物共振变应原检测治疗仪，对哮喘等过敏性疾病有良好疗效。

（2）非特异减敏疗法：所用方法不针对某些具体抗原，但起到抗炎和改善过敏体质作用，常用的如细胞膜稳定剂色甘酸钠、尼多酸钠、曲尼斯特及抗组胺药氯雷他定、西替利嗪、阿伐斯汀等及酮替芬、赛庚啶、特非那定等。甲氨蝶呤、雷公藤多苷、环胞素 A 对防治哮喘亦有较好效果，但因不良反应大，不常规应用。最重要和最常用的药物为肾上腺皮质激素。主要是吸入给药。

五、预后

多数患儿经正规合理治疗可完全控制，像健康儿童一样生活。大部分婴幼儿哮喘随年龄增长逐渐减轻，至 4~5 岁后不再发作，其他患儿在青春期前后随着内分泌的剧烈变化，呈现一种易愈倾向，尤以男孩为著，故至成人期，两性差异不大或女多于男，因此总的预后是好的，但仍有部分患儿治疗无效或死亡。其病死率在日本为 1.3%~6.5%，美国儿童哮喘的死亡率为 1.1/10 万（1972 年），国内 10 年住院儿童哮喘病死率为 0.13%~0.44%。山东省儿童哮喘死亡率为 0.33/10 万。治疗失败的原因为：①医生及家长对哮喘的严重性估计不足，缺乏有效的监测措施。②肾上腺皮质激素用量不足或应用过晚。③治疗不当，如滥用 β_2 受体激动药等。因此，死亡中的多数是可避免的。总之不积极治疗、等待自愈和悲观失望、放弃治疗的想法都是不可取的。

第六节　细菌性肺炎

一、肺炎链球菌肺炎

肺炎链球菌常引起以肺大叶或肺节段为单位的炎症，但在年幼儿童，由于免疫功能尚不成熟，病菌沿支气管播散形成以小气道周围实变为特征的病变（支气管肺炎）。

（一）临床表现

年长儿童肺炎链球菌肺炎（pneumococcal pneumonia）的临床表现与成人相似。可先有短暂轻微的上呼吸道感染症状，继而寒战、高热，伴烦躁或嗜睡、干咳、气急、发绀及鼻翼扇动、锁骨上、肋间隙及肋弓下凹陷等。可伴有铁锈色痰。早期常缺乏体征，多在 2~3 天后出现肺部实变体征。重症患儿可并发感染性休克、中毒性脑病、脑水肿甚至脑疝。

婴儿肺炎链球菌肺炎的临床表现多变，常先有鼻塞、厌食等先驱症状，数天后突然发热、烦躁不安、呼吸困难、发绀，伴气急、心动过速、三凹征等。体格检查常无特征性，实变区域可表现叩诊浊音、管性呼吸音，有时可闻及啰音。肺部体征在整个病程中变化较少，但恢复期湿啰音增多。右上叶累及时可出现颈强直。

（二）诊断与鉴别诊断

外周血白细胞计数常增高，达（15~40）×10⁹/L，以中性粒细胞为主。多数患儿鼻咽分泌物中可培养出肺炎链球菌，但其致病意义无法肯定。如能在抗生素应用前进行血培养或胸腔积液培养，具有一定的诊断意义。X 线改变与临床过程不一定平行，实变病灶出现较肺部体征早，但在临床缓解后数周仍未完全消散。年幼儿童实变病灶并不常见。可有胸膜反应伴渗出。

肺炎链球菌肺炎患儿10%~30%存在菌血症,但由于抗生素的早期应用,国内血培养阳性率甚低。血清学方法,如测定患儿血清、尿液或唾液中的肺炎链球菌抗原可协助诊断,但也有研究者认为此法无法区别肺炎链球菌的感染和定植。最近有报道通过测定血清Pneumolysin抗体,或含有针对肺炎链球菌种特异荚膜多糖、特异荚膜多糖复合物、蛋白抗原Pneumolysin抗体的循环免疫复合物进行诊断,但婴儿敏感性尚显不足。亦可通过聚合酶链反应检测胸腔积液或血中的肺炎链球菌DNA协助诊断。

肺炎链球菌肺炎的临床表现无法与其他病原引起的肺炎相鉴别。此外,年长儿右下叶肺炎常由于刺激横膈引起腹痛,需与急性阑尾炎鉴别。

(三) 治疗

肺炎链球菌耐药性问题已引起普遍关注。在一些国家及我国台湾地区耐青霉素菌株已高达50%~80%。我国各地区肺炎链球菌耐药情况有较大差异,2000年监测资料表明,北京为14%,上海为35.7%,而广州高达60%。对青霉素敏感株仍可选用青霉素G 10万U/(kg·d)治疗,但青霉素低度耐药株(MIC为2.0~4.0μg/mL),应加大青霉素剂量至10万~30万U/(kg·d),以上治疗无效、病情危重或高度耐药者(MIC>4.0μg/mL)应选用第三代头孢霉素,如头孢噻肟、头孢曲松或万古霉素。

二、流感嗜血杆菌肺炎

流感嗜血杆菌(Hi)肺炎(hemophilus influenzae pneumonia)常见于5岁以下婴儿和年幼儿童。应用特异性免疫血清可将Hi分为a~f 6型,其中以b型(Hib)致病力最强。由于Hib疫苗的接种,20世纪90年代以后美国等发达国家Hib所致肺炎下降了95%。近年来也有较多非b型Hi感染的报道。

(一) 诊断

本病临床表现无特异性。但起病多较缓慢,病程可长达数周之久。幼婴常伴有菌血症,易出现脓胸、心包炎等化脓性并发症。外周血白细胞计数常中度升高。多数患儿X线表现为大叶性或节段性病灶,下叶多受累。幼婴常伴胸膜受累。本病诊断有赖于从血、胸腔积液或肺穿刺液中分离到病菌。由于Hi在正常人群的咽部中有一定的携带率,托幼机构中更高,因而呼吸道标本诊断价值不大。

(二) 治疗

治疗时必须注意Hi的耐药问题。目前分离的Hi主要耐药机制是产生β-内酰胺酶,美国、我国香港等地Hi菌株产酶率已高达30%以上。国内各地关于氨苄西林耐药率和产酶率差异较大。如对病菌不产酶,可使用氨苄西林,如不能明确其是否产酶,首选头孢噻肟、头孢曲松等。如最初反应良好,可改为口服,疗程为10~14天。在大环内酯类中,阿奇霉素、克拉霉素对Hi有较好的敏感性。

三、葡萄球菌肺炎

葡萄球菌肺炎(staphylococcal pneumonia)多发生于新生儿和婴儿。有报道称100例患儿中,1岁以内占78%,平均年龄5个月。金黄色葡萄球菌和表皮葡萄球菌均可致病,但以前者致病最强。由于金黄色葡萄球菌可产生多种毒素和酶，具有高度组织破坏性和化脓趋势，因而金黄色葡萄球菌肺炎以广泛出血性坏死、多发性小脓肿形成特点。

（一）诊断

临床上以起病急、发展快、变化大、化脓性并发症多为特征。开始可有 1～2 天的上呼吸道感染症状，或皮肤疖肿史，病情迅速恶化，出现高热、咳嗽、呻吟、喘憋、气急、发绀，肺部体征出现较早。易出现脓胸、脓气胸、肺大疱等并发症。外周血白细胞计数常明显升高，以中性粒细胞为主。可伴轻至中度贫血。胸片改变特点：发展快、变化多、吸收慢。肺部病灶可在数小时内发展成为多发性小脓肿或肺大疱，并出现脓胸、脓气胸等并发症。X 线改变吸收缓慢，可持续 2 个月或更久。

1 岁以下尤其是 3 月龄以内的小婴儿，如肺炎病情发展迅速，伴肺大疱、脓胸或肺脓肿形成者应高度怀疑本病。在抗生素使用前必须进行痰、鼻咽拭子、浆膜腔液、血液或肺穿刺物的培养。痰或胸腔积液涂片染色可发现中性粒细胞和革兰阳性球菌呈葡萄串链状排列。血清中磷壁酸抗体测定可作为病原学诊断的补充。

（二）治疗

合适的抗生素治疗和脓液的引流是治疗的关键。在获取培养标本后应立即给予敏感的杀菌药物，并足量、联合、静脉用药。疗程不少于 4～6 周，有并发症者适当延长。宜首选耐青霉素酶窄谱青霉素类，如苯唑西林等，可联合头孢霉素类使用。如为耐甲氧西林金黄色葡萄球菌（MRSA）引起，应选用万古霉素治疗。

四、链球菌性肺炎

A 组链球菌（group A streptococcus，GAS）主要引起咽炎等上呼吸道感染，但在出疹性疾病、流感病毒感染等情况下可发生链球菌肺炎（streptococcal pneumonia），多发生于 3～5 岁的儿童。B 组链球菌（GBS）则是新生儿肺炎的主要病原。

GAS 所致肺炎与肺炎链球菌肺炎的症状体征相似。常起病突然，以高热、寒战、呼吸困难为特点，也可表现为隐袭起病，过程轻微，表现咳嗽、低热等。

外周血白细胞计数常升高，血抗 O 抗体滴度升高有助于诊断。确定诊断有赖于从胸腔积液、血或肺穿刺物中分离出链球菌。

首选青霉素 G 治疗，临床改善后改口服，疗程为 2～3 周。

五、其他革兰阴性杆菌肺炎

常见的革兰阴性杆菌包括大肠埃希菌、肺炎克雷伯杆菌、铜绿假单胞菌等。主要见于新生儿和小婴儿，常有以下诱因：①广谱抗生素的大量应用或联合应用。②医源性因素如气管内插管、血管插管、人工呼吸机等的应用。③先天性或获得性免疫功能缺陷，如营养不良、白血病、恶性淋巴瘤、长期使用皮质激素或免疫抑制剂等。因而本病多为院内感染。

本病临床过程难以与其他细菌性肺炎鉴别。原有肺炎经适当治疗好转后又见恶化，或原发病迁延不愈，应怀疑此类肺部感染。诊断主要依靠气管吸出物、血或胸腔积液培养结果。

多数革兰阴性杆菌耐药率较高，一旦诊断此类感染，宜首选第三代头孢霉素或复合 β-内酰胺类（含 β-内酰胺酶抑制药）。如致病菌株产生超广谱 β-内酰胺酶（ESBL），应选用头孢霉素类、复合 β-内酰胺类，严重者选用碳青霉烯类抗生素如亚胺培南。

六、沙门菌肺炎

由伤寒、副伤寒、鼠伤寒或其他非伤寒沙门菌引起，发生于沙门菌感染的病程中，较为少见。多发于幼小婴儿。

可表现为大叶性肺炎或支气管肺炎症状。较为特殊的表现为痰常呈血性或带血丝。在沙门菌感染的病程中，如发生呼吸道症状如咳嗽、气急，即使无肺部体征，也应进行摄片。如有肺炎改变应考虑为沙门菌肺炎（salmonella pneumonia）。

在美国，约20%沙门菌株对氨苄西林耐药。如病情严重、耐药情况不明，宜首选第三代头孢霉素，如头孢曲松、头孢噻肟等，如为敏感株感染则可用氨苄西林或SMZ-TMP治疗。

七、百日咳肺炎

百日咳肺炎（pertussis pneumonia）由百日咳杆菌引起，多为间质性肺炎，亦可因继发细菌感染而引起支气管肺炎。患儿在百日咳病程中突然发热、气急，呼吸增快与体温不成比例，严重者可出现呼吸困难、发绀。肺部可闻及细湿啰音，或出现实变体征。剧烈咳嗽有时可造成肺泡破裂引起气胸、纵隔气肿或皮下气肿。

有原发病者出现肺炎症状较易诊断。继发细菌感染者应送检痰培养及血培养。

治疗首选红霉素，10～14天为1个疗程。必要时加用氨苄西林或利福平等。有报道用阿奇霉素 10mg/（kg·d）5天或克拉霉素 10mg/（kg·d）7天亦取得了良好疗效。百日咳高价免疫球蛋白正处于研究阶段，常规免疫球蛋白不推荐使用。

八、军团菌肺炎

军团菌病可暴发流行，散发病例则以机会感染或院内感染为主。多见于中老年人，但年幼儿也可发生。

军团菌肺炎（legionella disease）是一种严重的多系统损害性疾病，主要表现为发热和呼吸道症状。外周血白细胞计数常明显升高，伴核左移。但由于其临床表现错综复杂，缺乏特异性，与其他肺炎难以区别。确诊必须依靠特殊的化验检查，如应用特殊培养基从呼吸道标本或血、胸腔积液中分离出病菌；应用免疫荧光或免疫酶法测定上述标本中的军团菌抗原或血清标本中的特异抗体。β-内酰胺类抗生素治疗无效有助于本病的诊断。

首选大环内酯类，如红霉素及阿奇霉素、克拉霉素、罗红霉素等，疗程为2～3周。可加用利福平。喹诺酮类和氨基糖苷类虽有较好的抗菌活性，但儿童期尤其是年幼儿童禁用。

九、厌氧菌肺炎

厌氧菌肺炎（anaerobic pneumonia）主要为吸入性肺炎，多发生于小婴儿，或昏迷患者。起病大多缓慢，表现为发热，咳嗽、进行性呼吸困难、胸痛，咳恶臭痰是本病的特征，也可有寒战、消瘦、贫血、黄疸等症状。本病表现为坏死性肺炎，常发生肺脓肿和脓胸、脓气胸。当患儿咳恶臭痰、X线有肺炎或肺脓肿或脓胸时应考虑到本病可能。化验检查常有外周血白细胞计数和中性粒细胞比例的升高。确诊需做气管吸出物厌氧菌培养。

抗生素可选用青霉素 G、克林霉素、甲硝唑等。应加强支持治疗。脓胸者需及时开放引流。

十、L 型菌肺炎

L 型菌肺炎是临床上难治性呼吸道感染的病原体之一。患儿常有肺炎不能解释的迁延发热，或原发病已愈，找不到继续发热的原因。病情多不重，β-内酰胺类抗生素治疗无效。外周血白细胞计数大多正常。X 线改变无特异性，多呈间质性肺炎改变。普通培养阴性，L 型高渗培养基上培养阳性可确诊。治疗应采用兼治原型和 L 型菌的抗生素，如氨苄西林或头孢霉素类加大环内酯类。一般需治疗至体温正常后 10～14 天，培养阴性为止。

十一、肺脓肿

肺脓肿（lung abscess）又称肺化脓症，由多种病原菌引起。常继发于细菌性肺炎，亦可为吸入性或血源性感染。由于抗生素的广泛应用，目前已较少见。

起病急剧，有畏寒、高热，伴阵咳、咳出大量脓痰，病程长者可反复咯血、贫血、消瘦等。外周血白细胞计数和中性粒细胞升高，结合 X 线后前位及侧位胸片，诊断多不困难。痰培养、血培养可明确病原。怀疑金黄色葡萄球菌者宜首选苯唑西林或万古霉素；厌氧菌感染给予青霉素 G、克林霉素、哌拉西林钠、甲硝唑等。最好根据细菌培养和药物敏感试验结果选用。疗程要足，一般需 1～2 个月。

第七节　病毒性肺炎

一、病毒性肺炎的分类与诊断

（一）呼吸道合胞病毒性肺炎

呼吸道合胞病毒（RSV）是婴儿下呼吸道感染的主要病原，尤其易发生于 2～4 月龄的小婴儿。一般以冬季多见，持续 4～5 个月。据观察，冬春季节 RSV 感染占 3 岁以下婴幼儿肺炎的 35% 左右。RSV 毛细支气管炎的发病机制尚不明确，但有证据表明，免疫损伤可能参与了其发病过程。

初期上呼吸道感染症状突出，如鼻塞、流涕，继而咳嗽、低热、喘鸣。随病情进展，出现呼吸困难、鼻翼扇动、呼气延长、呼吸时呻吟和三凹征等。易并发急性心力衰竭。年龄 < 2 个月的患儿、低体温、高碳酸血症者易发生呼吸暂停。初期听诊呼吸音减弱、哮鸣音为主，而后可闻细湿啰音。X 线检查见肺纹理增粗或点片状阴影，部分见肺不张或以肺气肿为主要表现。外周血白细胞计数和分类一般无异常。鼻咽部脱落细胞病毒免疫荧光或免疫酶检查，均可在数小时内获得结果。急性期可有 RSV 特异 IgM 升高。年龄小、喘憋出现早是本病的特点，但确诊要靠血清学和病毒学检查。

（二）腺病毒肺炎

腺病毒肺炎（adenoviral pneumonia）以腺病毒 3 型和 7 型为主。多发生于 6 个月至 2 岁的婴幼儿。近年来发病率已明显降低，病情减轻。起病大多急骤，先有上呼吸道感染症状。

随后出现持续高热，咳嗽出现早，呈单声咳、频咳或阵咳，继而出现呼吸困难。肺部体征出现迟，多在高热 3~4 天后出现湿啰音。早期可出现中毒症状和多系统受累表现，如肝大、脾大、嗜睡或烦躁不安，甚至中毒性脑病。外周血白细胞计数大多轻度减少。X 线改变以肺实变阴影及病灶融合为特点，其范围不受肺叶的限制。约 1/6 的病例可有胸膜炎，病灶吸收较慢，一般要 1 个月或更久。

根据上述临床表现，结合 X 线特点，诊断不难。根据血清学和病毒学检查结果可确诊。

（三）流感病毒性肺炎

流感病毒性肺炎（influenza pneumonia）大多骤起高热，伴明显咳嗽、呼吸困难，肺部可闻细湿啰音。多数患儿有呕吐、腹泻，严重者出现胃肠道出血、腹胀，甚至神经系统症状。X 线检查肺部可有斑片状或大片状阴影。

流行性感冒流行期间，有呼吸道症状和体征；非流行期间持续高热、抗生素治疗无效的肺炎均应考虑到本病可能。确诊有赖于血清学和病毒学检查。

（四）副流感病毒性肺炎

副流感病毒性肺炎（para influenza pneumonia）易感对象为 3 个月至 1 岁的婴儿。其发病率仅次于 RSV。多有 3~5 天的中等程度发热或高热及呼吸困难、哮吼样咳嗽、三凹征、肺部干湿啰音等，但多数患儿表现较轻，一般无中毒症状，病程较短。X 线检查肺野可有小片状阴影。临床上无法与其他病毒性肺炎相区别，根据血清学和病毒学检查结果确定诊断。

（五）巨细胞病毒性肺炎

巨细胞病毒（CMV）感染各年龄组均可发生，但巨细胞病毒性肺炎（cytomegalovirus pneumonia）以小婴儿居多。因属全身性感染，呼吸道症状常被掩盖。临床上常以呼吸、消化和神经系统症状为主。可有发热、气急、咳喘、腹泻、拒奶、烦躁等，伴肝大、脾大，重者及新生儿患者可有黄疸、细小出血性皮疹、溶血性贫血等表现。肺部 X 线改变以间质性和小叶性病变为主。可通过测定呼吸道标本中的 CMV、血清中的 CMV 抗原或特异 IgM 确诊。

（六）麻疹病毒性肺炎

在麻疹过程中多数患儿存在不同程度的肺炎改变。可由麻疹病毒本身引起，常表现为间质性肺炎。在麻疹极期病情很快加重，出现频繁咳嗽、高热、肺部细湿啰音等。在出疹及体温下降后消退。如继发细菌感染，多表现为支气管肺炎。常见致病菌为肺炎链球菌、金黄色葡萄球菌、流感嗜血杆菌等，易并发脓胸或脓气胸。

麻疹发病初期和出疹前出现的肺炎多为麻疹病毒引起，以后则多为继发感染引起的细菌性肺炎。有报道称，麻疹相关肺炎中混合感染者占 53%。麻疹流行期间，麻疹易感儿具有肺炎的症状和体征，不管有无皮疹，均应考虑到本病可能。确诊有赖于病毒分离、免疫荧光或免疫酶检测、双份血清抗体测定等方法。

（七）腮腺炎病毒性肺炎

腮腺炎病毒性肺炎（mumps pneumonia）常因其呼吸道症状不明显，易为腮腺肿大及其并发症所掩盖，以及极少进行 X 线肺部检查而漏诊。临床表现大多较轻，一般无呼吸困难和发绀。肺部呈局限性呼吸音粗糙，少数可闻及水泡音。外周血白细胞计数多不升高。X 线表现肺野斑片状或大片状阴影，或呈毛玻璃样改变。根据典型腮腺炎表现，加上述 X 线改变，可考虑本病。

（八）EB 病毒性肺炎

3～5 岁为感染高峰年龄。EB 病毒感染后可累及全身各系统。在呼吸系统可表现为反复间质性肺炎、持续性咽峡炎等。除一般肺炎的症状和体征外，可有时隐时现的咳嗽和反复发热，常伴有肝、脾和淋巴结肿大。胸部 X 线检查以间质性病变为主。急性期外周血白细胞计数常明显增高，以淋巴细胞为主，并出现异常淋巴细胞。确诊常需依赖特异性抗体测定。

（九）水痘肺炎

水痘肺炎（varicella pneumonia）由水痘—带状疱疹病毒引起，为全身性疾病，可发生支气管炎和间质性肺炎。年龄越小越易发生肺炎。多在水痘发生 1 周内，表现咳嗽，肺部有湿啰音，X 线检查呈现双肺野结节性浸润阴影。水痘患儿如出现呼吸道症状和体征，应考虑本病。部分年幼婴儿，水痘肺炎可出现在皮疹之前，极易误诊和漏诊。因而有明确水痘接触史者，如发生肺炎，亦应考虑本病，并予以隔离。

（十）肠道病毒所致下呼吸道感染

主要由柯萨奇病毒 B 组和埃可病毒引起。多见于夏秋季，呼吸道症状一般较轻，但婴幼儿肠道病毒感染大多较重，年龄愈小，病情愈重。常并发其他系统的症状，如腹泻、疱疹性咽炎、皮疹等。

（十一）轮状病毒性下呼吸道感染

多见于秋冬季寒冷季节。好发于婴幼儿，其呼吸道症状体征常较轻。在轮状病毒感染流行期间，如患儿具有典型秋季腹泻特点，同时有呼吸道症状和体征，应考虑本病的可能。

二、病毒性肺炎的药物治疗

目前尚缺乏理想的抗病毒药物。对呼吸道病毒治疗功效较肯定的仅限于流感病毒神经氨酸酶抑制药和 M_2 蛋白抑制药（金刚烷胺、金刚乙胺）及雾化吸入利巴韦林。

1. 利巴韦林　为广谱抗病毒药，已广泛用于各类病毒性感染。早期应用雾化吸入或静脉给药，有一定疗效，但对重症病毒性肺炎单独使用作用尚不可靠。$10～15mg/（kg \cdot d）$，必要时 $30～40mg/（kg \cdot d）$，分 2 次静脉滴注，也可肌内注射，或 0.1% 溶液喷雾吸入，国外主要通过雾化吸入治疗严重 RSV 感染。

2. 金刚烷胺或金刚乙胺　可用于流感病毒 A 感染的防治。后者活性比前者强，呼吸道药物浓度亦较高。但由于神经系统不良反应、对 B 型流感病毒无效及耐药株的出现，限制了其在临床的应用。

3. 神经氨酸酶抑制药　是一类新型的抗流感病毒药。目前已用于临床的神经氨酸酶抑制药包括扎那米韦、奥司他韦（达菲），可选择性抑制 A 型和 B 型流感病毒的神经氨酸酶活性，从而改变病毒正常的凝集和释放功能，减轻受感染的程度，缩短病程。前者只能吸入给药，因而婴幼儿患者常无法使用。奥司他韦则口服给药，每次儿童 2mg/kg，2 次/d。

4. 免疫球蛋白　近年来有报道 RSV 免疫球蛋白静脉使用可显著减轻病情、缩短住院时间，取得较好疗效。

5. 干扰素　可使受感染细胞转化为抗病毒状态，不断生成具有高度抗病毒活性的蛋白质，从而发挥抗病毒作用。可肌内注射、静脉注射或静脉滴注，也可滴鼻或喷雾吸入。

6. 阿昔洛韦（无环鸟苷）　主要适用于单纯疱疹病毒、水痘—带状疱疹病毒及CMV感染者。一般情况下每次5mg/kg，静脉滴注，3次/d，疗程为7天。

7. 更昔洛韦（丙氟鸟苷）　是抑制CMV作用较强的药物。诱导期10mg/（kg·d），2次/d，连用14~21天，静脉滴注；维持量5~7.5mg/（kg·d），1次/d，每周5~7次，静脉滴注，或每次5~10mg/kg，2次/d，口服。

8. 其他　白细胞介素-2（IL-2）、胸腺素、阿糖腺苷、双嘧达莫、聚肌胞、泰瑞宁和丙基乙磺酸及中药制剂。

第八节　支原体肺炎

支原体肺炎（mycoplasmal pneumonia）由肺炎支原体（mycoplasma pneumoniae，MP）引起。多见于儿童和青少年，但近年来发现婴幼儿并非少见。全年均可发病，以秋、冬季多见。北京首都儿科研究所报道，MP肺炎占住院儿童肺炎的19.2%~21.9%。北美和欧洲的研究表明，MP占肺炎的15.0%~34.3%，并随年龄增长而增多。

一、病因

该病病原体为MP，它是介于细菌和病毒之间的一种微生物，能在细胞外独立生活，具有RNA和DNA，但没有细胞壁。

二、临床表现

潜伏期一般为2~3周。一般起病较缓慢，但亦有急性起病者。患儿常有发热、畏寒、头痛、咽痛、咳嗽、全身不适、疲乏、食欲缺乏、恶心、呕吐、腹泻等症状，但鼻部卡他症状少见。体温多数在39℃左右，热型不定。咳嗽多较严重，初为干咳，很快转为顽固性剧咳，有时表现为百日咳样咳嗽，咳少量黏痰，偶见痰中带血丝或血块。婴幼儿可表现为憋气，年长儿可感胸闷、胸痛。年长患儿肺部常无阳性体征，这是本病的特点之一。少数病例呼吸音减弱，有干、湿啰音，这些体征常在X线改变之后出现。此外，可发生肺脓肿、胸膜炎、肺不张、支气管扩张症、弥漫性间质性肺纤维化等。本病尚可并发神经系统、血液系统、心血管系统、皮肤、肌肉和关节等肺外并发症，如脑膜脑炎、神经根神经炎、心肌炎、心包炎、肾炎、血小板减少、溶血性贫血、噬血细胞综合征及皮疹，尤其是史—约综合征。多发生在呼吸道症状出现后10天左右。

三、辅助检查

X线胸部摄片多表现为单侧病变，大多数侵犯下叶，以右下叶为多，常呈淡薄片状或云雾状浸润，从肺门延伸至肺野，呈支气管肺炎的改变。少数呈均匀的实变阴影，类似大叶性肺炎。有时两肺野可见弥漫性网状或结节样浸润阴影，呈间质性肺炎的改变。大部分患儿有肺门淋巴结肿大或肺门阴影增宽。有时伴胸腔积液。肺部X线变化较快也是其特点之一。

外周血白细胞计数大多正常，但也有白细胞减少或偏高者。血沉轻、中度增快。抗"O"抗体滴度正常。部分患儿血清转氨酶、乳酸脱氢酶、碱性磷酸酶增高。早期可用PCR

法检测患儿痰等分泌物中 MP-DNA，亦可从痰、鼻分泌物、咽拭子中分离培养出 MP。血清抗体可通过补体结合试验、间接血球凝集试验、酶联免疫吸附试验、间接免疫荧光试验等方法测定，或通过检测抗原得到早期诊断。冷凝集试验 >1∶32 可作为临床诊断的参考。

四、诊断与鉴别诊断

根据以下临床特征可初步诊断：①多发年龄 5 ~ 18 岁。②咳嗽突出而持久。③肺部体征少而 X 线改变出现早且严重。④用青霉素无效，红霉素治疗效果好。⑤外周血白细胞计数正常或升高。⑥血清冷凝集阳性。确诊必须靠呼吸道分泌物中检出 MP 及特异性抗体 IgM 检查阳性。早期诊断法有 ELISA 法、单克隆抗体法检测 MP 抗原，特异 IgM 及 PCR 法检测 DNA 等。

五、治疗

首选大环内酯类抗生素如红霉素，疗程一般较长，不少于 2 周，停药过早易于复发。近年来研究表明新合成的大环内酯类抗生素阿奇霉素、克拉霉素等具有与红霉素同等的抗菌活性，而且耐受性较好。

对难治性患儿应关注并发症如胸腔积液、阻塞性甚至坏死性肺炎的可能，及时进行胸腔穿刺或胸腔闭锁引流，必要时进行纤维支气管镜下支气管灌洗治疗。近年来有人认为重症 MP 肺炎的发病可能与人体免疫反应有关，因此，对急性期病情较重者，或肺部病变迁延而出现肺不张、肺间质纤维化，支气管扩张者，或有肺外并发症者，可应用肾上腺皮质激素口服或静脉用药，一般疗程为 3 ~ 5 天。

第三章

循环系统疾病

第一节　感染性心内膜炎

一、概述

感染性心内膜炎（infective endocarditis，IE）是由于致病微生物直接侵袭心内膜而引起的炎症性疾病，在心瓣膜表面形成的赘生物中含有病原微生物。引起心内膜感染的因素有：①病原菌侵入血流，引起菌血症、败血症或脓毒血症，并侵袭心内膜。②先天性或后天性心脏病患儿，尤其在心脏手术后，有人工瓣膜和心内膜补片者，有利于病原菌的寄居繁殖。③免疫功能低下如应用免疫抑制剂、器官移植应用细胞毒性药物者易发病。致病微生物主要为细菌，偶见真菌、病毒、立克次体。近 20 年来，本病在小儿有显著增多的趋势。根据起病缓急和病情程度，本病可分 2 类。①急性感染性心内膜炎：原无心脏病，发生于败血症时，细菌毒力强，病程 <6 周。②亚急性感染性心内膜炎：在原有心脏病的基础上感染毒力较弱的细菌，病程 >6 周。随着抗生素的广泛应用和病原微生物的变化，前者已大为减少。

二、诊断与鉴别诊断

（一）病史采集

1. 现病史　询问患儿有无发热、乏力、食欲低下、全身不适、盗汗、关节痛、肌痛、皮肤瘀点、腹痛、恶心、呕吐、腰痛、血尿、便血、头痛、偏瘫、失语、抽搐、昏迷等。发病前有无扁桃体炎、龋齿、皮肤感染、败血症、拔牙等小手术、静脉内插管、心内手术等。

2. 过去史　询问有无室间隔缺损、动脉导管未闭等先天性心脏病及后天性心脏病病史，有无心脏手术、人工瓣膜或心内膜补片等病史，询问患儿有无外伤史。

3. 个人史　询问出生时喂养及生长发育情况。

4. 家族史　询问家属中有无心脏病患者。

（二）体格检查

1. 一般表现　注意有无体温升高、苍白、精神不振。寻找各器官有无栓塞表现，如指、趾尖有无红色疼痛性奥斯勒结，手、脚掌有无出血性红斑（詹韦斑），有无指甲下条纹状出血，眼结膜出血，有无脾大及压痛等。有无杵状指、趾。有无肾区叩击痛、脑膜刺激征、偏瘫。视网膜有无卵圆形出血红斑。有无心力衰竭表现如肝大、水肿等。

2. 心脏检查 对原有先天性心脏病或风湿性心脏病等患者,听诊时注意心脏有无出现新杂音或心脏杂音性质改变。原有杂音可变响变粗,原无杂音者可出现乐鸣性杂音且易多变。

（三）辅助检查

1. 常规检查

（1）外周血常规表现为白细胞增多、中性粒细胞升高、进行性贫血,可有血小板减少。

（2）血沉增快,CRP升高。

（3）血培养阳性。

（4）特殊检查:原有心脏病者心电图、X线胸片等有相应异常。超声心动图检查可确定赘生物的大小、数量、位置及心瓣膜损坏情况。

2. 其他检查

尿常规中可出现蛋白及红细胞。血清球蛋白、γ球蛋白可升高,循环免疫复合物、类风湿因子、抗心内膜抗体、抗核抗体可升高。

（四）诊断标准

1. 临床指标（2001年中华儿科学会心血管组制定）

（1）主要指标:

1）血培养阳性:分别2次血培养有相同的感染性心内膜炎常见的致病菌（如甲型溶血性链球菌、金黄色葡萄球菌、肠球菌等）。

2）心内膜受累证据:应用超声心动图检查有心内膜受累证据（有以下征象之一）。①附着于心脏瓣膜或瓣膜装置、心脏、大血管内膜、置入人工材料上的赘生物。②心内脓肿。③瓣膜穿孔、人工瓣膜或缺损补片有新的部分裂开。

3）血管征象:重要动脉栓塞,脓毒性肺梗死或感染性动脉瘤。

（2）次要指标:

1）易感染条件:基础心脏疾病、心脏手术、心导管术或中心静脉内插管。

2）症状:较长时间的发热（≥38 ℃）,伴贫血。

3）心脏检查:原有心脏杂音加重,出现新的反流杂音或心功能不全。

4）血管征象:瘀斑、脾大、颅内出血、结膜出血,镜下血尿或詹韦斑（手掌和足底有直径1～4mm的出血红斑）。

5）免疫学征象:肾小球肾炎,奥斯勒结（指和趾尖豌豆大的红或紫色痛性结节）,罗特斑（视网膜的卵圆形出血红斑,中心呈白色）,或类风湿因子阳性。

6）微生物学证据:血培养阳性,但未符合主要指标中的要求。

2. 病理学指标

（1）赘生物（包括已形成的栓塞）或心内脓肿经培养或镜检发现微生物。

（2）存在赘生物或心内脓肿,并经病理检查证实伴活动性心内膜炎。

3. 诊断依据

（1）具备以下5项中任何之一者可确诊为感染性心内膜炎:①符合临床指标中主要指标2项。②符合临床主要指标1项和次要指标3项。③有心内膜受累证据并符合临床次要指标2项。④符合临床次要指标5项。⑤符合病理学指标1项。

（2）有以下情况时可排除感染性心内膜炎诊断：①有明确的其他诊断可解释临床表现。②经抗生素治疗≤4 天临床表现消除。③抗生素治疗≤4 天，手术或尸检无感染性心内膜炎的病理证据。

（3）临床考虑感染性心内膜炎，但不具备确诊依据时仍应进行治疗，根据临床观察及进一步的检查结果确诊或排除感染性心内膜炎。

（五）诊断步骤

感染性心内膜炎诊断步骤见图 3 - 1。

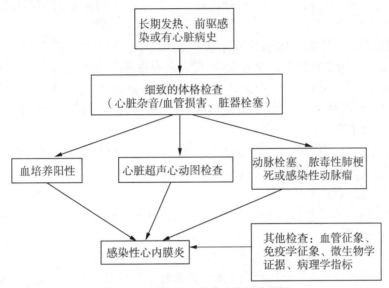

图 3 - 1　感染性心内膜炎诊断流程图

（六）鉴别诊断

（1）本病如以发热为主要表现者须与伤寒、败血症、结核、风湿热和系统性红斑狼疮等鉴别。

（2）本病如以心力衰竭为主要表现者，须与伴有低热者的先天性或后天性心脏病并发心力衰竭者相鉴别。

（3）与活动性风湿性心脏炎的鉴别比较困难，但感染性心内膜炎有栓塞、脾大、杵状指及血培养阳性，特别是二维超声心动图检查发现较大赘生物等均可与上述诸病相鉴别。

（4）手术后感染性心内膜炎须与心包切开综合征及术后灌注综合征鉴别，后两者均为自限性疾病，经休息、服用阿司匹林或糖皮质激素治疗后可痊愈。

三、治疗

（一）经典治疗

1. 一般治疗　卧床休息，加强营养，维持水、电解质平衡，补充维生素及铁剂，对病情严重或一般情况较差者可输血、血浆及静脉滴注免疫球蛋白等支持治疗。

2. 药物治疗　应尽早、足量、足疗程、联合、静脉应用具有杀菌作用的抗生素，然后再根据血培养结果及药物敏感情况改用敏感而有效的抗生素，最好选用药物敏感试验阳性的两种抗生素，疗程至少4~6周。对伴有严重并发症或病情顽固者疗程可达8周。

（1）致病菌不明者：青霉素与苯唑西林及奈替米星三者联用，前两者剂量、疗程见下述，奈替米星每天6~7.5mg/kg，每天静脉滴注1次，疗程为6~8周。根据原卫生部医政司建议，<6岁不用氨基糖苷类抗生素，≥6岁者应用时须监测听力或测定血药浓度。

（2）甲型溶血性链球菌：青霉素与氨基糖苷类抗生素如奈替米星等联用，青霉素每天30万U/kg，每4小时静脉推注或静脉滴注1次，疗程4~6周。也可选用头孢菌素如头孢呋辛、头孢曲松。对青霉素耐药者应用万古霉素（或去甲万古霉素），但有较大不良反应，万古霉素剂量为每天40mg/kg，分2~4次静脉滴注。替考拉宁（壁霉素）不良反应少，每次12mg/kg，第1天每12小时1次，以后每次6mg/kg，每天1次。

（3）葡萄球菌：对青霉素敏感者用青霉素与利福平联用，青霉素剂量、疗程同前，利福平每天10mg/kg，分2次口服，疗程6~8周。对青霉素耐药者选用苯唑西林（新青霉素Ⅱ）或奈夫西林（新青霉素Ⅲ），均为每天200mg/kg，分4~6次静脉注射或静脉滴注，疗程4~6周。耐甲氧西林金黄色葡萄球菌（MRSA）感染者可用万古霉素或去甲万古霉素、替考拉宁，与利福平联用。

（4）肠球菌：可应用青霉素、氨苄西林＋舒巴坦，对青霉素耐药者选用头孢匹罗、亚胺培南、万古霉素，可与氨基糖苷类抗生素如奈替米星等联用。疗程4~6周。耐万古霉素肠球菌（VRE）感染者可用替考拉宁。

（5）真菌：两性霉素B每天1mg/kg静脉滴注，并用5-氟胞嘧啶每天150mg/kg，分4次口服，疗程6~8周。

3. 其他治疗　手术治疗指征：①瓣膜功能不全导致难治性心力衰竭。②主动脉瓣或二尖瓣人造瓣膜置换术后感染性心内膜炎，经内科治疗不能控制感染者，应手术切除感染的人造组织或瓣膜。③先天性心脏病患者，如动脉导管未闭、室间隔缺损等并发感染性心内膜炎经内科治疗无效者，应进行导管结扎或缺损修补术。④反复发生的严重或多发性栓塞，或巨大赘生物（直径1cm以上），或赘生物阻塞瓣口。⑤内科疗法不能控制的心力衰竭，或最佳抗生素治疗无效，或真菌感染。⑥新发生的心脏传导阻滞。

（二）治疗步骤

感染性心内膜炎治疗步骤见图3-2。

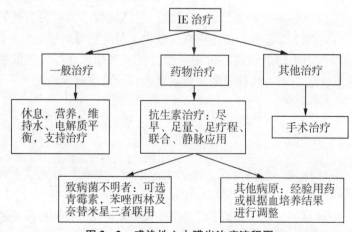

图3-2　感染性心内膜炎治疗流程图

四、预后

本病小儿的病死率为 20% ~ 40%。预后取决于下列因素：①治疗的早晚，治疗越早，治愈率越高。②致病菌的毒性及破坏性，金黄色葡萄球菌及真菌性心内膜炎的预后较差。③免疫功能低下或经治疗后免疫复合物滴度不下降者预后差。④抗生素治疗后赘生物不消失者预后差。治愈者由于心内膜瘢痕形成而造成严重的瓣膜变形和腱索增粗、缩短，可导致瓣膜狭窄和/或关闭不全。

用药后体温逐渐降至正常，心脏杂音减弱甚至消失，栓塞征减轻或消失，血沉常在治疗后 1 个月或疗程结束时恢复正常，停药后血培养 3 次均无菌生长，临床上即达到治愈标准可给予出院，定期随访。

五、预防

本病复发率达 10%，复发与下列情况有关：①治疗前病程长。②对抗生素不敏感或疗程不足。③有严重肺、脑或心内膜的损害。复发病例再治疗时应联合用药，加大剂量和延长疗程。故需积极治疗原发病，疗程要足。必要时使用长效青霉素预防性治疗。

第二节　病毒性心肌炎

心肌炎（myocarditis）是指心肌局灶性或弥漫性炎性病变，其特征为间质炎性细胞浸润以及心肌细胞的变性和坏死。炎症可累及心肌细胞、间质组织、血管成分及心包。心肌炎可由多种病因引起，感染性心肌炎最常见，其中最主要的病原为病毒感染，其他如细菌、支原体、寄生虫、真菌、衣原体等病原的感染也可导致心肌炎。此外，免疫介导疾病、中毒和过敏等因素也可引起心肌炎。本节介绍病毒性心肌炎。

病毒性心肌炎（viral myocarditis）是指病毒感染心肌后，通过对心肌细胞产生直接损伤和/或通过自身免疫反应引起的心肌细胞坏死、变性和间质炎性细胞及纤维素渗出过程。有时病变也可累及心内膜或心包。临床可呈暴发性、急性和慢性过程。大多预后良好，少数可转为慢性，发展为扩张性心肌病。

一、流行病学

儿童期病毒性心肌炎的发病率尚不确切，由于到目前为止没有统一的病毒性心肌炎临床诊断标准，而病理组织学检查敏感性又有不同，病毒性心肌炎的发病率的统计差异很大。并且由于心肌炎临床表现差异很大，许多患者隐匿起病，甚至临床没有表现，故临床检出的心肌炎和病理诊断的心肌炎发病率差异很大。国外资料显示，对因意外事故死亡的年轻人进行尸检，心肌炎的检出率为 4% ~ 5%，6% ~ 21% 的猝死儿童尸检有心肌炎表现。有研究者认为临床诊断的心肌炎发病率约 0.012%。柯萨奇病毒感染后心肌炎在男性中的发病率比女性更高。

二、病因

许多病毒都可以引起病毒性心肌炎，其中肠道病毒是最常见的病毒，尤其是柯萨奇病毒

$B_1 \sim B_6$ 型多见。最近研究资料表明，腺病毒也是病毒性心肌炎的主要病因之一。其他还包括细小病毒 B_{19}、人类疱疹病毒 6、呼吸道流感病毒、巨细胞病毒、EB 病毒、轮状病毒、丙肝病毒、HIV 等。近年，日本学者称，感染在心肌炎中也起重要作用。

三、发病机制

病毒性心肌炎的发病机制尚未完全阐明。目前认为病毒性心肌炎的发病机制主要包括病毒直接损伤心肌、病毒触发机体免疫反应损伤心肌细胞，可能与遗传有关。

1. 病毒心肌的直接损伤作用

病毒与心肌细胞膜上的病毒受体结合，进入心肌细胞进行复制，通过损伤心肌细胞膜功能、干扰心肌代谢等导致心肌细胞溶解。此外，柯萨奇病毒还能够产生蛋白酶溶解细胞－细胞间或者细胞－基质间连接，导致心肌细胞完整性破坏，促进病毒进入宿主心肌细胞进行复制，也促进病毒从心肌细胞释放，并导致心肌细胞损伤。

2. 病毒对心肌的间接免疫损伤作用

病毒感染后触发的自身免疫反应是把"双刃剑"。一方面，免疫系统的适当激活可增强机体清除病毒的能力，病毒感染后，NK 细胞和巨噬细胞被激活，清除病毒感染的心肌细胞并且抑制病毒复制；另一方面，免疫系统过度激活能够导致炎症浸润，反而破坏心肌细胞。

（1）体液免疫：目前研究已从病毒性心肌炎患者和动物体内检测出多种抗心肌成分的自身抗体，包括抗肌球蛋白抗体、抗心磷脂抗体、抗肌凝蛋白抗体等。目前一般认为抗心肌肌凝蛋白等自身抗体的产生可能主要通过抗原模拟机制，即病毒与心肌肌凝蛋白等有相同的抗原表位，病毒感染刺激产生的抗病毒抗体也可作用于肌凝蛋白等自身抗原，从而造成心肌损伤。

（2）细胞免疫：在病毒性心肌炎发病中具有重要作用。T 细胞过度激活，CD_4/CD_8 T 细胞比例失调、Th_1/Th_2 细胞比例失调。细胞毒性 T 细胞通过穿孔素－颗粒酶介导的细胞毒作用和 Fas/FasL 途径介导的细胞毒作用损伤心肌细胞。

（3）细胞因子：由巨噬细胞、NK 细胞和 T 细胞等分泌的细胞因子是体液免疫和细胞免疫的介质，研究证实肿瘤坏死因子、白介素和干扰素等多种细胞因子在病毒诱发的炎症和感染后免疫反应的产生及进展过程中起重要作用。此外，激活的免疫细胞产生细胞因子，引起诱导型 NO 合成酶产生 NO 增加，促进心肌损伤。

3. 遗传因素

具有遗传易感性的患者容易发生心肌炎。不同研究发现 HLA-DR4、DR12、DR15 和 DQ8 阳性可能与心肌炎发生相关。此外，具有特殊遗传背景的心肌炎患者易发生 DCM，如 CD_{45} 和编码心肌蛋白的基因可能也与慢性心肌炎/扩张性心肌病的发生有关。

四、病理

心脏可显示不同程度的扩大，心肌苍白松弛。心肌纤维之间和血管周围的结缔组织中有单核细胞、淋巴细胞等炎性细胞浸润。心肌纤维不同程度变性、横纹消失、肌浆溶解，呈小灶性、斑点性或大片状坏死。可伴浆液纤维素性心包炎和心内膜炎。慢性病例晚期除心肌纤维变性坏死外，可见纤维细胞增生、胶原纤维增多、瘢痕形成。

五、临床表现

病毒性心肌炎的临床表现轻重不一，有无任何临床表现隐性发病者，也有重症暴发起病者，还有猝死者。取决于病变的范围和严重程度。起病前常有呼吸道感染或消化道感染等前驱病毒感染史。

症状轻重相差悬殊。轻型可无自觉症状或表现为心悸、胸痛、胸闷、心前区不适、乏力、多汗、气短、头晕、面色苍白、腹痛、恶心、呕吐等。体检心脏大小正常或轻微扩大，常有窦性心动过速、第一心音低钝、时有奔马律或各种心律失常（以期前收缩多见）。

重型起病较急，表现如下。①心力衰竭：呼吸急促，呼吸困难，肺底部可闻及细湿啰音，肝脏增大，水肿。②心源性休克：四肢发冷，脉搏细弱，血压下降，面色青灰。③严重心律失常：听诊心动过缓（完全性房室阻滞或病态窦房结综合征）或心动过速（室上性心动过速或室性心动过速）。临床常表现为突然晕厥，重者意识完全丧失，面色苍白，常伴有抽搐及大、小便失禁，阿—斯综合征发作。也可发生猝死。

部分患儿呈慢性过程，演变为扩张性心肌病，临床表现为心脏扩大、心力衰竭和心功能减低等。

新生儿病毒性心肌炎病情严重，进展迅猛，死亡率高，预后差，易有流行倾向。多在生后 10 天内发病，部分患儿起病前可先有发热、腹泻、呕吐和拒食等前驱症状。临床表现多为非特异症状，病情进展很快发展为心力衰竭和心源性休克。并累及多个脏器，累及神经系统引起惊厥和昏迷，累及肝引起肝增大、肝功能损害和黄疸，累及肺引起肺炎和呼吸衰竭。还可出现类似重症败血症的表现。新生儿心肌炎易有流行倾向，多个国家报道过柯萨奇 B 病毒引起新生儿心肌炎的流行。

六、辅助检查

1. X 线胸片　心脏大小正常或不同程度增大。有心力衰竭时心脏明显增大，肺淤血，心脏搏动减弱。

2. 心电图　急性期心电图多有异常改变，①窦性心动过速：很常见。②ST－T 改变：ST 段偏移，T 波平坦、双向或倒置。有时 ST－T 形成单向曲线，酷似急性心肌梗死。③心律失常：期前收缩常见，尤其室性期前收缩最常见。亦可见室上性及室性心动过速、心房扑动和心房颤动等。传导阻滞可为窦房阻滞、房室阻滞、左或右束支阻滞、双束支阻滞，甚至 3 束支阻滞，其中以三度房室阻滞最重要。④其他：尚可见 QRS 波群低电压（新生儿除外），QT 间期延长及异常 Q 波等。

但是心电图改变缺乏特异性，强调动态观察的重要性。

3. 超声心动图　超声心动图检测不能特异性诊断心肌炎，但可除外先天性心脏病和瓣膜性心脏病、心脏肿瘤等心脏结构改变。急性心肌炎超声心动图最常见的表现是非特异性的节段性室壁运动异常。可因室壁水肿而表现一过性心室壁肥厚，但与肥厚型心肌病不同，心肌肥厚于数周或数月内恢复。可有少量心包积液和瓣膜关闭不全。慢性心肌炎可表现为类似扩张性心肌病改变，心腔扩大，心室收缩功能减低。

4. 心肌损伤的血清生化指标

（1）心肌酶谱：心肌受损时，血清中有十余种酶的活力可以增高，临床用于诊断病毒性心肌炎的酶主要为肌酸激酶（creatine kinase，CK）及其同工酶 CK - MB。CK 主要存在于骨骼肌、心肌及脑组织中。心肌受损时，一般在起病 3 ~ 6 小时 CK 即可出现升高，2 ~ 5 天达高峰，多数病例在 2 周内恢复正常。现已知 CK 有 4 种同工酶，即 CK - MM（骨骼肌型）、CK - MB（心肌型）、CK - BB（脑型）和线粒体同工酶 Mt。CK - MB 主要来源于心肌，对早期诊断心肌炎价值较大。由于血清总 CK 活力值、CK - MB 活力值与小儿年龄相关，因此，一般以血清 CK - MB 活性与 CK 总活性之比≥6% 作为心肌损伤的特异性指标（正常人血清中 CK - MB 占 CK 总活性的 5% 以下）。CK - MB 的定量分析（CK - MB 质量，单位 ng/mL）较活力分析（单位 U/mL）更为精确，且小儿正常参考值不受年龄因素的影响，≥5ng/mL 为阳性，提示心肌损伤。

（2）心肌肌钙蛋白（cardiac troponin，cTn）：是心肌收缩和舒张过程中的一种调节蛋白，由 3 种亚单位（cTnT、cTnI 和 cTnC）组成。当心肌细胞受损时，cTnT（或 cTnI）易透过细胞膜释放入血，使血中 cTnT（或 cTnI）明显升高。近年来发现，cTn 这种非酶类蛋白血清标志物对于评价心肌损伤具有高度特异性和敏感性，并且出现早，持续时间长。

5. 抗心脏抗体　以免疫荧光或者 Western 等方法检测外周血或者心肌活检标本中的心脏抗体，如抗肌球蛋白抗体、抗肌凝蛋白抗体、抗线粒体腺苷酸转移酶抗体、抗心肌 G 蛋白偶联受体抗体、抗 β1 受体抗体、抗热休克蛋白抗体等，如阳性支持心肌炎的诊断。如心脏抗体持续滴度升高，高度提示发展成扩张性心肌病（炎症性心肌病，慢性心肌炎）的可能。

6. 放射性核素心肌显像

（1）镓67—心肌炎症显像：镓67（67Ga）具有被心肌炎症细胞（T 淋巴细胞及巨噬细胞等）摄取的性能，67Ga 以离子或转铁蛋白结合形式易聚集到炎症部位（血管通透性增强）而显影。67Ga 心肌显像对心肌炎有较高的诊断价值，特异性高，但敏感性差。

（2）铟111—抗肌球蛋白抗体心肌坏死灶显像：心肌细胞坏死时，肌球蛋白轻链释放血循环中，而重链仍残留心肌细胞内。铟111（111In）标记的单克隆抗肌球蛋白抗体可与重链特异性结合使心肌坏死灶显像。结合量多少与坏死灶大小及程度成正比，与局部心肌血流量成反比。研究显示111In - 抗肌球蛋白显像对心肌炎的特异性较高为 86%，敏感性为 66%。但需注射后 48 小时后延迟显像，放射性核素暴露时间长。

（3）锝99m - MIBI（甲氧基异丁基异腈）心肌灌注显像：锝99m - MIBI 静脉注射后能被正常心肌细胞摄取使心肌显影。心肌聚集放射性药物的量与该区冠状动脉血流灌注量呈正相关。心肌炎时，由于炎性细胞浸润，间质纤维组织增生，退行性变等，致使心肌缺血，正常心肌细胞减少，故核素心肌显像呈正常与减淡相间的放射性分布（呈花斑样改变），可做出心肌炎倾向性诊断，但特异性差。

7. 心脏磁共振显像　近十余年来，心脏磁共振显像（cardiac magnetic resonance imaging，CMR）以其安全、无创、准确、全面等优点在心血管系统疾病诊断中的应用越来越广泛。CMR 除能显示心脏的形态（心腔大小、室壁厚度、心包积液）和心脏功能（收缩功能和舒张功能）外，还能显示心肌损伤的组织病理学特征改变。CMR 显示心肌炎的组织病理学特征主要有 3 种表现。①水肿信号：炎症细胞损伤的重要特征是细胞膜通透性的增加，从而导致细胞内水肿。T_2 加权像对于组织水肿很敏感，水肿部位呈现高信号。②早期增强（充血和毛细血管渗漏）：血管扩张是组织炎症的特征。由于炎症部位血容量增加，注射轧喷酸葡胺（Gd - DTPA）增强造影剂后在早期血管期（增强 T_1 像）其摄取增加。造影剂快速分布到间质，故早期增强仅持续几分钟。③晚期增强（坏死和纤维化）：晚期增强反映心肌坏死和纤维化等不可逆心肌损伤，可用于心肌梗死不可逆心肌损伤的诊断。晚期增强对于心肌炎的诊断特异性也很高。但是心肌梗死和心肌炎两者 CMR 显示的损伤部位不同：缺血损伤（心肌梗死）主要位于心内膜下；非缺血损伤（心肌炎）主要位于心外膜下，并且心室外侧游离壁更为常见。CMR 早期增强、晚期增强和水肿信号相结合，对心肌炎诊断的敏感性、特异性和准确性大大提高，可清楚显示炎症的位置、范围及严重程度，并且可长期随访观察严重的活动变化情况。

8. 心内膜心肌活检

心内膜心肌活检目前仍为病毒性心肌炎诊断的金标准。但由于炎症可呈局灶分布，取样部位的局限性使阳性率不高，而假阴性率高。并且心内膜心肌活检系有创性检查，有一定的危险性，在国内很难作为常规检查项目。美国心脏协会推荐 11 种临床情况可以考虑行心内膜心肌活检，主要包括以下 2 种情况。①近 2 周内新出现的心力衰竭，伴左心室大小正常或扩张，血流动力学稳定。②近 2 周至 3 个月内新出现的心力衰竭，左心室扩张，出现新的室性心律失常，Ⅱ~Ⅲ度房室阻滞或经 1~2 周常规治疗反应差者。

心内膜心肌活检主要包括病理组织学诊断、免疫组织学诊断、病毒检测 3 项。

（1）病理组织学诊断：目前仍沿用 1984 年 Dallas 病理组织学诊断标准，拟定心肌炎形态学的定义为：心肌炎性细胞浸润，并伴邻近心肌细胞坏死和/或退行性病变。可分成以下 3 种。

1）活动性心肌炎：炎性细胞浸润和邻近心肌细胞不同程度损害和坏死。

2）临界心肌炎：有炎性细胞浸润，但无心肌细胞损害或坏死。需要心内膜心肌活检复查确认。

3）无心肌炎：组织学正常。

病理组织学诊断心肌炎阳性率很低，约 10%，而且病理观察容易受主观因素影响。

（2）免疫组织学诊断：近年来免疫组织学检查已成功应用于心肌炎的诊断。免疫组织学法是应用各种特异免疫组织学标志物的单克隆抗体来检测心肌组织中的炎症浸润淋巴细胞。由于炎症免疫组织学标记物分布于整个心肌，不易出现假阴性，因此，明显提高了诊断阳性率（50% 以上）。并且有助于分辨炎症浸润细胞（T 细胞，B 细胞和巨噬细胞等）的类型和活性。免疫组织标记物包括主要组织相容性复合体（MHC）、人类白细胞抗原（HLA）、细胞黏附分子和 CD_2、CD_3、CD_4 和 CD_8 等。

采用特异单克隆抗体直接结合人淋巴细胞细胞表面抗原对心肌组织浸润炎症细胞做定量分析。淋巴细胞数 >2.01 高倍视野（×400），即相当于淋巴细胞数 >14.0 个/mm^2 为阳性。

（3）病毒检测：目前应用最多的为病毒基因检测，即应用原位杂交或 PCR 法检测病毒核酸，从而明确有无病毒感染和感染病毒的类型。

9. 病毒学检查

（1）病毒分离：在急性期从心内膜心肌活检或心包穿刺液中可分离出病毒，但检出率极低。

（2）病毒基因检测：应用原位杂交或 PCR 法检测病毒核酸，从而明确有无病毒感染和感染病毒的类型，意义最大，应用最多。

（3）血清学检查：病程早期血清特异性病毒 IgM 阳性或者恢复期血清抗体滴度较急性期升高 4 倍以上有意义，但只能说明近期有该型病毒感染，而不能将其定位在心脏。

七、诊断

病毒性心肌炎缺乏特异性诊断方法，主要依靠综合临床资料，并须排除其他疾病。心内膜心肌活检的病理组织学及免疫组织学诊断，提供了可靠的病理诊断依据，但系创伤性检查，一般不作为常规检查。目前国际上没有统一的诊断标准。

以下为中华医学会儿科学分会心血管学组修订的病毒性心肌炎诊断标准供临床诊断参考。

1. 临床诊断依据

（1）心功能不全、心源性休克或心脑综合征。

（2）心脏扩大（X线、超声心动检查具有表现之一）。

（3）心电图显示以 R 波为主的 2 个或 2 个以上主要导联（Ⅰ、Ⅱ、aVF、V_5）的 ST-T 改变持续 4 天以上伴动态变化，窦房阻滞、房室阻滞、完全性右或左束支阻滞、成联律、多形、多源、成对或并行性期前收缩，非房室结及房室折返引起的异位心动过速，低电压（新生儿除外）及异常 Q 波。

（4）CK-MB 升高或心肌肌钙蛋白（cTnI 和 cTnT）阳性。

2. 病原学诊断依据

（1）确诊指标：自患儿心内膜、心肌、心包（活检、病理）或心包穿刺液检查，发现以下之一者可确定心肌炎由病毒引起。

1）分离出病毒。

2）用病毒核酸探针查到病毒核酸。

3）特异性病毒抗体阳性。

（2）参考依据：有以下之一者结合临床可考虑心肌炎系病毒引起。

1）自患儿粪便、咽拭子或血液中分离到病毒，且恢复期血清同型抗体滴度较第一份血清升高或降低 4 倍以上。

2）病毒早期患儿血中特异性 IgM 抗体阳性。

3）用病毒核酸探针自患儿血中查到病毒核酸。

3. 确诊依据

（1）具备临床诊断依据 2 项，可临床诊断为心肌炎。发病同时或发病前 1~3 周有病毒感染的证据更支持诊断。

（2）同时具备病原学确诊依据之一，可确诊为病毒性心肌炎。具备病原学参考依据之一，可临床诊断为病毒性心肌炎。

（3）凡不具备确诊依据，应给予必要的治疗或随诊，根据病情变化，确诊或除外心肌炎。

（4）应除外风湿性心肌炎、中毒性心肌炎、先天性心脏病、结缔组织病以及代谢性疾病的心肌损害、甲状腺功能亢进症、原发性心肌病、原发性心内膜弹性纤维增生症、先天性房室阻滞、心脏自主神经功能异常、β 受体功能亢进及药物引起的心电图改变。

八、分期

1. 急性期　新发病，症状及检查阳性发现明显且多变，一般病程在半年以内。

2. 迁延期　临床症状反复出现，客观检查指标迁延不愈，病程多在半年以上。

3. 慢性期　进行性心脏增大，反复心力衰竭或心律失常，病情时轻时重，病程在 1 年以上。

九、鉴别诊断

病毒性心肌炎主要需与以下疾病进行鉴别。

1. 扩张性心肌病　多隐匿起病，临床上主要表现心脏扩大、心力衰竭和心律失常，超声心动图显示为左心扩大为主的全心扩大，心脏收缩功能下降。心脏扩大和心脏收缩功能下降的程度较病毒性心肌炎严重。心肌酶谱多正常。多预后不良。但应注意病毒性心肌炎如不能痊愈后期将表现扩张性心肌病，即炎症性心肌病。

2. 风湿性心脏病　多有发热、关节炎等风湿热的病史，心脏表现以心脏瓣膜尤其二尖瓣和主动脉瓣受累为主，心电图 PR 间期延长最常见，ASO 多升高。

3. 冠状动脉性心脏病　此病儿童少见，在儿童多为川崎病合并冠状动脉损害，少数为遗传性高胆固醇血症导致的冠状动脉粥样硬化性心脏病和先天性冠状动脉发育异常。心电图上具有异常 Q 波的病毒性心肌炎尤其需注意鉴别诊断。通过超声心动图、冠状动脉 CT，必要时冠状动脉造影可确诊。

4. 心包炎　心电图会显示肢导低电压，超声心动图发现中到大量心包积液。

5. 先天性心脏病　多出生后即发现器质性心脏杂音和/或发绀，超声心动图可发现心脏结构改变。

6. 功能性心血管疾病　包括 β 受体功能亢进和血管迷走性晕厥、体位性心动过速综合征等直立不耐受在内的一类疾病。这类疾病以学龄期儿童最常见，女孩多见，常常可以出现胸痛、胸闷、乏力、头晕、头痛等非特异症状，多有长时间直立、情绪激动、闷热环境等诱因。体检常常无阳性发现。心电图、超声心动图和生化心肌酶电解质等检查常常无阳性发现。部分 β 受体功能亢进症的儿童心电图可表现 T 波倒置，运动后或者给予普萘洛尔可使 T 波直立。直立试验或者直立倾斜试验有助于诊断，确诊前需除外器质性疾病。

十、治疗

本病目前尚无特效治疗，应结合患儿病情采取有效的综合措施，可使大部分患儿痊愈或好转。

（一）休息

卧床休息是心肌炎最重要的治疗。卧床休息可以减轻心脏负荷及减少心肌氧耗量。动物实验证实，运动可使病毒感染力增强，加重心肌损害。急性期至少卧床休息 3 ~ 4 周。有心功能不全或心脏扩大者更应强调绝对卧床休息 3 个月。恢复期也要避免剧烈运动。

（二）抗病毒治疗

对处于病毒血症阶段的早期患儿或者心肌活检证实有病毒复制的患儿，可选用抗病毒治疗。但病毒感染存在与否以及感染病毒的类型临床有时很难确定。干扰素（INF）对病毒性心肌炎有较好的疗效，它可以选择性抑制病毒 mRNA 与宿主细胞核蛋白体的结合，阻断病毒的复制，同时可抑制抗心肌抗体的产生，增强巨噬细胞的功能，调节机体免疫。利巴韦林与 INF - α 合用是 HCV 感染的标准治疗方案，并且对柯萨奇病毒感染有效。巨细胞病毒也是引起心肌炎的常见病毒，更昔洛韦对此病毒有效。Pleconaril 是一种能够与柯萨奇病毒 B 直接结合，并阻止其与靶细胞结合并感染靶细胞的药物，早期的小样本研究疗效满意，大规模临床研究正在进行。

（三）改善心肌营养与代谢药物

1. 大剂量维生素 C　缓慢静脉注射，对促进心肌病变的恢复、改善心肌代谢、减轻症状和纠正心源性休克有一定疗效。研究表明，大剂量维生素 C 治疗心肌炎的机制可能与清除自由基有关。用法每次 $100 \sim 200 mg/kg$，1 次/d，$2 \sim 4$ 周为 1 个疗程。

2. 辅酶 Q_{10}　参与氧化磷酸化及能量的生成过程，并有抗氧自由基及膜稳定作用，改善心肌的收缩力，保护缺血心肌。

3. 1,6 二磷酸果糖　可改善心肌细胞线粒体能量代谢，能稳定细胞膜和溶酶体膜，抑制氧自由基生成，减轻组织损伤，保护心肌。

4. 磷酸肌酸　能够更直接地提供能量，改善心肌代谢。

（四）免疫抑制药

一直以来，应用免疫抑制药治疗病毒性心肌炎是有争议的，免疫抑制药对于心肌炎的疗效还没有定论。免疫抑制药一方面可以抑制病毒诱导的对心肌组织造成损伤的自身免疫反应，但另一方面也会抑制机体对病毒的免疫反应，引起机体免疫力下降及病毒扩散，不恰当的使用有可能会加剧病情。因此，应把握好时间和剂量，不可盲目滥用。

一般病例不宜常规应用，主要用于暴发起病有心力衰竭、心源性休克或高度房室阻滞、室性心动过速、心室颤动等严重心律失常的危重患者，或者慢性持续性心功能不全、心肌活检证实慢性心肌炎伴免疫激活而病毒检测阴性的患者。

免疫抑制药常用甲泼尼龙或泼尼松，少数病例加用硫唑嘌呤。泼尼松开始剂量为 $1 \sim 2 mg/$ $(kg \cdot d)$，分 3 次口服，$2 \sim 4$ 周后逐渐减量，至 8 周左右减至 $0.3 mg/ (kg \cdot d)$，维持 $2 \sim 3$ 个月后再逐渐减量停药，总疗程根据患者具体情况确定，约半年。硫唑嘌呤 $2mg/ (kg \cdot d)$，分 2 次口服，疗程同前。对于危重病例可采用冲击疗法，甲泼尼龙 $10 \sim 30mg/ (kg \cdot d)$，于 $1 \sim 2$ 小时内静脉滴注，连用 3 天，然后渐减量改为口服泼尼松。

（五）大剂量丙种球蛋白

疗效还没有定论，但多数研究显示静脉注射大剂量丙种球蛋白用于急性病毒性心肌炎有良好疗效。目前多用于急性起病有心力衰竭、心源性休克或高度房室阻滞和室性心动过速等严重心律失常的重症患儿，对于慢性心肌炎心肌活检证实伴免疫激活的患儿也可试用。总剂量为 $2g/kg$，于 $2 \sim 3$ 天内静脉滴注。治疗机制可能为：①直接提供针对病毒的中和抗体。②阻断了 IgFc 段与心肌细胞上的病毒抗原 FcR 结合可改变免疫反应。③抑制炎症性细胞因子的产生，减轻补体介导的组织损伤。④影响细胞凋亡及调节细胞周期。

（六）对症治疗

1. 控制心力衰竭　心肌炎使心肌应激性增高，对强心苷耐受性差，易出现中毒而发生心律失常。一般病例用地高辛口服，饱和量用常规的 2/3 量。心力衰竭不重，发展不快者，可用每天口服维持量法。

2. 抢救心源性休克　及时应用血管活性药物，如多巴胺、多巴酚丁胺、氨力农、米力农等加强心肌收缩力，维持血压及改善微循环。必要时使用体外膜式氧合。

3. 心律失常的治疗　仅有期前收缩而无明显症状者，可先观察而不一定给予抗心律失常药治疗。快速型心律失常可选用抗心律失常药，要注意选择对心肌收缩力影响不大的药物。室上性心动过速无血流动力学障碍者可静脉注射腺苷，血流动力学不稳定者应直接电转复。心室心动过速者应用胺碘酮临床有效并且提高了存活率。但对心率缓慢的Ⅲ度房室阻滞，QRS波群宽或出现阿一斯综合征者需要安装临时人工心脏起搏器，如心脏阻滞2周不恢复可考虑安装永久起搏器。

（七）中医中药

黄芪、麦冬、人参等具有抗病毒和调节免疫功能的作用，临床上可根据病情选择应用。

十一、预后

绝大多数患者预后良好，经适当治疗后可痊愈。少数患儿可发展成扩张性心肌病。极少数暴发起病者由于心肌弥漫性炎症和坏死，发生心力衰竭、心源性休克或者严重心律失常，在早期死亡。暴发起病者如能存活，多数预后良好，很少会发展成扩张性心肌病。新生儿病毒性心肌炎往往病情重，死亡率可高达75%。

第三节　扩张型心肌病

心肌病（cardiomyopathy）为发生于心肌的疾病。该术语最初出现于1957年，当时指一组不能归因于冠状动脉病变的心肌病变。此后，心肌病的定义发生了变化。目前，心肌病的定义为心肌的结构或功能异常，且无高血压或肺动脉高压、无心脏瓣膜病变、无先天性心脏病而言。

以解剖与生理改变为依据，可将心肌病分为以下3型。①扩张（充血）型心肌病：此型左心室或双心室扩大，心肌收缩功能不同程度降低。一般其主要临床特征为收缩功能异常，表现为充血性心力衰竭的症状与体征。②肥厚型心肌病：先前称之为特发性肥厚型心肌病，以左心室肥厚为特征，可不对称。收缩功能通常正常，临床表现由左心室流出道梗阻、舒张功能障碍或心律失常引起，后者可致猝死。③限制型心肌病（restrictive cardiomyopathy）：心房显著扩大，一般心室大小及收缩功能正常，舒张功能损害，症状由肺及体循环静脉充血引起，也可出现晕厥。

一、病因

扩张型心肌病（dilated cardiomyopathy，DCM）在各种类型心肌病中最为常见，据估计每10万人口中约有36人患有DCM。最近的报道显示成人DCM患者中47%为特发性，12%与心肌炎有关，11%与冠状动脉病变有关，另有30%为其他原因。在另外两个不同年龄儿童DCM的研究表明其中2%～15%有活体组织检查证实的心肌炎，其余85%～90%的患儿原因不明。此外，20%～30%的DCM患者为家族性的。

二、病理

扩张型心肌病病变以心肌纤维化为主，心肌肥厚不显著，心腔扩大明显，二尖瓣环和三尖瓣环增大，乳头肌伸长，常有心腔内附壁血栓，可累及心肌节律点及传导系统而引起心律失常。由于心肌纤维化，心肌收缩功能减弱，导致心力衰竭。

三、临床表现

本病起病及进展缓慢，症状轻重不一。主要表现为心脏增大、心力衰竭、心律失常、小动脉栓塞。患儿先出现心脏增大，但起初无症状，因此确定起病日期较困难，有时患儿已有射血分数下降，经数年仍无症状，以后在劳累后出现气喘、乏力、心悸、咳嗽、胸闷等症状，有的可有偏瘫。体格检查可见心尖搏动弥散或抬举，心浊音界向左扩大，心率增快，有时可有奔马律，可闻及Ⅱ/Ⅵ～Ⅲ/Ⅵ级收缩期杂音（心力衰竭控制后杂音减轻或消失），肝脏增大，下肢水肿等。

四、辅助检查

1. 胸部 X 线检查　心影扩大，由左心室、左心房扩大引起。常存在肺静脉充血，可发展为肺水肿。左肺部分区域可因左心房扩大压迫左支气管而致不张，也可出现胸腔积液。

2. 心电图及 HOLTER　大多数患儿心电图上呈窦性心动过速。常见非特异性 ST－T 变化，左心室肥大，左、右心房扩大及右心室肥大。46% 的患儿 HOLTER 检查可发现心律失常。

3. 超声心动图　DCM 患儿的超声心动图特征包括左心室、左心房扩大，缩短分数及射血分数减低，左心室射血前期与射血期比率增加等。

4. 心导管检查与活体组织检查　由于 DCM 可由超声心动图检查确定，心导管检查主要用于排除异常的左冠状动脉起源，因这一情况在超声心动图检查时易于漏诊，必要时活体组织检查帮助确定心肌病的病因。

五、治疗

扩张型心肌病的临床特征为心输出量减少、液体潴留及血管收缩活性增加，后者为神经体液因素作用以维持足够的灌注压。因此，治疗的目的就是处理以上这些问题。此外，如怀疑代谢缺陷，应立刻予以经验性补充。

急性病例应推荐卧床休息，限制水及钠盐摄入以帮助控制液体潴留。每天称体重有助于评估液体潴留情况及指导利尿。

如确定系心动过速诱导的心肌病，应予以抗心律失常药治疗。药物的选择依心动过速的原因而定。普鲁卡因胺及 β 受体阻滞药是有效的抗心律失常药，但因其有负性肌力作用，在这种患儿应慎用。增强心肌收缩力的药物治疗。

1. 第一类为拟交感药物　包括多巴胺、多巴酚丁胺及肾上腺素。多巴胺小剂量时可改善肾脏功能，剂量加大可增强对心脏的作用，但也可引起外周血管阻力增加，并有可能致心律失常。多巴酚丁胺致心律失常作用较弱，但有报道因可引起肺动脉楔压升高而致肺水肿。这两种药物通常联合应用。

2. 第二类为增强心肌收缩力的药物　为双吡啶衍生剂包括氨力农及米力农，可通过抑制磷酸二酯酶增加细胞内钙的浓度，有强心及扩张外周血管的作用。其可能的不良反应为血小板减少、肝毒性及胃肠道刺激。

地高辛为可长期应用的经典心肌收缩力增强药物，但在危重病例，因心肌损害严重及肾功能减退，应减量慎用。

3. 利尿药 改善液体内环境平衡在扩张性心肌病的治疗中至关重要。呋塞米（速尿）为首选的药物，但应注意监测电解质水平，尤其是血钾水平，必要时可适当补充钾盐，也可与螺内酯等类药物合用。其他可应用的利尿药包括依他尼酸、布美他尼。

4. 血管扩张药 硝普钠及肼屈嗪可有效扩张外周血管，从而降低后负荷，增加心输血量及减低充盈压。有效的口服降低后负荷制剂包括 ACE 抑制剂。在儿科，最常用的为卡托普利及依那普利。ACE 抑制剂还有一定的抑制甚至逆转心肌病时的心室重塑作用。

5. 其他 治疗扩张性心肌病因心腔扩大，血流淤滞，有可能发生血栓形成。因而这些患儿应考虑应用华法林等类抗凝药。如已明确有心腔内血栓，应积极以肝素治疗，最终过渡到长期华法林治疗。

6. 心脏移植 儿童心脏移植近年已增加，且改善了严重心肌病患儿的存活率。因此，重症心肌病患儿如积极的内科治疗无效，应考虑心脏移植。

第四节 肥厚型心肌病

肥厚型心肌病（hypertrophic cardiomyopathy，HCM）是左心室肥厚，但不扩张，诊断时应排除高血压、主动脉瓣狭窄、水肿及先天性心脏病等其他可引起肥厚的疾病。肥厚型心肌病命名与分类最为混乱。有的将有流出道狭窄的称为梗阻性心肌病。有的根据其心室肥厚是否对称而分类。如左右心室都肥厚的称为对称性，否则称为非对称性。一般对称性多数为非梗阻性，不对称多数为梗阻性，但也有左心室壁与室间隔肥厚，右心室壁不肥厚而左心室流出道不狭窄的，即只有不对称而无梗阻的。有的患儿室间隔特别肥厚，突入到左心室腔间，尤其在主动脉瓣下，表现为左心室流出道狭窄称为特发性肥厚型主动脉瓣下狭窄。肥厚型心肌病伴梗阻的不到总数的 25%。

一、病因

HCM 是一种原发性的通常是家族性的心脏疾病，因其发生年龄不同且许多遗传性病例呈亚临床过程，因而目前尚无其确切的发病率。有文献报道 HCM 的发病率为 2.5/10 万人口，占所有儿童原发性心肌病的 20% ~ 30%。

HCM 通常以常染色体显性方式遗传，目前已知多个基因与典型的家族性肥厚性心肌病有关，这些基因均编码肌节蛋白，如 β 肌凝蛋白重链等。HCM 也可作为经母亲遗传的线粒体病遗传。许多患儿伴有与遗传综合征一致的畸形，如患有努南综合征、糖原贮积症、贝—维综合征的患儿。

二、病理

HCM 多数为左心室肥厚，心功能早期无明显障碍，临床上无明显症状，晚期有程度不等的心功能不全。梗阻性心肌病的病理特点是左心室肥厚重于右心室，室间隔肥厚更为显著，室间隔厚度与左心室壁厚度之比 >1.3:1。左心室腔缩小，二尖瓣前叶增厚，室间隔局部肥厚增生，致左心室流出道狭窄梗阻，左心室腔收缩压升高，与左心室流出道和主动脉收缩压相比有明显压力阶差,左心室舒张末期压力也可增高,心排血量初期正常,之后逐渐降低。流出道的梗阻及其引起的压力阶差可因很多生理因素而异,凡使心室收缩力增强、室腔容量减少及后负荷减低等情况均可使梗阻加重,压差更大,反之亦然。所以患者的流出道梗阻的程度并非固定,时时在变,各种影响以上三因素的情况和药物均可改变梗阻的程度。

HCM 的心肌普遍肥大(多数左心室重于右心室,心室重于心房),肌纤维增大,心肌细胞亦肥大,常有不同程度的间质纤维化、细胞变性,并有不同程度的坏死和瘢痕形成,很少有炎性细胞浸润。本病最突出的组织学改变为心肌细胞的排列杂乱无章,而非整齐划一。细胞间的连接常互相倾斜甚至垂直相连。这些错综的连接使心肌收缩时步调不整。再者,心肌细胞的凌乱排列还可影响心电的传播,甚至构成严重心律失常的病理基础。

三、临床表现

肥厚型心肌病主要表现为呼吸困难、心绞痛、晕厥,亦可发生猝死。呼吸困难主要由于左心室顺应性减退和二尖瓣反流引起左心房压力升高,左心室舒张末压力也升高,肺静脉回流受阻而引起肺淤血。心绞痛是由于心肌过度粗大或左心室流出道梗阻引起冠状动脉供血不足。由于脑供血不足,故剧烈运动时有晕厥,甚至猝死。年小儿可表现为生长落后,心力衰竭的发生率较年长儿高。

体格检查部分病例在心尖可闻及全收缩期杂音,并向左腋下放射,此杂音是由于二尖瓣反流所致。左心室流出道梗阻者沿胸骨左缘下方及心尖可及收缩期杂音,其程度直接与主动脉瓣下压力阶差有关。可有第二心音逆分裂(即 P_2 在前,A_2 在后)。有些病例心浊音界扩大,偶可听到奔马律。

四、辅助检查

1. 胸部 X 线检查 心影扩大,但如无合并心力衰竭则肺纹理都正常。

2. 心电图 90%~95% 的 HCM 患儿有 12 导联心电图异常,包括左心室肥大、ST-T 变化(如显著的 T 波倒置)、左心房扩大、异常的深 Q 波,外侧心前导联 R 波振幅降低等,但本病无特征性心电图改变。有些 HCM 患婴可有右心室肥厚的心电图表现,可能反映有右心室流出道梗阻存在。

3. 超声心动图 HCM 可见心室壁增厚,其增厚的分布并非匀称。在 M 型超声可见二尖瓣的前瓣有收缩期的向前运动,其运动的幅度和持续时间与左心室流出道的梗阻程度直接有关。梗阻性心肌病的室间隔与左心室后壁均有增厚,室间隔肥厚尤其突出,与左心室后壁的比值 >1.3:1(婴儿除外),而且左心室流出道内径变小。

4. 心导管检查 历史上,心导管检查在 HCM 的诊断及研究中起了重要作用。现今,超声心动图的精确应用已基本替代血流动力学研究及心血管造影。在婴儿,偶可应用心内膜心肌活体组织检查来确定病因,如线粒体肌病、糖原贮积症等。不过现今骨骼肌活体组织检查更方便,且创伤更小。

五、治疗

(一)药物治疗

治疗的主旨为降低心肌的收缩力,改善舒张期的顺应性和预防猝死。

β 受体阻滞药普萘洛尔（propranolol）为本病治疗的主要药物，它减慢心率，降低心肌收缩力，从而减轻左心室流出道梗阻；且可减低心肌的张力，使氧需量减少，缓解心绞痛；此外，普萘洛尔尚有一定的抗心律失常作用。其他临床上应用的选择性 β 受体阻滞药有阿替洛尔（atenolol）、美托洛尔（metoprolol）等。有 1/3 ~ 1/2 的患儿用药后症状缓解。对无症状的患儿是否需长期用药意见不一。本品似可制止病变的发展和预防猝死，但目前缺乏对照资料。

维拉帕米（verapamil）主要用于成人 HCM 患者。短、长期研究表明口服维拉帕米可改善心脏症状及运动能力，但该药有潜在的致心律失常作用及偶可引起肺水肿及猝死，因而在儿童极少应用。洋地黄忌用，只有在心房颤动心室率太快时方有指征，以小剂量与普萘洛尔同用。利尿药和血管扩张药均不宜用。终末期 HCM 心腔扩大、心壁变薄及收缩功能减退时可应用洋地黄、利尿药和血管扩张药。

（二）手术治疗

对左心室流出道梗阻产生严重症状而药物治疗无效者（压差超过 50mmHg），可经主动脉切除室间隔的部分肥厚心肌（莫罗手术），症状大多缓解。其他手术方式有二尖瓣换置术及心尖主动脉管道，但因疗效不确切，且并发症多、在儿科均极少应用。心脏移植是另一治疗手段。

（三）其他

近年成人 HCM 患者有应用永久双腔起搏来降低左心室流出道梗阻，减轻症状，但疗效并不确切。乙醇间隔消融在某些成人 HCM 症状患者可降低左心室流出道压差，但这种实验性的治疗手段在小儿应慎用，因手术瘢痕可成为致心律失常的病理基础，增加猝死的危险。

第五节　心律失常

正常心脏激动起源于窦房结，并按一定的频率、速度及顺序传导到结间传导束、房室结、房室束、左右束支及蒲肯野纤维网而到达心室肌，称窦性心律。如激动的频率、起源或激动传导不正常，都可构成心律失常（cardiac arrhythmia）。

一、期前收缩

（一）概述

期前收缩由心脏异位兴奋灶发放的冲动所引起，为小儿时期最常见的心律失常。根据异位起搏点的部位不同可分为房性、房室交界性及室性期前收缩。期前收缩常见于无器质性心脏病的小儿，可由疲劳、精神紧张、自主神经功能不稳定等引起，也可发生于先天性心脏病、心肌炎。此外，药物及毒物中毒、电解质紊乱、心导管检查等均可引起期前收缩。健康学龄儿童有 1% ~ 2% 有期前收缩。

（二）诊断与鉴别诊断

1. 病史采集　小儿症状较轻，常缺乏主诉。个别年长儿可述心悸、胸闷、胸部不适。既往可有发作病史。

2. 体格检查 扪测脉搏或心脏听诊可检测到期前收缩，期前收缩次数因人而异，同一患儿在不同时间亦可有较大出入。某些患儿于运动后心率增快时期前收缩减少，但也有反而增多者。后者提示可能同时有器质性心脏病存在的可能。

3. 辅助检查

（1）常规检查：

1）常规 12 导联心电图：在发作时检查能确诊。

2）24 小时动态心电图：监测一天内的心律，诊断阳性率及意义较大。

（2）其他检查：

1）窦房结心电图：可进一步明确房性/交界性期前收缩及窦房结功能。

2）二维超声心动图：了解有无心内结构异常或器质性病变。

4. 诊断标准

（1）心脏听诊可听到提前的心搏之后有较长的间隙。

（2）心电图特点：

1）房性期前收缩：①P′波提前，可与前一心动的 T 波重叠，形态与窦性 P 波稍有差异，但方向一致。②P′ - R > 0.10 秒。③期前收缩之后代偿间隙不完全。④P′波之后的 QRS 波群形态与窦性相同，如发生室内差异性传导，则 QRS 波群可呈宽大畸形；P′波之后如无 QRS 波群，称为阻滞性期前收缩。

2）交界性期前收缩：①QRS - T 波提前，形态、时限正常，亦可出现室内差异性传导。②提前的 QRS 波群前或后有逆行 P′波，P′ - R < 0.10 秒，R - P′ < 0.20 秒，P′有时可与 QRS 波群重叠。③代偿间隙不完全。

3）室性期前收缩：①QRS 波群提前，形态异常、宽大，QRS 波群 > 0.10 秒，T 波与主波方向相反。②代偿间隙完全。③有时在同一导联出现形态不一，配对时间不等的室性期前收缩，称为多源性期前收缩。

5. 鉴别诊断 根据室性期前收缩发生的基础，临床上又将室性期前收缩分为功能性期前收缩（良性期前收缩）和病理性期前收缩（器质性期前收缩）两类。

（1）功能性期前收缩：其特点如下。①多为偶发性。②无器质性心脏病，即通过查体和 X 线检查、超声心动图及有关的化验均未发现其他异常。③运动后期前收缩减少或消失，休息或卧床时期前收缩可增加。④心电图除有期前收缩外，无其他异常。⑤期前收缩多起源于右室，QRS 波群呈左束支传导阻滞图形。

（2）病理性期前收缩：其特点如下。①心电图上 QRS 波群形态宽大畸形特别明显，其时限可 > 0.16 秒。②期前收缩频发（≥8 次/分），心电图上在同一导联其形态多变，呈多源性或多形性，多呈二联律、三联律或四联律。③联律间期不等或其短或并行心律性期前收缩。④有时提前出现的 QRS 波群落在 T 波上，此称 R-on-T 现象，可致室性心动过速或心室颤动。⑤期前收缩后常继以 ST 段或 T 波的改变。⑥运动后期前收缩增加。⑦心电图上有 QRS 波群低电压或几种类型的期前收缩同时存在。⑧期前收缩伴 QT 间期延长或 PR 间期改变。⑨期前收缩多起源于左室，QRS 波群呈右束支阻滞图形。⑩通过查体、X 线检查、超声心动图或有关化验检查，多发现有心脏病的基础。应用洋地黄类药物出现期前收缩时，应考虑药物中毒，应予停药。

（三）治疗

1. 一般治疗 生活规律，睡眠充足，避免过累或紧张，停用可疑药物，避免接触毒物。必须针对基本病因治疗原发病。

2. 基本药物治疗

（1）室上性（房性及交界性）期前收缩：大多数发生于无明显其他症状的小儿，一般不须治疗。如果有以下情况则须进行治疗：①器质性心脏病伴室上性期前收缩增多。②虽无器质性心脏病但有较重自觉症状。③室上性期前收缩触发室上性心动过速。治疗可选用以下药物之一：①普罗帕酮（心律平）：用于心功能正常者，每天 8～15mg/kg，分 3 次口服。②β_1 受体阻滞药：适用于活动、情绪激动或窦性心律增加时易发的期前收缩。普萘洛尔（心得安），每天 1mg/kg，分 3 次口服。③上述药物疗效不佳者，可口服地高辛，或地高辛与普萘洛尔联合用药，亦可选用维罗帕米（异搏定）、奎尼丁、胺碘酮等。

（2）室性期前收缩：无明显其他症状、无器质性心脏病者一般不需治疗。如果以下两种情况并存，有可能发生室性心动过速与心室颤动而须用药物治疗：①有器质性心脏病（风湿性心脏病、心肌炎）证据。②出现复杂的室性期前收缩，如多源、成对或起始于 T 波或 U 波上的期前收缩。③期前收缩次数 >10 次/min，有自觉症状。常用药物有普萘洛尔，每天 1mg/kg，分 3 次口服；普罗帕酮每天 8～15mg/kg，分 3 次口服，也可选用美西律（慢心律），每天 10mg/kg，分 3 次口服；胺碘酮每天 10mg/kg，7～10 天后减为每天 5mg/kg；莫雷西嗪（乙吗噻嗪）每次 2～6mg/kg，每 8 小时一次口服。如为洋地黄中毒者，除停用洋地黄外，首选苯妥英钠，每次 3～5mg/kg，每天 3 次口服；并口服氯化钾每天 75～100mg/kg。心脏手术后发生的室性期前收缩也可用苯妥英钠。QT 间期延长综合征发生的室性期前收缩需长期服较大剂量的普萘洛尔，并避免用延长 QT 间期的药物如胺碘酮、奎尼丁。

（四）预后

本病预后取决于原发疾病。有些无器质性心脏病的患儿期前收缩可持续多年，不少患儿期前收缩最终消失，个别患儿可发展为更严重的心律失常，如室性心动过速等。应该指出，小儿时期绝大多数期前收缩预后是良好的。

（五）预防

避免诱发因素，如疲劳、紧张；对可能引起期前收缩的心脏病，如风湿性心脏病、心肌炎要积极治疗和预防，注意电解质紊乱或药物的影响。

二、阵发性室上性心动过速

（一）概述

阵发性室上性心动过速（paroxysmal supraventricular tachycardia）简称室上速，是由心房或房室交界处异位兴奋灶快速释放冲动所产生的快速心律失常。可发生于任何年龄，但初次发作多见于 1 岁以内的婴儿，有反复发作倾向，是对药物反应良好的儿科急症之一，若不及时治疗易致心力衰竭。该心律失常多发生于无器质性心脏病的小儿，可由疲劳、精神紧张、过度换气、呼吸道感染等诱发，但也见于器质性心脏病的患儿，如先天性心脏病、心内膜弹力纤维增生症、预激综合征、病毒性心肌炎、扩张型心肌病、风湿性心瓣膜病等，也见于心脏手术时和手术后及心导管检查等。

（二）诊断与鉴别诊断

1. 病史采集

（1）现病史：询问患儿有无发作性烦躁不安、面色青灰、皮肤湿冷、呼吸增快、脉搏细弱现象。询问在上述发作时有无伴发干咳或呕吐现象。对年长儿询问有无心悸、心前区不适、头晕等症状，并注意询问是否有突然发作和突然停止特点，每次治疗后发作持续时间多久。发作前有无疲劳、精神紧张、过度换气等。

（2）过去史：询问有无先天性心脏病、心内膜弹力纤维增生症、预激综合征、病毒性心肌炎、扩张型心肌病、风湿性心瓣膜病、洋地黄中毒、呼吸道感染、心脏手术、心导管检查等病史。

（3）个人史：询问出生时是否是早产儿，询问自幼是否有喂养困难现象。

（4）家族史：询问直系亲属中有无类似心动过速发作史，有无心脏病史。

2. 体格检查

（1）一般表现：发作时患儿突然表现烦躁不安，面色青灰，口唇发绀，皮肤湿冷、多汗，呼吸增快，脉搏细弱。

（2）心脏检查：室上性心动过速以阵发性、突发突停、心率加速、心律绝对匀齐为特点。心率突然增快在 160~300 次/min，第一心音强度完全一致。每次发作可持续数秒至数天。发作停止时心率突然恢复正常，如发作时间超过 24 小时，可查见肝大等心力衰竭体征。

3. 辅助检查

（1）常规检查：常规 12 导联心电图或 24 小时动态心电图，心电图特点见下述，在室上性心动过速发作间歇期部分患儿可有预激综合征的心电图表现。

（2）其他检查：

1）X 线胸片及二维超声心动图（2 - DE）检查取决于原来有无器质性心脏病变和心力衰竭。透视及 2 - DE 下可见心脏搏动减弱。

2）原发病为病毒性心肌炎、先天性心脏病、心内膜弹力纤维增生症、风湿性心瓣膜病、感染时各有相应的实验室检查表现。

4. 诊断标准

（1）临床表现：心动过速突发突止。发作时患儿突然出现面色苍白、烦躁不安、口唇发绀、呼吸急促；儿童心率 >160 次/min，婴儿心率 >230 次/min，心音强弱一致，心律绝对规则。每次发作时持续数秒、数分或数小时，然后突然终止。

（2）心电图表现：

1）PR 间期绝对匀齐，心室率婴儿 230~325 次/min，儿童 160~220 次/min。

2）QRS 波群形态同窦性，若伴有室内差异性传导则呈右束支阻滞型。

3）P 波常与前一心动的 T 波重叠，无法分辨。若 P 波出现，房性心动过速 PR 间期 > 0.10 秒，交界性心动过速 P 波呈逆行性，P Ⅱ、P Ⅲ、PavF 倒置，PavR 直立，P′R 间期 < 0.10 秒。

4）发作时间较久者可有暂时性 ST - T 波改变，发作终止后仍可持续 1~2 周。

5. 鉴别诊断

（1）窦性心动过速：与室上性心动过速的鉴别见表 3-1。

表 3-1　室上性心动过速与窦性心动过速鉴别

项别	室上性心动过速	窦性心动过速
病史	既往有反复发作史	多由哭闹、发热、运动、缺氧引起
心率	心率快而匀齐，心率多在 200 次/min 左右	心率快，有时有窦性心律不齐，心率 < 160 ~ 180 次/min
刺激迷走神经	可使发作突然终止	仅使心率减慢
心电图	P 波显示不清或形态变异，RR 间期均匀	正常窦性 P 波，RR 间期不均匀

（2）室性心动过速：与室上性心动过速的鉴别见表 3-2。

表 3-2　室上性心动过速与室性心动过速鉴别

项别	室上性心动过速	室性心动过速
病史	常有反复发作，多无器质性心脏病史	较少反复发作，多在严重心脏病的基础上发生
查体	心率快而匀齐，心音强度一致，颈静脉搏动与心率一致	心率多 < 230 次/min，不匀齐，心音不一致，颈静脉搏动与心率不一致
刺激迷走神经	有效	无效
心电图	PR 间期正常，QRS 波群正常 P 波形态异常，发作开始可先有房性或交界性期前收缩	QRS 波群宽大畸形，P 波消失或呈房室分离

（三）治疗

1. 一般治疗

（1）潜水反射法：可提高迷走神经张力。用 4 ~ 5 ℃的湿毛巾敷患儿面部，每次 10 ~ 14 秒，隔 3 ~ 5 分钟可重复再用，一般不超过 3 次，此法适用于新生儿、小婴儿。对年长儿可令其吸气后屏气，再将面部浸入 5 ℃冷水中，未终止者可停数分钟后重复 1 次。

（2）压迫颈动脉窦法：用于年长儿，可提高迷走神经张力。患者仰卧，头略后仰、侧颈。在甲状软骨水平触到右侧颈动脉搏动后，用大拇指向颈椎横突方向压迫，以按摩为主，每次 5 ~ 10 秒，一旦转律，立即停止，如无效，再试压左侧，禁忌两侧同时压迫。

（3）刺激咽部：以压舌板或手指刺激患儿咽部，使之产生恶心、呕吐。

（4）屏气法：用于较大儿童，让患儿深吸气后屏气 10 ~ 20 秒。

2. 药物治疗

（1）洋地黄类药物：平均复律时间 2 小时。用于发作 > 24 小时、病情较重或合并心力衰竭者。禁忌证：①室性心动过速或洋地黄中毒引起的室上性心动过速者。②逆传型房室折返性心动过速。低血钾、心肌炎、伴房室阻滞者慎用。一般采用快速饱和法。毛花苷 C（西地兰）饱和量，< 2 岁者 0.03 ~ 0.04mg/kg，> 2 岁者 0.02 ~ 0.03mg/kg；地高辛饱和量，< 2 岁者 0.05 ~ 0.06mg/kg，> 2 岁者 0.03 ~ 0.05mg/kg，总量不超过 1.5mg/kg。均先以半量静脉注射，余量每 6 ~ 8 小时后分 2 次静脉注射。12 小时内完成饱和量。

（2）普罗帕酮（心律平）：平均复律时间 8 分钟。剂量为每次 1 ~ 1.5mg/kg，溶于 10mL 葡萄糖溶液中，静脉缓慢推注 10 ~ 15 分钟。无效者可于 10 ~ 20 分钟后重复 1 ~ 2 次。有效时可改为口服，剂量每次 5mg/kg，每 6 ~ 8 小时 1 次。有心力衰竭、房室阻滞者禁用。

（3）β₁ 受体阻滞药：可用于预激综合征或自律性室上性心动过速。常用普萘洛尔，小儿静脉注射剂量为每次 0.05 ~ 0.2mg/kg，以 5% 葡萄糖溶液稀释后缓慢静脉注射，时间 5 ~ 10 分钟，可每 6 ~ 8 小时重复一次。重度房室阻滞，伴有哮喘症及心力衰竭者禁用。

（4）维拉帕米（异搏定）：剂量为每次 0.1mg/kg，静脉滴注或缓慢静脉注射，每分钟不超过 1mg，最大量 <3mg。有心力衰竭、低血压、逆传型房室折返性心动过速、新生儿和 3 个月以下的婴儿禁用。

（5）三磷酸腺苷（ATP）：平均复律时间 20 秒。有房室阻滞及窦房结功能不全者慎用。剂量 0.1mg/kg，在 3 ~ 4 秒内快速静脉注射，如无效，3min 后可重复第 2 剂，每次按 0.05 ~ 0.1mg/kg 递增，直至最大量 0.25 ~ 0.3mg/kg。不良反应有面色潮红、恶心呕吐、头痛、窦性心动过缓、房室阻滞等，多持续数秒消失。若心动过缓不消失，可用氨茶碱解救，剂量 5 ~ 6mg/kg，静脉注射。

（6）奎尼丁或普鲁卡因胺：奎尼丁口服剂量开始为每天 30mg/kg，分 4 ~ 5 次，每 2 ~ 3 小时口服 1 次，转律后改用维持量。普鲁卡因胺口服剂量为每天 50mg/kg，分 4 ~ 6 次口服；肌内注射用量为每次 6mg/kg，每 6 小时一次，至心动过速停止或出现中毒反应为止。

（7）胺碘酮：主要用于顽固性病例，尤其是用于普罗帕酮治疗无效者或疗效较差者。1mg/kg，用 5% 葡萄糖溶液稀释后静脉注射，或每分钟 5 ~ 10μg/kg 静脉滴注，注意避光。口服每天 10mg/kg，分 3 次口服，7 天后减量为每天 5mg/kg，分 2 次口服，每周服 5 天，停 2 天。注意甲状腺功能亢进或甲状腺功能减退、心动过缓、低血压等。

3. 其他治疗

对药物疗效不佳者可考虑用同步直流电击复律，或心房调搏治疗。近年来对发作频繁、药物难以满意控制的室上性心动过速、房室旁道折返心动过速采用射频消融术治疗取得成功。

（四）预后

阵发性室上性心动过速属于对药物反应好、可以完全治愈的儿科急症之一，若不及时治疗易致心力衰竭。本病急性发作期，经治疗终止发作，发作终止后口服药物预防复发，对反复发作或并发心力衰竭者，发作终止后可口服地高辛维持量 6 ~ 12 个月。对预激综合征患者奎尼丁或普萘洛尔预防复发的效果较好，可持续用半年至 1 年。部分患儿随年龄增长而自愈。如治疗效果不理想，应注意导致室上性心动过速的原因，改用确切药物治疗。对反复发作患儿而且确诊为房室旁道折返所致，应进行射频消融术治疗。经射频消融术治疗后随访 3 年无复发且无器质性心脏病者为治愈。

（五）预防

避免诱发因素，如疲劳、精神紧张、过度换气、呼吸道感染等，对可能引起发作的器质性心脏病如先天性心脏病、预激综合征、病毒性心肌炎、风湿性心瓣膜病等，应积极治疗，对心脏手术时和手术后、心导管检查中可能引起的发作也应积极处理。

三、阵发性室性心动过速

（一）概述

阵发性室性心动过速（paroxysmal ventricular tachycardia）简称室速，是由心室异位兴奋灶快速释放冲动所产生的以连续发生 3 个或 3 个以上的室性期前收缩为特征的快速心律失常。室速可导致严重的心排血量不足，也可为心室颤动的前奏。多发生于器质性心脏病如心肌炎、扩张型心肌病、先天性心脏病、心肌浦肯野细胞瘤等，也见于心脏手术、心导管检查、药物中毒、抗心律失常药的作用、酸中毒、感染、缺氧、电解质紊乱等患儿，小儿时期较少见。

（二）诊断与鉴别诊断

1. 病史采集

（1）现病史：询问患儿在发作前有无诱因，如有无感染、缺氧及电解质紊乱等。询问患儿发作时有无烦躁不安、面色苍白、呼吸急促等。对年长儿询问有无心悸、心前区痛、胸闷，有无晕厥、休克及心力衰竭等表现。

（2）过去史：有无心肌炎、先天性心脏病、扩张型心肌病、心肌浦肯野细胞瘤病史，有无接受心脏手术、心导管检查病史。有无接受抗心律失常药治疗。

（3）个人史：询问患儿出生时及生长发育时有无心率过快或过慢现象。

（4）家族史：询问患儿父母及其他亲属中有无类似发作史，有无心脏病史。

2. 体格检查

（1）一般表现：注意患儿有无面色苍白、气促、烦躁不安等情况。注意有无原发病的表现。

（2）心脏检查：听诊时注意在患儿体温正常及安静时心率是否增快，常 >150 次/min，节律整齐或稍有不齐，心音可有强弱不等。对发作持续 24 小时以上者注意有无肝脏肿大等心力衰竭体征。

3. 辅助检查

（1）常规检查：常规 12 导联心电图或 24 小时动态心电图，心电图特点见下述。

（2）其他检查：

1）X 线胸片及二维超声心动图：（2 – DE）检查取决于原来有无器质性心脏病变和心力衰竭。透视及 2 – DE 下可见心脏搏动减弱。

2）原发病为病毒性心肌炎、先天性心脏病、扩张型心肌病、酸中毒、感染、缺氧、电解质紊乱时各有相应的实验室检查表现。

4. 诊断标准

（1）临床表现：起病快，在原有心脏病的基础上突然烦躁、心悸、气促、胸闷、头晕，严重者可引起心力衰竭、心源性脑缺血综合征（阿—斯综合征），甚至猝死。心率 150～250 次/min，婴儿可达 300 次/min，稍有心律不齐，第一心音强弱不等。

（2）心电图表现：

1）QRS 波群畸形宽大，时间 >0.10 秒，T 波与 QRS 波群主波方向相反。

2）心室率 150～250 次/min，RR 间期略不齐。

3）P 波频率较 QRS 波群为慢，P 波与 QRS 波群之间无固定关系。

4）可出现心室夺获及室性融合波。

5. 鉴别诊断

（1）室上性心动过速伴室内差异性传导：常发生于无明显器质性心脏病患儿，一般情况相对较好，有反复发作史，刺激迷走神经可终止发作。心电图 T 波中可发现 P 波，QRS 波群呈右束支阻滞型，RR 匀齐，心率多 >200 次/min。

（2）非阵发性室性心动过速：心室率为 100 次/min 左右，心室率与窦性心律相近或稍快，无症状。

（三）治疗

1. 一般治疗 立即卧床休息，吸氧。针对病因治疗原发病。

2. 药物治疗 注意分析室速病因，选用恰当药物治疗，以免发展为心室颤动，如治疗后仍有反复发作者可在治疗原发病同时试用射频消融治疗。

（1）利多卡因：为首选药物，用于无血流动力学障碍者。剂量为 1mg/kg 静脉滴注或缓慢静脉注射。必要时可每 10～15 分钟重复，总量不超过 5mg/kg。控制心动过速后，以每分钟 20～50μg/kg 静脉滴注。该药剂量过大能引起惊厥、传导阻滞等毒性反应，少数患者对此药有过敏现象。

（2）美西律（慢心律）：1～2mg/kg 加入 5% 葡萄糖溶液 20mL 静脉注射。必要时 20 分钟后重复使用，不超过 3 次。见效后改为每分钟 5～10μg/kg 静脉滴注或口服。对心肌疾病及心功能不全者亦较安全。有严重心动过缓及传导阻滞者禁用。

（3）苯妥英钠：3～5mg/kg 溶于生理盐水 20mL 缓慢静脉注射，一次量不宜超过 150mg。有效后改为口服。对洋地黄中毒引起的室性心律失常治疗效果较佳。该药为强碱性，不可溢出静脉外。

（4）普罗帕酮：1～1.5mg/kg 溶于 5% 葡萄糖溶液 20mL 静脉注射，数分钟起作用，必要时 20 分钟可再用。有效后改口服。有心功能不全者联合应用地高辛。

（5）普萘洛尔：0.1～0.15mg/kg 加入 5% 葡萄糖溶液 10～20mL，于 10 分钟缓慢静脉注射，一次量不超过 3mg。注射后 2～5 分钟起作用，必要时 6～8 小时可重复注射。有效后改为口服。此药对 QT 间期延长综合征及二尖瓣脱垂引起的室性心律失常治疗效果好。

（6）异丙肾上腺素：0.5～1mg 溶于 5% 葡萄糖溶液 200mL 静脉滴注，每分钟 0.1～0.25μg/kg，用于 QT 间期延期综合征并发的尖端扭转型室性心动过速。

（7）胺碘酮：2.5～5mg/kg 加入 5% 葡萄糖溶液 20mL 静脉注射。可重复 2～3 次。

3. 其他治疗

（1）同步直流电击复律：对急性重症病例、有血流动力学障碍者、药物治疗无效者可应用同步直流电击复律。禁用于洋地黄中毒者。术前静脉注射地西泮（安定）0.2～0.5mg/kg，或氯胺酮 0.7～1.0mg/kg，再用利多卡因 1mg/kg 静脉滴注。开始放电，电能量 2J/kg，无效时隔 20～30 分钟重复电击，不宜超过 3 次。个别患儿采用射频消融治疗获得痊愈。

（2）手术治疗：心肌浦肯野细胞瘤须手术切除。

（四）预后

本病的预后比室上性心动过速严重，同时有心脏病存在者病死率可达 50% 以上，原先无心脏病者可发展为心室颤动，甚至死亡。所以必须及时诊断，予以适当处理。对重症病例首选同步直流电复律。药物治疗首选利多卡因。室性心动过速经治疗消失后，如随访 3 年无复发且无器质性心脏病者为治愈。肥厚型心肌病者可服用普萘洛尔或维拉帕米（异搏定）预防复发。心肌炎、扩张型心肌病及缺血性心肌病可口服普罗帕酮、莫雷西嗪、胺碘酮、美西律预防复发。先天性心脏病者可口服苯妥英钠、胺碘酮预防复发。

（五）预防

对可能引起发作的器质性心脏病如心肌炎、扩张型心肌病、先天性心脏病、心肌浦肯野细胞瘤等，应积极治疗，对心脏手术时和手术后、心导管检查中可能引起的发作也应积极处理。

四、房室阻滞

（一）概述

房室阻滞（atrioventricular conduction block）是由于房室传导系统某部位的不应期异常延长，致使激动传导延缓或部分甚至全部不能下传所发生的缓慢性心律失常。按其阻滞程度不同，在心电图上分三度。第Ⅰ度：全部激动能下传到心室，但速度减慢；第Ⅱ度：部分激动不能下传到心室；第Ⅲ度，全部激动不能达到心室，又称完全性房室阻滞。常见的病因如下。①药物作用：以洋地黄作用最为常见，过量的奎尼丁或普鲁卡因胺也可产生Ⅰ度或Ⅱ度阻滞。②各种感染：以风湿性心脏炎最为常见。病毒性或原因不明的心肌炎、急性感染也可引起房室阻滞。③先天性心脏病：房间隔或室间隔缺损最常见。④原因不明的心肌病，特别是扩张型心肌病。⑤其他：迷走神经张力过高、心脏手术对传导系统的创伤，先天性完全性房室阻滞可见于母亲患系统性红斑狼疮的婴儿。

（二）诊断与鉴别诊断

1. 病史采集

（1）现病史：询问患儿有无乏力、气短、胸闷、心悸、眩晕和晕厥，甚至发生阿—斯综合征现象，可突然意识丧失、抽搐。询问婴儿有无嗜睡、拒奶、无力。询问有无发热、关节疼痛、环形红斑、舞蹈病等风湿热表现及病毒性心肌炎表现。询问是否在服用强心药或某些抗心律失常药。

（2）过去史：询问自幼患儿体质如何，有无先天性心脏病、风湿性心肌炎、心肌炎、心肌病、心内膜弹力纤维增生症、低血钙、酸中毒、白喉病史。是否接受过心脏手术。

（3）个人史：询问患儿有无按时接受预防接种。

（4）家族史：询问家属中有无类似患者。询问母亲在妊娠早期有无先兆流产、感染、接触放射线等病史。母亲有无系统性红斑狼疮或其他自身免疫性疾病病史。

2. 体格检查

（1）一般表现：注意有无意识改变、血压改变，有无心力衰竭表现如肝大、水肿等。

（2）心脏检查：注意有无心界扩大。注意有无第一心音低钝、强弱不齐，有无第三或第四心音，有无心律不齐、搏动脱漏。心底部是否有喷射性收缩期杂音。先天性完全性房室阻滞者生后心率缓慢，有时心房与心室同时收缩使第一心音增强呈"大炮音"，心脏多无畸形。

3. 辅助检查

（1）常规检查：常规 12 导联心电图或 24 小时动态心电图，心电图特点见下述。

（2）其他检查：

1）X 线胸片及二维超声心动图（2－DE）检查取决于原来有无器质性心脏病变和心力衰竭。

2）可有原发病的表现如血沉增快、ASO 或心肌酶谱升高等。

4. 诊断标准

（1）临床表现：

1）Ⅰ度房室阻滞：多无自觉症状，仅第一心音较低钝。

2）Ⅱ度房室阻滞：亦可无症状，有时有头昏、乏力、心悸，剧烈运动时可由Ⅱ度转为Ⅲ度房室阻滞而引起心源性脑缺血综合征。

3）Ⅲ度房室阻滞：有头昏、乏力、心悸、气急，亦可无症状，剧烈运动诱发心源性脑缺血综合征时，有休克表现。心率慢而规则，心率多在 40 次/min 左右，第一心音强弱不一，有时可闻及第三心音或第四心音。大部分患儿在心底部可听到Ⅰ～Ⅱ级喷射性杂音。

（2）心电图表现：

1）Ⅰ度房室阻滞：PR 间期延长超过正常最高值，小儿 > 0.18 秒，成人 > 0.20 秒。每个 P 波后面均有 QRS 波群。

2）Ⅱ度房室阻滞：①Ⅱ度一型（莫氏一型，又称文氏现象）。PR 间期逐渐延长，RR 间期逐渐缩短，直至发生 1 次心室漏搏。脱漏前后两个 R 波距离小于最短 RR 间期的 2 倍。②Ⅱ度二型（莫氏二型）：PR 间期正常或延长而固定，P 波规律出现，部分 P 波后无 QRS 波群，房室阻滞的比例为 2:1 或 3:1。脱漏前后两个 R 波距离为 RR 间期的简单倍数。

3）Ⅲ度房室阻滞：P 波与 QRS 波群之间无固定关系，PP 间隔与 RR 间隔各有其固定的规律，心房率比心室率快，心室心律为交界性或心室自身节律。

5. 鉴别诊断

（1）迷走神经张力过高：小儿无任何自觉症状，一般在静卧后、按压颈动脉或眼球后 PR 间期延长，但在直立或运动后 PR 间期常缩短至正常。

（2）Ⅱ度窦房阻滞：Ⅱ度房室阻滞中，心室漏搏中无 QRS 波群但仍有 P 波，Ⅱ度窦房阻滞的漏搏中无 QRS 波群也无 P 波。

（三）治疗

1. 一般治疗　对病因明确者应积极治疗病因。根据原发病及临床症状给予对症处理。

2. 药物治疗

（1）Ⅰ度和Ⅱ度一型房室阻滞：无须特殊治疗。

（2）Ⅱ度二型房室阻滞：心动过缓者（< 60 次/min）可试用阿托品，每次 0.01～0.03mg/kg，每天 3～4 次口服或皮下注射。也可用山莨菪碱，或小剂量异丙肾上腺素5～10mg，每天 2～3 次，舌下含化。如症状明显或发生阿—斯综合征，可静脉滴注异丙肾上腺素，每分钟 0.1～0.25μg/kg，同时吸氧、纠正酸中毒。

（3）Ⅲ度房室阻滞：先天性无症状者，一般不需使用药物治疗，但应跟踪随访，每年复查动态心电图。发生阿—斯综合征或心力衰竭可静脉滴注异丙肾上腺素、吸氧、纠正酸中毒。后天性如重症心肌炎患儿，应使用糖皮质激素、异丙肾上腺素、阿托品等药物，如效果仍不佳时应装临时起搏器，直至炎症被控制、阻滞减轻或消失后停用。

3. 其他治疗 安置人工起搏器适应证如下：①阿—斯综合征或心力衰竭。②伴频发或多源性室性期前收缩或室性心动过速。③房室阻滞在房室束以下，QRS 波群畸形宽大。④中度或重度活动受限。⑤婴儿心室率持续 <55 次/min，1 岁以上低于 40 次/min；合并先天性心脏病者 <60 次/min。⑥急性心肌炎或心内手术后发生严重完全性房室阻滞。⑦新生儿期伴有呼吸窘迫综合征。可先装临时起搏器，如 2 周内仍未恢复，则安置永久起搏器。

（四）预后

本病预后不一，非手术引起的获得性者，可能完全恢复，手术引起者预后较差。先天性Ⅲ度房室阻滞，尤其是不伴有其他先天性心脏病者预后较好；Ⅰ、Ⅱ度房室阻滞经治疗去除病因及诱发因素，心室率正常，无低心排血量症状或心源性脑缺氧综合征，心电图正常，随访 3 年无复发且无器质性心脏病者为治愈。

（五）预防

对可能引起发作的器质性心脏病、感染以及药物影响，应积极监测和治疗，对心脏手术时应尽量减少对房室传导区的创伤。

第六节 心力衰竭

心力衰竭（heart failure）是指心脏工作能力（心肌收缩或舒张功能）下降使心排血量绝对或相对不足，不能满足全身组织代谢需要，出现肺循环和/或体循环淤血的病理生理状态。《成人慢性心力衰竭诊断和治疗指南》（2005 年，ACC/AHA）中定义心力衰竭为由于心脏器质性或功能性疾病损害心室充盈和射血能力而引起的临床综合征。由于并非所有患者在就诊时即有容量负荷过重，因此，主张使用"心力衰竭"这一术语替代旧的术语"充血性心力衰竭"。心力衰竭是小儿时期危重症之一，特别是急性心力衰竭，起病急，进展快，如不早期诊断及处理，则严重威胁小儿的生命。

一、病因

引起小儿心力衰竭的病因很多，根据血流动力学及病理生理改变可大致分为以下几种。①心肌收缩功能障碍（心肌衰竭）包括各种原因所致的心肌炎、扩张性心肌病等。②心室前负荷过重（容量负荷过重）包括左向右分流型先天性心脏病、瓣膜反流性疾病、输液过多过快等。③心室后负荷过重（压力负荷过重）左室压力负荷过重见于高血压、主动脉瓣狭窄、主动脉缩窄等；右心室压力负荷过重见于肺动脉高压、肺动脉瓣狭窄等。④心室充盈障碍包括缩窄性心包炎、限制型心肌病或肥厚型心肌病等。

另外，支气管肺炎、贫血、营养不良、电解质紊乱和缺氧等都是儿童心力衰竭发生的诱因。

二、发病机制

心力衰竭的发病机制比较复杂，不同原因所致的心力衰竭以及心力衰竭发展的不同阶段其机制都有所不同,但其基本机制多为心肌收缩和心肌舒张功能障碍。心力衰竭时由于心排血量下降,组织氧供不足,机体动用各种储备力量进行代偿。这些代偿机制初始对机体是有益的,使心功能维持在正常水平,但是长期维持最终发生失代偿,并且代偿机制也有负性效应,最终发生心力衰竭。心力衰竭的发生不仅由于血流动力学的障碍,同时还有神经体液因素的参与,并且心肌重构在其发生中起重要作用。

1. 血流动力学机制 心排血量主要根据以下因素进行控制和调节:前负荷,后负荷,心肌收缩力,心率。

(1) 前负荷:按照 Frank-Starling 定律,心脏前负荷的增加使回心血量增加,心室舒张末期容积增加,心肌纤维拉长,从而增加心肌收缩力和心排血量。若容量过度增加,心肌牵张超过一定的长度,心排血量反而下降。

(2) 后负荷:心脏后负荷的增加常以心肌肥厚作为主要的代偿机制,使心排血量在相当长时间内维持正常。随着疾病发展,心肌细胞结构和功能进一步破坏,使心功能下降,心力衰竭随之发生。

2. 神经内分泌体液机制 心力衰竭时,体内出现一系列的神经内分泌和体液因子的变化进行代偿。神经内分泌的长期慢性激活促进心肌重构,加重心肌损伤和心功能恶化,又进一步激活神经内分泌系统和细胞因子等形成恶性循环。

(1) 交感肾上腺素能系统:心力衰竭时,交感神经兴奋性增高,大量去甲肾上腺素和肾上腺素释放入血,血中儿茶酚胺水平增高,借以增强心肌收缩力、加快心率、收缩外周血管和维持血压起代偿作用。但这种交感神经兴奋增高及儿茶酚胺持续增高对机体是有害的。①直接心肌毒性作用。②心肌细胞 β 肾上腺素能受体密度下调(重度心力衰竭可减少50%)和 β 肾上腺素能受体对 β 肾上腺素能受体激动药的反应性明显降低,降低心肌收缩力。③交感神经兴奋并刺激肾素-血管紧张素-醛固酮系统(rennin angiotensin aldosterone system,RAAS),导致外周血管阻力增高,水钠潴留,心肌氧耗加大。④损害舒张功能。

(2) 肾素-血管紧张素-醛固酮系统:心力衰竭时 RAAS 激活,血中肾素、血管紧张素Ⅰ、Ⅱ及醛固酮水平均明显增高,导致外周血管阻力增加、水钠潴留及血容量增加,前后负荷增加,对心力衰竭起代偿作用。同时,血管紧张素Ⅱ及醛固酮的分泌增加,使心脏、血管平滑肌细胞和内皮细胞发生了一系列改变,结构发生重构,促进心力衰竭恶化。近年来通过生物化学分子生物学技术的发展,发现在肾外组织尤其是脑和心血管系统,还存在局部组织的 RAAS。心力衰竭时心脏局部组织 RAAS 活性增高,通过细胞自分泌、旁分泌产生的血管紧张素Ⅱ也参与心肌收缩性及血管收缩性的调节,并有促生长作用引起心室肥厚及血管平滑肌生长(心室和血管重构)。

(3) 利钠肽类:对心力衰竭发病机制中神经内分泌变化,也注意到具有血管扩张、利尿和排钠作用的心脏保护因子,如利钠肽类、前列腺素、血管内皮舒张因子和肾上腺髓质素等。已证实有3种利钠肽,即心房利钠肽、脑利钠肽(brain natriuretic peptide,BNP)和 C-利钠肽。BNP 具有利尿、排钠和扩张血管的作用,并且有抑制肾素、醛固酮和交感神经系统作用。心力衰竭时,由于心室扩张、容量负荷过重导致心室壁应力增加,刺激心室肌细胞合成和分泌 BNP,其增高程度与心力衰竭严重程度呈正相关。因此,血浆 BNP 水平可作为评定心力衰竭进程和判断预后的指标。

(4) 其他:研究表明许多炎症细胞因子参与了心力衰竭的发生和发展,如肿瘤坏死因子、白细胞介素、单核细胞趋化蛋白等。此外，内皮素、血管加压素和生长激素等多种血管活性物质可能参与了心力衰竭的发生。

3. 心肌重构　心肌重构是由于一系列复杂的分子和细胞机制导致心肌结构、功能和表型的变化，包括心肌细胞肥大、凋亡，胚胎基因和蛋白的再表达，心肌细胞外基质的量和组成的变化等。在初始的心肌损伤以后，有各种不同的继发性介导因素直接或间接作用于心肌而促进心室重构，形成恶性循环，心力衰竭进行性恶化。

三、临床表现

年长患儿心力衰竭的临床表现与成年人相似，而婴幼儿时期则不完全相同。其特点分述如下。

（一）年长患儿心力衰竭

1. 心肌功能障碍的表现

（1）心脏扩大：由于心肌收缩功能减低，导致心室腔扩张或肥厚。但急性心肌炎、快速性心律失常、肺静脉阻塞等的早期心功能减低时，心脏扩大常不明显。

（2）心动过速：心力衰竭时由于心排血量绝对或相对减少，通过反射引起交感神经兴奋及迷走神经抑制，引起代偿性心率增快。

（3）心音改变：心音低钝，重者常出现奔马律，舒张期奔马律常为心力衰竭的重要体征。

（4）可见脉压小，少部分患儿可出现交替脉，四肢末端发凉。

2. 肺淤血的表现

（1）呼吸急促：呼吸频率增快（间质性肺水肿所致），如心力衰竭进展导致肺泡和支气管水肿，则呼吸频率更加增快，重者可有呼吸困难与发绀。

（2）肺部啰音：肺泡水肿可出现湿啰音。支气管黏膜水肿或肺动脉和左心房扩大（尤其是左向右大分流量型先天性心脏病）压迫支气管可出现哮鸣音。

（3）咳泡沫血痰：肺泡和支气管黏膜淤血所致。

3. 体循环淤血的表现

（1）肝增大：肝由于淤血肿大伴触痛。肝大小常表示容量负荷过重的程度。

（2）颈静脉怒张：可见颈外静脉膨胀（半坐位）。压迫肿大肝时，颈静脉充盈更明显（肝颈静脉回流征阳性）。

（3）水肿。

（二）婴幼儿心力衰竭

婴幼儿心力衰竭最显著的临床表现是呼吸急促，尤其是在哺乳时更加明显。喂养困难，多表现为食量减少及进食时间延长，但哺喂困难缺乏特异性。常伴有显著多汗（可能与交感神经兴奋有关），体重增长缓慢。正常婴幼儿的肝虽可于肋下可触到 $1\sim2cm$，但如肿大超过此范围，尤其是短期内改变，更有临床意义。婴幼儿容量血管床相对较大，极少表现周围性水肿，婴儿眼睑轻度水肿较常见。婴幼儿心力衰竭少见咳泡沫血痰。婴儿由于颈部较短，皮下脂肪较丰满，颈静脉怒张常不明显。

四、辅助检查

(一) X 线检查

心脏扩大，可见心搏动减弱（透视下），肺淤血（上叶肺静脉扩张，肺纹理增多、模糊，肺野透光度降低，肺门阴影增宽模糊）或肺水肿（以肺门为中心的对称性分布的大片状阴影）表现。

(二) 超声心动图

超声心动图测定心功能和血流动力学监测是非创伤技术，它具有无创、操作简单、可重复性等优点。

1. 射血分数（ejection fraction，EF）　为心脏每搏量与左心室舒张末期容量之比，即左心室舒张期末容量与左心室收缩期末容量之差，除以左心室舒张期末容量。是反映左心室泵血功能敏感的指标，是应用最广泛的左心室收缩功能指标之一。EF 正常值为 56% ~78%。按照美国超声心动图学会制定的指南，以二维超声心动图检测的 EF <55% 为不正常，中度及重度异常分别为44% 及30%。

2. 短轴缩短率（fractional short，FS）　为左心室收缩时缩短的百分率，即左室舒张期末内径与左室收缩期末内径之差，除以左室舒张期末内径。其意义与 EF 相同。左心室收缩不完全同步或对称、室壁增厚、运动差异、室隔平坦均可影响 FS 的检测。FS 正常值为28% ~38%，心力衰竭时 FS 降低（<25%）。

3. 心肌做功指数　又称 Tei 指数，是用于评价心室整体功能（收缩功能和舒张功能）的指标。多采用脉冲多普勒检测血流的方法，亦可应用 TDI 技术测定 Tei 指数。测量方法简便、重复性强，且不受心率、心室几何形态和压力影响。根据脉冲多普勒二尖瓣口血流图和左心室流出道血流图计算 Tei 指数。按照下列公式计算，Tei 指数 =（ICT + IRT）/ET。其中 ICT 为等容积收缩时间，IRT（IVRT）为等容舒张时间，ET 为射血时间。Tei 指数从出生至 3 岁之间有所下降，但 3 岁以后至成人阶段保持相对稳定。心力衰竭患者 Tei 指数明显延长。

4. 脉冲多普勒超声心动图　测定心室舒张功能，正常的二尖瓣、三尖瓣流速曲线呈正向双峰。第 1 峰较高，出现在心室快速充盈期，称 E 峰。第 2 峰较低，出现在心房收缩期，称 A 峰。E 波的峰值流速，舒张功能异常者常有 E 峰减低。A 波的峰值流速，舒张功能异常者 A 峰增高。E 峰/A 峰的血流速度的比值，是敏感反映心室舒张功能的指标，舒张功能异常者 E/A 减低。二尖瓣血流 E 波减速时间（DT）正常值为（193 ±23）毫秒。舒张功能异常 DT 延长，可用于评价快速充盈率。

5. 组织多普勒显像（tissue Doppler imaging，TDI）　是采用特殊滤波装置将高频率和低振幅的血流信号删除而保留低频率和高振幅的室壁运动信号，并以色彩、频谱或曲线选择性地显示室壁运动的频率或振幅信息的显像技术。TDI 可反映心肌局部收缩和舒张功能。

(三) 有创性血流动力学测定

目前主要采用 Swan-Ganz 气囊漂浮导管和温度稀释法。气囊漂浮导管可进行心脏血管内压力（肺动脉压力，肺动脉楔压）测定，结合热稀释法测每分钟心排血量，并计算出血流动力学参数。①每搏输出量和心排血指数：每搏输出量即心脏在单位时间内泵出的血量，因为每搏量受体表面积影响大，故以单位体表面积的每搏输出量即心排血指数来估价心排血功能更为正确。②外周血管阻力和肺血管阻力：可代表左、右心室后负荷，小儿患者常按体表面积计算，即外周血管阻力指数及肺血管阻力指数。③心室每搏做功指数：可反映心室的容量和压力做功。心肌收缩性能是决定心排血量的重要因素。左、右心室每搏做功指数是衡量心室收缩性能的指标。

一般来讲，肺小动脉楔压反映左心前负荷，肺动脉楔压增高（正常值为 2～14mmHg），提示肺淤血或肺水肿。而中心静脉压反映右心前负荷。

（四）脑利钠肽

脑利钠肽（BNP）是心肌分泌的重要肽类激素，心力衰竭时由于室壁应力增加，导致其分泌和释放增加。BNP 循环水平升高与心室容量负荷过重、心室功能和血流动力学密切相关。心力衰竭时，患者循环中 BNP 水平升高，并与心力衰竭的严重程度呈正相关，可作为辅助诊断心力衰竭的客观生化标记物。BNP 水平有助于心力衰竭病情轻重程度和心功能的判断以及心力衰竭治疗的监测。BNP 和 NT-pro BNP 两者以 1:1 比例存在，故均可作为诊断标记物。NT-pro BNP 具有更高的血浆浓度稳定性（半衰期为 60～120 分钟，生理活性相对稳定，－70 ℃冻存活性可保存数月；BNP 半衰期为 20 分钟）。美国 FDA 已批准检测血浆 BNP 作为辅助诊断心力衰竭的方法。欧洲心力衰竭指南（2001 年）建议以血浆 BNP 的检测作为筛选诊断心力衰竭的指标，以鉴别心源性和非心源性呼吸急促。

五、诊断

（一）心力衰竭诊断

心力衰竭的诊断是综合病因、病史、症状、体征及客观检查而做出的。首先应有明确的器质性心脏病的诊断或具有引起心力衰竭的病因，其次心力衰竭的症状和体征是诊断心力衰竭的重要依据（参见临床表现）。

（二）心力衰竭类型的判断

1. 急性心力衰竭和慢性心力衰竭

依据心力衰竭发生速度、发展过程及机体是否具有充分时间发挥其代偿机制，将心力衰竭分为急性和慢性。

（1）急性心力衰竭：是由于突然发生心脏结构或功能异常，导致短期内心排血量明显下降，器官灌注不良和静脉急性淤血。急性心力衰竭可表现为急性肺水肿或心源性休克。见于心脏手术后低心排血量综合征、暴发性心肌炎和川崎病合并心肌梗死。

（2）慢性心力衰竭：是逐渐发生的心脏结构和功能异常或急性心力衰竭渐变所致。一般均有代偿性心脏扩大或肥厚及其他代偿机制参与，心室重构是其特征。稳定的慢性心力衰竭患儿在多种因素作用下（如感染、心律失常、中断治疗等）可促发突然出现急性加重表现，又称慢性心力衰竭急性失代偿期（急性发作）。

2. 左心衰竭、右心衰竭和全心力衰竭

（1）左心衰竭：指左心室代偿功能不全引起，临床上以肺循环淤血及心排血量降低表现为主。

（2）右心衰竭：指右心室代偿功能不全引起，临床上以体循环淤血表现为主。单纯右心衰竭主要见于肺源性心脏病、肺动脉瓣狭窄及肺动脉高压等。

（3）全心力衰竭：左、右心室同时受累，左心衰竭与右心衰竭同时出现；或者左心衰竭后肺动脉压力增高，使右心负荷加重，经长期后右心衰竭相继出现。

3. 收缩性心力衰竭和舒张性心力衰竭

（1）收缩性心力衰竭：是由于心室收缩功能障碍导致心脏泵血功能低下并有静脉淤血的表现。临床特点为左心室扩大、左心室收缩期末容量增大和射血分数降低（LVEF≤40%）。

（2）舒张性心力衰竭：是由于心室舒张期松弛和充盈障碍导致心室接受血液能力受损，表现为左心室充盈压增高并有静脉淤血的表现。临床通常采用多普勒超声心动图记录的二尖瓣和肺静脉血流频谱估测左室舒张功能。

4. 低心排血量型心力衰竭和高心排血量型心力衰竭

（1）低心排血量型心力衰竭：指心排血量降低，有外周循环异常的临床表现，如外周血管收缩、发冷、苍白等。

（2）高心排血量型心力衰竭：由于容量负荷过重导致的心力衰竭，心排血量正常或高于正常。主要见于左向右分流型先心病、急性肾小球肾炎的循环充血、甲状腺功能亢进、严重贫血、脚气病、体动—静脉瘘等。

（三）心力衰竭临床状况评估

纽约心脏病学会（NYHA）提出一项小儿心脏病患者心功能分级方案来评价心力衰竭的程度，主要根据患者自觉的活动能力分为4级。Ⅰ级：体力活动不受限制。学龄期儿童能够参加体育课并且能和同龄儿童一样参加活动。Ⅱ级：体力活动轻度受限。休息时无任何不适，但一般活动可引起疲乏、心悸或呼吸困难。学龄期儿童能够参加体育课，但是能参加的活动量比同龄儿童小。可能存在继发性生长障碍。Ⅲ级：体力活动明显受限。少于平时一般活动即可引起症状，如步行15分钟，就可感到疲乏、心悸或呼吸困难。学龄期儿童不能参加体育，存在继发性生长障碍。Ⅳ级：不能从事任何体力活动，休息时亦有心力衰竭症状、并在活动后加重。存在继发性生长障碍。以上的心功能分级适用于儿童。

婴儿可按罗斯（Ross）等提出的心力衰竭分级，见表3-3。

表3-3 婴儿心力衰竭罗斯分级评分法

项目	评分		
	2	0	1
喂养情况			
奶量（mL/次）	>100	60~100	<60
时间（mL/次）	<40	>40	—
体格检查			
呼吸频率（次/min）	<50	50~60	>60
心率（次/min）	<160	160~170	>170
呼吸型	正常	异常	

项目	评分		
	2	0	1
外周灌注	正常	减少	—
S₃ 或舒张期隆隆样杂音	无	存在	—
肝肋下缘（cm）	<2	2～3	>3

注：S₃：第三心音；舒张期隆隆样杂音示左向右分流型先心病婴儿提示分流量大，肺动脉血流量显著增加；0～2分心力衰竭；3～6分轻度心力衰竭；7～9分中度心力衰竭；10～12分重度心力衰竭。

六、治疗

急性心力衰竭以循环重建和挽救生命为目的。慢性心力衰竭的治疗目标为改善症状，提高运动耐量，改善生活质量，降低病死率。目前慢性心力衰竭的治疗已从过去短期应用改善血流动力学药物（如利尿药、正性肌力药和血管扩张药）的治疗转为长期应用神经内分泌拮抗药（如血管紧张素转化酶抑制药和 β 受体阻滞药）修复性的治疗策略，以改善衰竭心脏的功能。

（一）病因治疗

急性风湿热需用抗风湿药物，如肾上腺皮质激素、阿司匹林等。先天性心脏病需介入或手术矫治，内科抗心力衰竭治疗往往是术前准备，术后也需继续治疗一个时期。如心力衰竭由重度贫血、甲状腺功能亢进以及病毒性心肌炎引起，需及时治疗原发疾病。

积极防治心力衰竭的诱发因素，如控制感染和心律失常，纠正水、电解质酸碱平衡失调。

（二）一般治疗

1. 休息和镇静　休息可减轻心脏负荷。应尽量避免患儿烦躁，必要时适当应用镇静药。
2. 限盐限水　控制钠盐摄入，限制液体入量，一般控制在 60～80mL/kg。
3. 吸氧　对于呼吸急促和发绀的患儿及时给予吸氧。

（三）药物治疗

1. 正性肌力药物

（1）洋地黄类药物：洋地黄（digitalis）作用于心肌细胞膜上的 $Na^+ - K^+ - ATP$ 酶抑制其活性，使细胞内 Na^+ 浓度升高，通过 $Na^+ - Ca^{2+}$ 交换使细胞内 Ca^{2+} 升高，增强心肌收缩。除正性肌力作用外，洋地黄还具有负性传导作用（减慢房室结传导）及负性频率作用。此外，心力衰竭时，洋地黄可改善压力感受器的敏感性和功能，直接抑制过度的神经内分泌活性（主要是交感活性）。

洋地黄对左心瓣膜反流、心内膜弹性纤维增生症、扩张性心肌病和某些先天性心脏病等所致的充血性心力衰竭均有益。迄今为止洋地黄类药物仍是儿科临床上应用广泛的强心药物之一。

强心苷的治疗量与正性肌力作用呈线性关系，即小剂量有小作用，随剂量递增正性肌力作用亦见加强，直到出现中毒为止。儿科最常应用的洋地黄制剂为地高辛，可口服和静脉注射。地高辛的负荷量为 $0.03 \sim 0.04mg/kg$，首次给总量的 $1/2$，余量分 2 次，隔 $6 \sim 8$ 小时给予。负荷后 12 小时给维持量，每天维持量为负荷量的 $1/5$，分 2 次给予，疗程据病情而定。心肌炎和心肌病的患儿对洋地黄耐受性差，一般在常规剂量的基础上减 $1/3 \sim 1/2$。

在用药过程中注意心率和心律的变化，如出现心律失常要考虑洋地黄中毒的可能，常见的心律失常类型包括室性期前收缩、房室阻滞和阵发性心动过速等。此外，洋地黄中毒常常还有胃肠道和神经系统的症状。洋地黄中毒时应立即停用洋地黄和利尿药，同时补充钾盐，并针对心律失常进行治疗。

（2）非洋地黄类正性肌力药：通过增加心肌细胞内环磷酸腺苷含量等机制，增加细胞 Ca^{2+} 浓度或通过增加心肌肌钙蛋白对 Ca^{2+} 的敏感性发挥正性肌力作用。

常用药物包括以下两种：

1）β 肾上腺素能受体激动药：主要药物有多巴胺和多巴酚丁胺，多用于紧急情况的急性心力衰竭，危重难治性心力衰竭和心源性休克患儿。联合应用常取得较好疗效。但是只能通过静脉滴注用药，并具有正性变速作用及致心律失常作用，且使心肌氧耗量增加，临床应用受到限制。

多巴胺的生物学效应与剂量大小有关，小剂量 $2 \sim 5\mu g/$（$kg \cdot min$）主要兴奋多巴胺受体，增加肾血流量，尿量增多；中等剂量 $5 \sim 15\mu g/$（$kg \cdot min$）主要兴奋 β_1 肾上腺素能受体，增加心肌收缩力及肾血流量；大剂量 $>15\mu g/$（$kg \cdot min$）主要兴奋 α_1 肾上腺素能受体，使肾血流量减少，可引起外周血管阻力和肺血管阻力增加及心率加快，从而更增加心肌氧耗量。中等剂量对小儿较为适宜。急性心力衰竭伴有心源性休克或低血压以及少尿者宜选用多巴胺，但肺血管阻力升高者宜慎用。多巴胺的正性变速性作用及心肌氧耗量增加为其缺点，使用时避免漏出血管外（局部坏死），禁与碱性药伍用（失活）。

多巴酚丁胺主要作用于 β_1 肾上腺素能受体，亦作用于 β_2 肾上腺素能受体。本药适用于不伴有低血压的急性心力衰竭，尤其是手术后低心排血量综合征宜选用。其血流动力学效应优于多巴胺，但增加心排血量的作用与剂量和年龄呈正相关，即新生儿及婴儿较儿童效果差。易产生耐药性，一般用药不超过 $24 \sim 72$ 小时。

多巴胺和多巴酚丁胺联合应用，常取得较好疗效。对心源性休克患儿各 $7.5\mu g/$（$kg \cdot min$），肺动脉楔压不升高，心排血量增高，血压上升。

2）磷酸二酯酶抑制药：此类药物具有正性肌力及血管扩张作用，能明显改善心力衰竭患儿的血流动力学，不影响心率，也不影响心肌氧耗量。适用于心脏手术后心力衰竭或持续肺动脉高压者。长期治疗不良反应多，对长期生存率可能有不利影响，故多用于急性心力衰竭或难治性心力衰竭的短期治疗，治疗持续时间多不超过 1 周。常用药物包括氨力农和米力农。米力农静脉首次剂量 $50\mu g/kg$（$10 \sim 15$ 分钟），维持量以 $0.25 \sim 0.5\mu g/$（$kg \cdot min$）静脉滴注维持。

2. 利尿药　通过抑制肾小管的不同部位，阻止钠和水的再吸收产生利尿作用，从而直接减轻水肿，减轻前负荷，缓解心力衰竭症状。

（1）袢利尿药：主要作用于亨利（Henle）袢上升支，能可逆性地抑制 Na^+、K^+、Cl^- 的转运，抑制钠、氯的再吸收。由于钠钾交换，故尿内排钠、氯及钾。利尿作用强大迅速，用于急性心力衰竭伴有肺水肿或重症及难治性心力衰竭患儿。此类药包括呋塞米（速尿）、布美他尼等。

（2）噻嗪类利尿药：主要作用在远端肾曲小管，抑制钠的再吸收，远端钠与钾的交换增多，亦促进钾的排出。此类药包括氢氯噻嗪（双氢克尿塞）等，用于轻、中度水肿患儿。

（3）保钾利尿药：包括螺内酯、氨苯蝶啶及阿米洛利等。螺内酯主要作用于远端肾曲小管和集合管，竞争性抑制醛固酮的作用，并可抑制醛固酮引起的心肌间质纤维化。目前一般在 NYAH 心功能Ⅲ级和Ⅳ级的患者在常规治疗基础上可加用小剂量螺内酯治疗。如出现高血钾或肾功能不全，螺内酯应适当减量或停用。

同类的利尿药一般无协同作用，尚可增加不良反应，不主张合用。保钾和排钾利尿药合用是常用的联合方式，有明显协同作用，并防止低钾，可不必补钾。肾功能不全者禁用保钾利尿药。在用药过程中注意体液或电解质紊乱情况，如低钠血症、低钾血症、低血容量等。心力衰竭症状控制后，不能将利尿药作为单一治疗，应与 ACEI 和 β 受体阻滞药联合应用。

3. 血管扩张药　血管扩张药对心力衰竭的血流动力学影响，可因患儿的临床情况而异，对左心室充盈压增高者，血管扩张药可使心排血量增加；反之，对左心室充盈压降低或正常者，则可使心排血量减少。故应用血管扩张药时，应预先了解患者的左心室充盈压情况（常以肺动脉楔压为指标），并在治疗中进行必要的监测。对于依赖升高的左心室充盈压来维持心排血量的阻塞性心瓣膜病（如二尖瓣狭窄、主动脉瓣狭窄及左心室流出道梗阻）的患儿不宜应用强效血管扩张药。

选用血管扩张药应按患儿血流动力学变化特征与药物作用及其效应而定，前负荷过度者，宜选用扩张静脉药；后负荷过度者，宜选用扩张小动脉药；前后负荷均过度者，宜选用均衡扩张小动脉和静脉药。但上述原则，必须结合具体病情而选用。

常用药物包括以下几种：

（1）硝普钠：能释放一氧化氮，使环磷酸鸟苷升高而松弛血管平滑肌。直接扩张小动脉、静脉的血管平滑肌，具有作用强、生效快和持续时间短的特点。硝普钠对急性心力衰竭（尤其是左心衰竭与肺水肿）伴有外周血管阻力明显增加者效果显著，在婴幼儿心脏手术出现的低心排血量综合征，常与多巴胺或多巴酚丁胺联合应用。本药需静脉滴注给药，应临时配制并且避光使用，开始量宜小，递增到有效剂量。静滴过程中应密切注意低血压或氰化物中毒（头痛、呕吐、呼吸急促、心动过速及意识改变），必要时测血硫氰酸盐（thiocyanate）水平（应 <5mg%）。

（2）硝酸甘油：有较强的直接扩张静脉血管平滑肌的作用。对心室充盈压增高及急性肺水肿者，可静脉滴注硝酸甘油。前负荷降低时不宜使用，以免使心排血量减少加重。本药治疗常可产生耐药性。为防止耐药性发生，可采用最小有效剂量，间歇用药，补充巯基供体（如 N-乙酰半胱胺酸或蛋氨酸），加用卡托普利等方法。可从 $0.25 \sim 0.5 \mu g / (kg \cdot min)$，每天 6 小时静脉滴注开始，每天递增 $0.25 \sim 0.5 \mu g / (kg \cdot min)$，疗程多不超过 7 天。

（3）酚妥拉明：主要阻滞 α_1、α_2 肾上腺素能受体，扩张小动脉，降低后负荷。但因可增加去甲肾上腺素的释放，因而有增快心率的不良反应。目前临床应用逐渐减少。

（4）血管紧张素转化酶抑制药：治疗心力衰竭疗效突出，已超越单独的血管扩张作用，目前已广泛用于临床。

4. 血管紧张素转化酶抑制药及血管紧张素Ⅱ受体拮抗药　血管紧张素转化酶抑制药（angiotensin converting enzyme inhibitor，ACEI）不仅能缓解心力衰竭的症状，还可降低患儿的死亡率并改善长期预后。ACEI 能够防止心室重构，包括无症状的心力衰竭患者，被誉为慢性心力衰竭治疗的"基石"，成为能使顽固性充血性心力衰竭患者延长寿命的少数药物之一。

ACEI 作用机制主要包括以下几个方面。①血流动力学效应：扩张小动脉和静脉，降低心脏前、后负荷，使心肌氧耗量减少及减少冠状血管阻力、增加冠状动脉血流、增加心肌供氧、保护心肌。②抑制 RAAS：阻断循环或心脏组织血管紧张素 II 的生物效应，防治心脏重构从而保护心肌。③抗自由基：含有巯基的 ACEI 具有清除氧自由基，防止脂质过氧化，保护心肌。④作用于缓激肽系统：使缓激肽的降解减少，加强内源性缓激肽作用，激活 β_2 受体，产生一氧化氮与前列腺素，发挥扩张小动脉和保护细胞的作用。

小儿先天性心脏病合并心力衰竭、心内膜弹性纤维增生症和扩张性心肌病常选用此药。目前主张只要没有应用禁忌，心力衰竭患者应尽早开始并坚持长期 ACEI 治疗。儿科临床上应用最多的是卡托普利和依那普利。应从小剂量开始，如果耐受逐渐增加剂量，直到最大耐受剂量或靶剂量（目标剂量），而不按症状改善与否及程度来调节剂量。ACEI 不宜用于严重肾功能不全、高钾血症、双侧肾动脉狭窄及明显主动脉瓣及二尖瓣狭窄等疾病。不良反应有低血压、肾功能恶化、高血钾、咳嗽和血管性水肿等。

血管紧张素受体拮抗药（angiotensin receptor blocker，ARB）可同时阻断血管紧张素转化酶和非血管紧张素转化酶介导的血管紧张素 II 生成效应，理论上其阻断血管紧张素 II 的作用更完全。目前已有资料尚不足以证明 ARB 治疗心力衰竭的疗效与 ACEI 相当或更佳，故仍以 ACEI 为治疗首选。ARB 不影响缓激肽降解和前列腺素合成，无 ACEI 常见不良反应（咳嗽、血管神经性水肿），因此，常用于不能耐受 ACEI 不良反应患者的替代治疗。

5. β 受体阻滞药 β 受体阻滞药主要通过阻断内源性神经激素，抑制交感神经系统而发挥作用。①保护心脏：阻止儿茶酚胺毒性对心肌的损害，减少去甲肾上腺素引起的心肌细胞内钙负荷过重，减少儿茶酚胺代谢过程中产生的氧自由基。②β 肾上腺素受体上调：可使 β 受体数量及密度增加，恢复 β 受体正常的敏感性。③减慢过快心率，减少氧的消耗及增加心肌能量的贮备。④降低前、后负荷：通过抑制儿茶酚胺直接对血管的收缩作用；间接改变 RAAS，扩张血管，减轻水钠潴留。⑤改善心肌舒张功能。

儿童 β 受体阻滞药治疗经验有限。使用时应注意以下几点。①目前主要用于扩张性心肌病引起的心力衰竭。对血流动力学稳定（未静脉应用血管活性药物）的左心室收缩功能不全的 II 级和 III 级心力衰竭患儿，在 ACEI、利尿药和洋地黄类药物应用的基础上可谨慎使用。②宜用选择性 β_1 受体阻滞药（如美托洛尔和比索洛尔）和非选择性 β_1、β_2 和 α_1 受体阻滞药（如卡维地洛）。③部分患者使用 β 受体阻滞药后病情恶化或不能耐受而停止治疗，故剂量宜从小量开始，严密观察下缓慢增加剂量，美托洛尔初始剂量为 0.5mg/（kg·d），分 2 次服，2~3 周逐渐增加剂量可达 2mg/（kg·d）。卡维地洛剂量初始为 0.05~0.1mg/（kg·d），分 2 次口服，每 1~2 周递增 1 次，每次增加 0.1mg/（kg·d），最大耐受量 0.3~0.5mg（kg·d），在第 1 次用药和每次加剂量后需观察 2 小时，注意心动过缓或者低血压。④不适用于急性心力衰竭，因其起效常需 2~6 个月。

6. 心肌代谢赋活药 能量代谢障碍可作为引起心力衰竭的原因，也可作为心力衰竭的继发后果。近年来多推荐应用辅酶 Q_{10}、1,6 二磷酸果糖和磷酸肌酸等心肌代谢赋活药物。

（四）舒张性心力衰竭的治疗

目前关于舒张功能衰竭的治疗仍是经验性和对症的。首先寻找和治疗基本病因，如通过介入或者外科手术治疗主动脉缩窄、主动脉瓣狭窄、左心室流出道梗阻，缩窄性心包炎行心包切除术，积极控制高血压等。其次，需改善心室的顺应性，增加心室的充盈，从而改善心室舒张功能。主要药物包括以下几种。①β 受体阻滞药：可减慢心率，降低心肌收缩力，延长心室充盈时间，从而改善心室舒张功能。肥厚型心肌病，尤其是梗阻性肥厚型心肌病，β 受体阻滞药常为首选药物。②钙通道阻滞药：可改善心室舒张功能，阻滞钙通道，使进入细胞内 Ca^{2+} 减少，改善心肌的去收缩活动；且具有一定的负性肌力作用，而改善心室的舒张、增加充盈率和充盈度。常选用维拉帕米、地尔硫䓬等药物。③ACEI：抑制血管紧张素 II 的产生，从而抑制心室肥厚；改善舒张期的心肌伸展性和降低室壁应力。④利尿药或静脉扩张药：急性期或急剧恶化期，临床表现为肺淤血或水肿者应采用利尿药（襻利尿药）或静脉扩张药（硝酸酯类）。

（五）难治性心力衰竭的治疗

心力衰竭的患者，经常规合理的最佳治疗方法，效果不满意，仍不能改善症状或症状持续恶化，称难治性心力衰竭。难治性心力衰竭的治疗需注意以下几方面。

1. 针对病因和诱因进行治疗 仔细分析造成难治性心力衰竭的病因和诱因并采取相应的治疗措施予以纠正。

2. 控制液体潴留 难治性心力衰竭患者肾灌注减少常使肾对利尿药的反应减弱，常需要两种利尿药联用或大剂量静脉利尿药或与能够增加肾血流的药物，如多巴胺静脉滴注合用。经以上治疗水肿仍难以消退，也可考虑透析疗法（超滤或血滤）。

3. 合理使用神经体液拮抗药 难治性心力衰竭患者使用 ACEI 易出现低血压和肾功能不全，β 受体阻滞药易使心力衰竭恶化。故这两类药物只能耐受小剂量或者不能耐受。对于低血压及周围低灌注者，不能使用这两类药物。有明显液体潴留者不能应用 β 受体阻滞药。

4. 血管活性药物联合应用 联合使用血管扩张药（硝普钠或硝酸甘油）和正性肌力药物（多巴胺、多巴酚丁胺或米力农）常有相加作用，改善心功能、利尿，稳定临床状况。有条件者应采用球囊漂浮（Swan-Ganz）导管监测血流动力学指标以指导临床用药。

5. 机械辅助治疗 应用常规疗法强化治疗无效时可酌情选用以下机械辅助疗法。

（1）主动脉内球囊反搏：将一根带气囊导管置于降主动脉近端，气囊导管（根据气囊充气量多少，有 4 ~ 40mL 等不同容积，供不同体重儿童选用）连接在压力泵上，用心电图控制气泵的节律，在心室舒张时快速气囊充气，以提高主动脉内舒张压从而提高冠状动脉灌注压，心肌供血增加；心室收缩前，气囊快速排气，减少左室射血阻力，降低后负荷从而改善心功能。

（2）左心机械辅助循环：是将左心室的血引入主动脉，以减少左心室做功，同时保障体内重要脏器的供血。适应证为心脏移植患者的过度治疗；心源性休克（心脏手术后低心排血量综合征、暴发型心肌炎）经治疗无效者。

（3）心脏再同步化治疗（cardiac resynchronization therapy，CRT）：指通过置入右心室及左心室电极，同时起搏左右心室，通过多部位起搏恢复心室同步收缩，临床研究证实，对于药物治疗无效并伴有左心室收缩不同步的重度心力衰竭患者，CRT 可以改善心功能，并可减少进行性心力衰竭导致的死亡。

2006 年中华医学会心电生理和起搏分会心脏再同步治疗慢性心力衰竭的建议中认为，凡是符合以下条件的慢性心力衰竭患者，除非有禁忌证，均应接受 CRT：LVEF ≤ 35%；窦性心律；左心室舒张末期内径≥55mm；使用优化药物治疗，仍为 NYHA 3~4 级；心脏不同步（QRS≥120 毫秒）。

6. 心脏移植　心肌病终末期心力衰竭和对于药物治疗和外科干预无效的复杂先天性心脏病晚期心力衰竭患者，心脏移植作为一种治疗手段被逐渐接受。发达国家心脏移植术后 5 年存活率为 65% 左右。除了供体心脏短缺外，心脏移植的主要问题是移植排异，也是术后死亡的主要原因。

（六）研究中的治疗方法

（1）药物治疗：包括内皮素受体拮抗药、肾上腺髓质素、生长激素、肿瘤坏死因子单克隆抗体等都是研究中有治疗前景的药物。

（2）心力衰竭的细胞移植：近年来，采用自体骨髓源性干细胞移植修复心肌细胞的再生已成为研究的热点。自体骨髓来源的干细胞具有取材方便、无免疫源性、具有多向分化潜能、合乎伦理学要求等特点。细胞移植所采用的途径主要经冠状动脉注入、开胸手术时注入心外膜下和经导管注入心内膜下 3 种。自体骨髓干细胞移植治疗心力衰竭是很有前途的新方法，临床研究已开始进行，但要广泛应用于临床尚有许多问题待解决，而目前还没有促使干细胞对心肌组织特异性靶向趋化的有效方法，干细胞在损伤心肌中的生存条件还需要进一步阐明。

（3）基因治疗：是在分子水平上纠正致病基因的结构或表达缺陷。心力衰竭的基因治疗，目前仍在实验阶段尚未应用于临床。但近年由于分子生物学理论和技术的进展，分子心血管病学的研究亦取得了飞速的进展，对心力衰竭的治疗展示了良好的发展前景。

第四章

消化系统疾病

第一节　感染性口炎

一、细菌感染性口炎

（一）球菌性口炎（coccigenic stomatitis）

细菌性口炎以球菌感染多见，常以黏膜糜烂、溃疡伴假膜形成为其特征，又称膜性口炎或假膜性口炎。

1. 病因　在正常人口腔内存在一定数量的各种细菌，在一般情况下并不致病。但当内外环境发生变化，身体防御能力下降时，如感冒、发热、感染、滥用抗生素和/或肾上腺皮质激素、化学治疗和放射治疗等，口腔内细菌增殖活跃，毒力增强，菌群关系失调，就可发病。致病菌主要包括链球菌、金黄色葡萄球菌及肺炎链球菌等。

2. 临床表现与诊断　发病急骤，伴有全身反应如发热、头痛、咽痛、哭闹、烦躁、拒食及颌下淋巴结肿大等，病损可发生于口腔黏膜各处，以舌、唇内及颊黏膜多见。初起为黏膜充血水肿，继之出现大小不等的糜烂或溃疡，散在、聚集后融和均可见到表面披有灰白色假膜，易于擦去，但留下溢血的创面，不久又被假膜覆盖。实验室检查白细胞总数和中性粒细胞显著增多。

葡萄球菌性口炎发病部位以牙龈为主，覆有暗白色苔膜，易被拭去，但不引起溃疡，口腔其他部位的黏膜有不同程度的充血，全身症状轻微。涂片可见大量葡萄球菌，细菌培养可明确诊断。

链球菌口炎呈弥漫性急性齿龈口炎，在口腔黏膜急性充血的基础上，出现大小不等的黄色白苔膜，剥去假膜则留有出血糜烂面，不久又重新被假膜覆盖。全身症状明显，常并发有链球菌性咽炎。苔膜涂片或细菌培养检查发现链球菌，即可确诊。

肺炎链球菌性口炎多发生于冬春季节或气候骤变时，好发于硬腭、口底、舌下及颊黏膜。在充血水肿黏膜上出现银灰色假膜，伴有不同程度的全身症状。苔膜涂片或细菌培养检查发现肺炎链球菌而确诊。

3. 治疗　主要是控制感染，局部涂2%龙胆紫溶液及金霉素甘油，病情较重者要给予抗生素静脉滴注或肌内注射，如青霉素及红霉素等，也可根据细菌药物敏感实验选用抗生素，则效果更好。止痛是对症处理的重要措施，常用2%利多卡因涂患处，外用中药养阴生肌散也能消肿止痛和促进溃疡愈合，口腔局部湿敷也必不可少。此外还要加强口腔护理，保持口腔卫生。

（二）坏死性龈口炎（necrotic gingivostomatitis）

1. 病因　主要致病菌为梭形杆菌和奋森氏螺旋体，这些细菌是口腔固有的，在正常情况下不致病，当机体代谢障碍、免疫功能低下、抵抗力下降或营养不良，或口腔不卫生时，则细菌大量繁殖而致病。

2. 临床表现　发病急骤，症状显著，有发热、全身不适以及颌下淋巴结肿大。溃疡好发于牙龈和颊黏膜，形态不定，大小多在 1cm 左右，表浅，覆以污秽的、灰白色苔膜，擦去此苔膜时，出现溢血的溃疡面，但不久又再被覆以同样的苔膜，周围黏膜有明显充血水肿，触痛明显，并有特别强烈的坏死组织臭味。此病确诊的依据为特殊性口臭，苔膜与小溃疡，涂片中找到大量梭形杆菌与奋森螺旋体。

3. 治疗　原则是去除病因，控制感染、消除炎症，防止病损蔓延和促进组织恢复。全身抗感染治疗可给予广谱抗生素如青霉素、红霉素及交沙霉素等。局部消炎可用 3% 过氧化氢清洗坏死组织，然后用 2% 甲紫液或 2% 碘甘油或 2% 金霉素甘油涂患处。饮食上应给予高维生素、高蛋白饮食，必要时输液以补充液体和电解质。另外，由于本病具有传染性，应做好器具的清洁消毒工作，防止交叉感染。

二、病毒感染性口炎

病毒感染性口炎中，疱疹性口炎（herpetic stomatitis）的发病率最高。终年可以发生，以 2~4 月份最多，具传染性，可群体发病。

（一）病因

疱疹性口炎又称疱疹性齿龈口炎，由疱疹病毒感染而引起，通过飞沫和接触传染。发热性疾病、感冒、消化障碍以及过度疲劳等均可为诱因。

（二）临床表现与诊断

多见于 1~5 岁儿童。在疱疹出现前 2~3 天（潜伏期）患儿常有烦躁、拒食、发热与局部淋巴结肿大。2~3 天后体温下降，但口腔症状加重，病损最初表现为弥漫性黏膜潮红，在 24 小时内渐次出现密集成群的针尖大小水疱，呈圆形或椭圆形，周围环绕红晕，水疱很快破溃，暴露出表浅小溃疡或溃疡相互融合成大溃疡，表面覆有黄白色分泌物。本病为自限性疾病，1~2 周内口腔黏膜恢复正常，溃疡愈合后不留瘢痕。疱底细胞、病毒分离和血清学实验可帮助诊断。

（三）治疗

无特效治疗，主要是对症治疗以减轻痛苦、促进愈合。一般不用抗生素，局部可用疱疹净（研细涂之）或中药锡类散等。进食前为减轻疼痛可用 2% 利多卡因局部涂之。有发热者给予退热剂，患病期间应加强全身支持治疗如给予高维生素高营养流质，或静脉补充营养。口腔护理是必要的，包括保持口腔清洁、勤喂水，禁用刺激性、腐蚀性、酸性或过热的食品、饮料及药物。

三、真菌感染性口炎

鹅口疮（thrush）：念珠菌感染引起的口炎中以白色念珠菌致病力最强，儿童期感染常称之为鹅口疮。念珠菌是人体常见的寄生菌，其致病力弱，仅在一定条件下感染致病，故为条件致病菌，近年来随着抗生素及肾上腺皮质激素的广泛应用，使念珠菌感染日益增多。

（一）病因

鹅口疮为白色念珠菌感染。诱因有营养不良、腹泻及长期使用抗生素、肾上腺皮质激素等，这些诱因加上乳具污染，便可引起鹅口疮。

（二）临床表现与诊断

鹅口疮的特点是口腔黏膜上出现白色乳凝块样物，分布于颊黏膜、舌、齿龈和上腭表面。初起时呈小点状和小片状，渐融合成大片，不易擦去，若强行擦拭后局部潮红，可有溢血。患儿一般情况良好，无痛，不影响吃奶，偶有个别因累及消化道、呼吸道而出现呕吐、声嘶或呼吸困难。细菌涂片和培养可帮助诊断。

（三）治疗

鹅口疮的治疗，主要是用碱性药物及制霉菌素。局部治疗，因为口腔的碱性环境可抑制白色念珠菌的生长繁殖。一般用 2% 碳酸氢钠清洗口腔后，局部涂抹 2% 龙胆紫溶液或冰硼散，每天 1~2 次，数日后便可痊愈。若病变广泛者可用制霉菌素 10 万 U，加水 1~2mL 涂患处，每天 3~4 次。

第二节　非感染性口炎

一、创伤性口炎

机械性或热性刺激可能是此病的主要发病条件。锐利的牙根、残冠，口腔异物，较硬橡皮奶头等机械性因素均可造成黏膜撕裂伤、出血、溃疡或糜烂；过烫的饮料、茶水或食物则引起黏膜烫伤。

病变发生于直接受损部位，多见于舌的侧缘，也可发生于唇、颊及他处黏膜，可表现为红肿、出血或溃疡，伴有局部疼痛，如继发感染，则可引起局部淋巴结肿大。去除病因后，病变通常在 1~2 周内痊愈。

治疗为去除病因如拔去残根，磨改锐利牙齿或边缘。冰硼散、锡类散及青黛散可局部消炎止痛。药物漱口水含漱，多喝凉开水以清洁口腔。

二、过敏性口炎

过敏性口炎又称变态反应性口炎（allergic stomatitis），是由于个体差异，一些普通无害的东西如各种口腔药物漱口水、牙膏碘合剂或药物作为抗原刺激黏膜，使局部产生抗原抗体反应而引起的黏膜损害。接触致敏物质 24~48 小时或数天后才出现症状和体征。轻者仅表现为红斑、水疱；重者表现为局部组织坏死、溃疡，可伴有皮肤或其他部位的黏膜损害。致敏物质去除后，口腔炎症还要持续一段时间。主要是去除致敏物质和抗过敏治疗。抗过敏药物有盐酸苯海拉明及氯苯那敏。必要时可用泼尼松及地塞米松。对症治疗包括局部止痛和抗感染等。

第三节 急性胃炎

急性胃炎（acute gastritis）系由不同病因引起的胃黏膜急性炎症。病变严重者可累及黏膜下层与肌层，甚至深达浆膜层。临床上按病因及病理变化的不同，分为急性单纯性胃炎、急性糜烂性胃炎、急性腐蚀性胃炎及急性化脓性胃炎，其中临床上以急性单纯性胃炎最为常见，而由于抗生素广泛应用，急性化脓性胃炎已罕见。儿童中以单纯性与糜烂性胃炎多见。

一、病因

（一）微生物感染或细菌感染

进食污染微生物和细菌毒素的食物后引起的急性胃炎中，多见沙门菌属、嗜盐杆菌及某些病毒等。细菌毒素以金黄色葡萄球菌为多见，偶为肉毒杆菌毒素。近年发现幽门螺杆菌也是引起急性胃炎的一种病原菌。

（二）化学因素

（1）药物。水杨酸盐类药物如阿司匹林及吲哚美辛等。

（2）误食强酸（如硫酸、盐酸和硝酸）及强碱（如氢氧化钠和氢氧化钾）引起胃壁腐蚀性损伤。

（3）误食毒蕈、砷、灭虫药及杀鼠剂等化学毒物，均可刺激胃黏膜引起炎症。

（三）物理因素

进食过冷、过热的食品或粗糙食物均可损伤胃黏膜，引起炎症。

（四）应激状态

某些危重疾病如新生儿窒息、颅内出血、败血症、休克及大面积灼伤等使患儿处于严重的应激状态是导致急性糜烂性胃炎的主要原因。

二、发病机制

（1）外源性病因可严重破坏胃黏液屏障，导致氢离子及胃蛋白酶的逆向弥散，引起胃黏膜的损伤而发生糜烂、出血。

（2）应激状态使去甲肾上腺素和肾上腺素大量分泌，内脏血管收缩，胃血流量减少，缺血、缺氧进一步使黏膜上皮的线粒体功能降低，影响氧化磷酸化过程，使胃黏膜的糖原贮存减少。而胃黏膜缺血时，不能清除逆向弥散的氢离子；缺氧和去甲肾上腺素又使碳酸氢根离子分泌减少，前列腺素合成减少，削弱胃黏膜屏障功能，导致胃黏膜急性糜烂性炎症。

三、临床表现及分型

（一）急性单纯性胃炎

起病较急，多在进食污染食物数小时后或24小时发病，症状轻重不一，表现为上腹部不适、疼痛，甚至剧烈的腹部绞痛。厌食、恶心、呕吐，若伴有肠炎，可有腹泻。若为药物或刺激性食物所致，症状则较轻，局限上腹部，体格检查有上腹部或脐周压痛，肠鸣音可亢进。

（二）急性糜烂性胃炎

多在机体处在严重疾病应激状态下诱发，起病急骤，常以呕血或黑粪为突出症状，大量出血可引起晕厥或休克，伴重度贫血。

（三）急性腐蚀性胃炎

误服强酸、强碱史，除口腔黏膜糜烂、水肿外，中上腹剧痛、绞窄感、恶心、呕吐、呕血和黑粪，并发胃功能紊乱，急性期过后可遗留贲门或幽门狭窄，出现呕吐等梗阻症状。

四、辅助检查

（一）实验室检查

感染因素引起者其末梢血白细胞计数一般增高，中性粒细胞比例增大。腹泻者，粪便常规检查有少量黏液及红、白细胞。

（二）内镜检查

胃黏膜明显充血、水肿，黏膜表面覆盖厚的黏稠炎性渗出物，糜烂性胃炎则在上述病变上见到点、圆、片、线状或不规则形糜烂，中心为红色新鲜出血或棕红色陈旧性出血，伴白苔或黄苔，常为多发亦可为单个。做胃镜时应同时取胃黏膜做幽门螺杆菌检测。

（三）X线检查

胃肠钡餐检查病变黏膜粗糙，局部压痛，但不能发现糜烂性病变，且不能用于急性或活动性出血患者。

五、诊断与鉴别诊断

急性胃炎无特征性临床表现，诊断主要依靠病史及内镜检查，以上腹痛为主要症状者应与下列疾病鉴别。

（一）急性胰腺炎

有突然发作的上腹部剧烈疼痛，放射至背部及腰部，血清淀粉酶升高，B超或CT显示胰腺肿大，严重患者腹腔穿刺可抽出血性液体且淀粉酶增高。

（二）胆道蛔虫症

骤然发生上腹部剧烈绞痛，可放射至左、右肩部及背部，发作时辗转不安，剑突下偏右压痛明显，可伴呕吐，有时吐出蛔虫，B超见胆总管内有虫体异物。

六、治疗

1. 单纯性胃炎　以对症治疗为主，去除病因，解痉止吐，口服黏膜保护剂，对细菌感染尤其伴有腹泻者可选用小檗碱、卡那霉素及氨苄西林等抗生素。有幽门螺杆菌者，则应做清除治疗。

2. 糜烂性胃炎　应控制出血，去除应激因素，可用 H_2 受体拮抗药：西咪替丁 $20 \sim 40$ mg/（kg·d），法莫替丁 $0.4 \sim 0.8$ mg/（kg·d），或质子泵阻滞药奥美拉唑 $0.6 \sim 0.8$ mg/（kg·d），以及应用止血药如巴曲酶注射，凝血酶口服等。

3. **腐蚀性胃炎** 应根据腐蚀剂性质给予相应中和药物，如口服镁乳氢氧化铝、牛奶和鸡蛋清等治疗强酸剂腐蚀。

第四节 慢性胃炎

慢性胃炎（chronic gastritis）是指各种原因持续反复作用于胃黏膜所引起的慢性炎症。慢性胃炎发病原因尚未明了，各种饮食、药物、微生物、毒素以及胆汁反流，均可能与慢性胃炎的发病有关。近年的研究认为幽门螺杆菌的胃内感染是引起慢性胃炎最重要的因素，其产生的机制与黏膜的破坏和保护因素之间失去平衡有关。

一、病因及发病机制

（一）幽门螺杆菌

自从 1983 年澳大利亚学者沃伦（Warren）和马歇尔（Marshall）首次从慢性胃炎患者的胃黏液中分离出幽门螺杆菌以来，大量的研究表明，幽门螺杆菌与慢性胃炎密切相关：在儿童中原发性胃炎幽门螺杆菌感染率高达 40%，慢性活动性胃炎高达 90% 以上，而正常胃黏膜几乎很难检出幽门螺杆菌。感染幽门螺杆菌后，胃部病理形态改变主要是胃窦黏膜小结节，小颗粒隆起，组织学显示淋巴细胞增多，淋巴滤泡形成，用药物将幽门螺杆菌清除后胃黏膜炎症明显改善：此外成人健康志愿者口服幽门螺杆菌证实可引发胃黏膜的慢性炎症，并出现上腹部痛、恶心及呕吐等症状；用幽门螺杆菌感染动物的动物模型也获得了成功，因此幽门螺杆菌是慢性胃炎的一个重要病因。

（二）化学性药物

小儿时期经常感冒和发热，反复使用非甾体类药物如阿司匹林和吲哚美辛等，使胃黏膜内源性保护物质前列腺素 E_2 减少，胃黏膜屏障功能降低，而致胃黏膜损伤。

（三）不合理的饮食习惯

食物过冷、过热、过酸、过辣、过咸，或经常暴饮暴食、饮食无规律等均可引起胃黏膜慢性炎症，食物中缺乏蛋白质及 B 族维生素也使慢性胃炎的易患性增加。

（四）细菌、病毒和/或其毒素

鼻腔、口咽部的慢性感染病灶，如扁桃体炎、鼻旁窦炎等细菌或其毒素吞入胃内，长期慢性刺激可引起慢性胃黏膜症。有报道 40% 的慢性扁桃体炎患者其胃内有卡他性改变。急性胃炎之后胃黏膜损伤经久不愈，反复发作亦可发展为慢性胃炎。

（五）十二指肠液反流

幽门括约肌功能失调时，使十二指肠液反流入胃增加。十二指肠液中含有胆汁、肠液和胰液。胆盐可减低胃黏膜屏障对氢离子的通透性，并使胃窦部 G 细胞释放胃泌素，增加胃酸分泌，氢离子通过损伤的黏膜屏障并弥散进入胃黏膜引起炎症变化、血管扩张及炎性渗出增多，使慢性胃炎持续存在。

二、临床表现

小儿慢性胃炎的症状无特异性，多数有不同程度的消化不良症状，临床表现的轻重与胃黏膜的病变程度并非一致，且病程迁延。主要表现是反复腹痛，无明显规律性，通常在进食后加重。疼痛部位不确切，多在脐周。幼儿腹痛可仅表现不安和正常进食行为改变，年长儿症状似成人，常诉上腹痛，其次有嗳气、早饱、恶心、上腹部不适及泛酸。进食硬、冷、辛辣等食物或受凉、气温下降时可引发或加重症状。部分患儿可有食欲缺乏、乏力、消瘦及头晕，伴有胃糜烂者可出现黑便。体征多不明显，压痛部位可在中上腹或脐周，范围较广泛。

三、辅助检查

（一）胃酸测定

浅表性胃炎胃酸正常或偏低，萎缩性胃炎则明显降低甚至缺酸。

（二）幽门螺杆菌检测

幽门螺杆菌检测包括胃镜下取胃黏液直接涂片染色，组织切片染色找幽门螺杆菌，幽门螺杆菌培养，尿素酶检测。其次是非侵袭法利用细菌的生物特性，特别是幽门螺杆菌的尿素酶水解尿素的能力而形成的呼气试验（^{13}C-尿素呼气）检测幽门螺杆菌。血清学幽门螺杆菌IgG抗体的测定，因不能提供细菌当前是否存在的依据，故不能用于目前感染的诊断，主要用于筛选或流行病学调查。以上方法中，以尿素酶法最为简便、快速，常一步完成。^{13}C-尿素呼气试验，因此法价格昂贵，临床普及受到限制。

（三）其他检查

在A型萎缩性胃炎（胃体胃炎）血清中可出现壁细胞抗体、胃泌素抗体和内因子抗体等。多数萎缩性胃炎的血、尿胃蛋白酶原分泌减少，而浅表性胃炎多属正常。恶性贫血时血清维生素B_{12}水平明显减少。

（四）X线钡餐检查

X线钡餐检查对慢性胃炎的诊断无多大帮助。依据国外资料，胃镜确诊为慢性胃炎者X线检查显示有胃黏膜炎症者仅20%～25%。虽然过去多数放射学者认为，胃紧张度的障碍、蠕动的改变及空腹胃内的胃液，可作为诊断胃炎的依据，但近年胃镜检查发现，这种现象系胃动力异常而并非胃炎所致。

（五）胃镜检查

胃镜检查是慢性胃炎最主要的诊断方法，并可取黏膜活体组织做病理学检查。慢性胃炎在胃镜下表现为充血、水肿，反光增强，胃小凹明显，黏膜质脆易出血；黏液增多，微小结节形成，局限或大片状伴有新鲜或陈旧性出血点及糜烂。当胃黏膜有萎缩改变时，黏膜失去正常的橘红色，色泽呈灰色，皱襞变细，黏膜变薄，黏膜下血管显露。病理组织学改变，上皮细胞变性，小凹上皮细胞增生，固有膜炎症细胞浸润，腺体萎缩，炎症细胞主要是淋巴细胞及浆细胞。

四、诊断与鉴别诊断

慢性胃炎无特殊性表现，单凭临床症状诊断较为困难，对反复腹痛与消化不良症状的患儿确诊主要依靠胃镜检查与病理组织活体检查。根据有无腺体萎缩诊断为慢性浅表性胃炎或慢性萎缩性胃炎。根据炎症程度分为轻度（炎症浸润仅限于黏液的浅表1/3）、中度（炎症累及黏膜的浅层 1/3～2/3）及重度（炎症超过黏膜浅层 2/3 以上）；若固有层内有中性粒细胞浸润则说明"活动性"。此外，常规在胃窦大弯或后壁距幽门 5cm 内取组织切片染色，快速尿素酶试验或细菌培养，或^{13}C-尿素呼气试验检查幽门螺杆菌，如阳性则诊断为"幽门螺杆菌相关性胃炎"。发现幽门口收缩不良，反流增多，胆汁滞留胃内，病理切片示纤维组织增生，常提示胃炎与胆汁反流有关。

鉴别诊断：在慢性胃炎发作期时，可通过胃镜、B 超、24 小时 pH 监测综合检查，排除肝、胆、胰、消化性溃疡及反流性食管炎。在胃炎发作期，应注意与胃穿孔或阑尾炎早期鉴别。

五、预防

早期去除各种诱发或加重胃炎的原因，避免精神过度紧张、疲劳与各种刺激性饮食，注意气候变化，防止受凉，积极治疗口腔及鼻咽部慢性感染灶，少用对胃黏膜有刺激的药物。

慢性胃炎尚无特殊疗法，无症状者无须治疗。

（1）饮食。宜选择易消化无刺激性食物，少吃冷饮与调味品。

（2）根除幽门螺杆菌。对幽门螺杆菌引起的胃炎，尤为活动性胃炎，应给予抗幽门螺杆菌治疗。

（3）有腹胀、恶心、呕吐者，给予胃动力药物，如多潘立酮及西沙比利等。

（4）高酸或胃炎活动期者，可给予 H_2 受体阻滞药（西咪替丁、雷尼替丁和法莫替丁）。

（5）有胆汁反流者，给予胃达喜、熊去氧胆酸与胆汁酸结合及促进胆汁排空的药。

第五节　功能性消化不良

功能性消化不良（functional dyspepsia，FD）是指有持续存在或反复发作的上腹痛、腹胀、早饱、嗳气、厌食、胃灼热、泛酸、恶心及呕吐等消化功能障碍症状，经各项检查排除器质性疾病的一组小儿消化内科最常见的临床综合征。功能性消化不良的患儿主诉各异，又缺乏肯定的特异病理生理基础，因此，对这一部分患者，曾有许多命名，主要有功能性消化不良、非溃疡性消化不良（non ulcer dyspepsia，NUD）、特发性消化不良（idiopathic dyspepsia）、原发性消化不良（essential dyspepsia）、胀气性消化不良（flatulent dyspepsia）以及上腹不适综合征（epigastric distress syndrome）等。目前国际上多采用前三种命名，而"功能性消化不良"尤为大多数学者所接受。

一、流行病学

FD 发病十分普遍，美国东北部郊区 507 名社区青少年调查发现，5%～10% 的受调查者具有典型的消化不良症状。西伯利亚青少年消化不良调查表明，女性患病率为 27%，男性为 16%。意大利北部校园儿童研究表明 3.5% 存在溃疡样消化不良的表现，3.7% 存在动力障碍样消化不良，但本研究中未纳入 12 岁以上的青少年，所以患病率低。一项在儿科消化专科门诊进行的研究表明，4～9 岁功能性胃肠病患儿中，13.5% 被诊断为消化不良，10～18 岁中有 10.2% 有消化不良。

在我国此病有逐年上升的趋势，以消化不良为主诉的成人患者约占普通内科门诊的

11%、占消化专科门诊的53%。国内儿科患者中功能性消化不良的发病率尚无规范的统计。

二、病因及发病机制

FD病因不明，其发病机制亦不清楚。目前认为是多种因素综合作用的结果。这些因素包括了饮食和环境、胃酸分泌、幽门螺旋杆菌感染、消化道运动功能异常、心理因素以及一些其他胃肠功能紊乱性疾病，如胃食管反流性疾病（GERD）、吞气症及肠易激综合征等。

（一）饮食与环境因素

FD患者的症状往往与饮食有关，许多患者常常主诉一些含气饮料、咖啡、柠檬或其他水果以及油炸类食物会加重消化不良。虽然双盲法食物诱发试验对食物诱因的意义提出了质疑，但许多患儿仍在避免上述食物并平衡了膳食结构后感到症状有所减轻。

（二）胃酸

部分FD的患者会出现溃疡样症状，如饥饿痛，在进食后渐缓解，腹部有指点压痛，当给予制酸剂或抑酸药物症状可在短期内缓解。这些都提示这类患者的发病与胃酸有关。

然而绝大多数研究证实FD患者基础胃酸和最大胃酸分泌量没有增加，胃酸分泌与溃疡样症状无关，症状程度与最大胃酸分泌也无相关性。所以，胃酸在功能性消化不良发病中的作用仍需进一步研究。

（三）慢性胃炎与十二指肠炎

功能性消化不良患者中有30%～50%经组织学检查证实为胃窦胃炎，欧洲不少国家将慢性胃炎视为功能性消化不良，认为慢性胃炎可能通过神经及体液因素影响胃的运动功能，也有学者认为非糜烂性十二指肠炎也属于功能性消化不良。应当指出的是，功能性消化不良症状的轻重并不与胃黏膜炎症病变相互平行。

（四）幽门螺杆菌感染

幽门螺杆菌是一种革兰阴性细菌，一般定植于胃的黏液层表面。幽门螺杆菌感染与功能性消化不良关系的研究结果差异很大，有些研究认为幽门螺杆菌感染是FD的病理生理因素之一，因为在成人中，功能性消化不良患者的胃黏膜内常可发现幽门螺杆菌，检出率在40%～70%。但大量的研究却表明：FD患者的幽门螺杆菌感染率并不高于正常健康人，阳性幽门螺杆菌和阴性幽门螺杆菌者的胃肠运动和胃排空功能无明显差异，且幽门螺杆菌阳性的FD患者经根除幽门螺杆菌治疗后其消化不良症状并不一定随之消失，进一步研究证实幽门螺杆菌特异性抗原与FD无相关性，甚至其特异血清型CagA与任何消化不良症状或任何原发性功能性上腹不适症状均无关系。目前国内学者的共识意见为幽门螺杆菌感染为慢性活动性胃炎的主要病因，有消化不良症状的幽门螺杆菌感染者可归属于FD范畴。

（五）胃肠运动功能障碍

许多的研究都认为FD其实是胃肠道功能紊乱的一种。它与其他胃肠功能紊乱性疾病有着相似的发病机制。近年来随着对胃肠功能疾病在生理学（运动一感觉）、基础学（脑一肠作用）及精神社会学等方面的进一步了解，并基于其所表现的症状及解剖位置，罗马委员会制定了新的标准，即罗马Ⅲ标准。罗马Ⅲ标准不仅包括诊断标准，亦对胃肠功能紊乱的基础生理、病理、神经支配及胃肠激素、免疫系统做了详尽的叙述，同时在治疗方面也提出了指导性意见。因此，罗马Ⅲ标准是目前世界各国用于功能性胃肠疾病诊断、治疗的一个共识文件。

该标准认为：胃肠道运动在消化期与消化间期有不同的形式和特点。消化间期运动的特点则是呈现周期性移行性综合运动。空腹状态下由胃至末端回肠存在一种周期性运动形式，称为消化间期移行性综合运动（MMC）。在正常餐后 4~6 小时，这种周期性、特征性的运动起于近端胃，并缓慢传导到整个小肠。每个 MMC 由 4 个连续时相组成：Ⅰ相为运动不活跃期；Ⅱ相的特征是间断性蠕动收缩；Ⅲ相时胃发生连续性蠕动收缩，每个慢波上伴有快速发生的动作电位（峰电位），收缩环中心闭合而幽门基础压力却不高，处于开放状态，故能清除胃内残留食物；Ⅳ相是Ⅲ相结束回到Ⅰ相的恢复期。与之相对应，在Ⅲ相还伴有胃酸分泌、胰腺和胆汁分泌。在消化间期，这种特征性运动有规则的重复出现，每一周期约 90 分钟。空腹状态下，十二指肠最大收缩频率为 12 次/min，从十二指肠开始 MMC 向远端移动速度为 5~10cm/min，90 分钟后达末端回肠，其作用是清除肠腔内不被消化的颗粒。

消化期的运动形式比较复杂。进餐打乱了消化间期的活动，出现一种特殊的运动类型：胃窦—十二指肠协调收缩。胃底出现容受性舒张，远端胃出现不规则时相性收缩，持续数分钟后进入较稳定的运动模式，即 3 次/min 的节律性蠕动性收缩，并与幽门括约肌的开放和十二指肠协调运动，推动食物进入十二指肠。此时小肠出现不规则、随机的收缩运动，并根据食物的大小和性质，使得这种运动模式可维持 2.5~8 小时。此后当食物从小肠排空后，又恢复消化间期模式。

在长期的对 FD 患者的研究中发现：约 50%FD 患者存在餐后胃排空延迟，可以是液体和/或固体排空障碍。小儿 FD 中有 61.53% 胃排空迟缓。这可能是胃运动异常的综合表现，胃近端张力减低、胃窦运动减弱以及胃电紊乱等都可以影响胃排空功能。胃内压力测定发现，25% 功能性消化不良胃窦运动功能减弱，尤其餐后明显低于健康人，甚至胃窦无收缩。儿童中，FD 患儿胃窦收缩幅度明显低于健康儿。胃容量—压力关系曲线和电子恒压器检查发现患者胃近端容纳舒张功能受损，胃顺应性降低，近端胃壁张力下降。

部分 FD 患者有小肠运动障碍，以近端小肠为主，胃窦—十二指肠测压发现胃窦—十二指肠运动不协调，主要是十二指肠运动紊乱，约有 1/3 的 FD 存在肠易激综合征。

（六）内脏感觉异常

许多功能性消化不良的患者对生理或轻微有害刺激的感受异常或过于敏感。一些患者对灌注酸和盐水的敏感性提高；一些患者即使在使用了 H_2 受体拮抗药阻断胃酸分泌的情况下，静脉注射五肽胃泌素仍会发生疼痛。一些研究报道，球囊在近端胃膨胀时，功能性消化不良患者的疼痛往往会加重，他们疼痛发作时球囊膨胀的水平显著低于对照组。因此，内脏感觉的异常在功能性消化不良中可能起到了一定作用。但这种感觉异常的基础尚不清楚，初步研究证实功能性消化不良患者存在两种内脏传入功能障碍，一种是不被察觉的反射传入信号，另一种为感知信号。两种异常可单独存在，也可以同时出现于同一患者。当胃肠道机械感受器感受扩张刺激后，受试者会因扩张容量的逐渐增加而产生感知、不适及疼痛，从而获得不同状态的扩张容量，功能性消化不良患者感知阈明显低于正常人，表明患者感觉过敏。

（七）心理社会因素

心理学因素是否与功能性消化不良的发病有关一直存在着争议。国内有学者曾对 186 名

FD 患者的年龄、性别、生活习惯以及文化程度等进行了解，并做了焦虑及抑郁程度的评定，结果发现 FD 患者以年龄偏大的女性多见，它的发生与焦虑及抑郁有较明显的关系。但目前尚无确切的证据表明功能性消化不良症状与精神异常或慢性应激有关。功能性消化不良患者重大生活应激事件的数量也不一定高于其他人群，但很可能这些患者对应激的感受程度要更高。所以作为医师，要了解患者的疾病就需要了解患者的性格特征及生活习惯等，这可能对治疗非常重要。

（八）其他胃肠功能紊乱性疾病

1. 胃食管反流性疾病（GERD） 胃灼热和反流是胃食管反流的特异性症状，但是许多 GERD 患者并无此明显症状，有些患者主诉既有胃灼热又有消化不良。目前有许多学者已接受了以下看法：有少数 GERD 患者并无食管炎，许多 GERD 患者具有复杂的消化不良病史，而不仅是单纯胃灼热与酸反流症状。用食管 24 小时 pH 监测研究发现：约有 20% 的功能性消化不良患者和反流性疾病有关。最近 Sandlu 等报告，20 例小儿厌食中，12 例（60%）有胃食管反流。因此，有充分的理由认为胃食管反流性疾病和某些功能性消化不良的病例有关。

2. 吞气症 许多患者常下意识地吞入过量的空气，导致腹胀、饱胀和嗳气，这种情况也常继发于应激或焦虑。对于此类患者，治疗中进行适当的行为调适往往非常有效。

3. 肠易激综合征（IBS） 功能性消化不良与其他胃肠道紊乱之间常常有许多重叠。约有 1/3 的 IBS 患者有消化不良症状；功能性消化不良患者中有 IBS 症状的比例也近似。

三、临床表现及分型

临床症状主要包括上腹痛、腹胀、早饱、嗳气、厌食、胃灼热、泛酸、恶心和呕吐。病程多在 2 年内，症状可反复发作，也可在相当一段时间内无症状。可以某一症状为主，也可有多个症状的叠加。多数难以明确引起或加重病情的诱因。

1989 年，美国芝加哥 FD 专题会议将功能性消化不良分为 5 个亚型：反流样消化不良（reflux like dyspepsia）、运动障碍样消化不良（dysmotility like dyspepsia）、溃疡样消化不良（ulcer like dyspepsia）、吞气症（aerophagia）及特发性消化不良（idiopathic dyspepsia）。目前采用较多的是 4 型分类：运动障碍样型、反流样型、溃疡样型、非特异型消化不良。

（一）运动障碍样消化不良

此型患者的表现以腹胀、早饱及嗳气为主。症状多在进食后加重。过饱时会出现腹痛、恶心，甚至呕吐。动力学检查 50%～60% 患者存在胃近端和远端收缩和舒张障碍。

（二）反流样消化不良

突出的表现是胸骨后痛，胃灼热，反流。内镜检查未发现食管炎，但 24 小时 pH 监测可发现部分患者有胃食管酸反流。对于无酸反流者出现此类症状，认为与食管对酸敏感性增加有关。

（三）溃疡样消化不良

主要表现与十二指肠溃疡特点相同，夜间痛、饥饿痛，进食或服抗酸剂能缓解，可伴有反酸，少数患者伴胃灼热，症状呈慢性周期性。内镜检查未发现溃疡和糜烂性炎症。

（四）非特异型消化不良

消化不良表现不能归入上述类型者，常合并肠易激综合征。

但是，2006 年颁布的罗马Ⅲ标准对 FD 的诊断更加明确及细化：指经排除器质性疾病、反复发生上腹痛、烧灼感、餐后饱胀或早饱半年以上且近 3 个月有症状，成人根据主要症状的不同还将 FD 分为餐后不适综合征（postprandial distress syndrome，PDS，表现为餐后饱胀或早饱）和腹痛综合征（epigastric pain syndrome，EPS，表现为上腹痛或烧灼感）两个亚型。

四、诊断与鉴别诊断

（一）诊断

对于功能性消化不良的诊断，首先应排除器质性消化不良。除了仔细询问病史及全面体检外，应进行以下的器械及实验室检查：①血常规。②粪隐血试验。③上消化道内镜。④肝胆胰超声。⑤肝肾功能。⑥血糖。⑦甲状腺功能。⑧胸部 X 检查。其中①～④为第一线检查，⑤～⑧为可选择性检查，多数根据第一线检查即可基本确定功能性消化不良的诊断。此外，近年来开展的胃食管 24 小时 pH 监测、超声或放射性核素胃排空检查以及胃肠道压力测定等多种胃肠道动力检查手段，在 FD 的诊断与鉴别诊断上也起到了十分重要的作用。许多原因不明的腹痛、恶心及呕吐患者往往经胃肠道压力检查找到了病因，这些检查也逐渐开始应用于儿科患者。

（二）功能性消化不良通用的诊断标准

（1）慢性上腹痛、腹胀、早饱、嗳气、泛酸、胃灼热、恶心、呕吐、喂养困难等上消化道症状，持续至少 4 周。

（2）内镜检查未发现胃和十二指肠溃疡、糜烂和肿瘤等器质性病变，未发现食管炎，也无上述疾病史。

（3）实验室、B 超及 X 线检查排除肝、胆、胰疾病。

（4）无糖尿病、结缔组织病、肾脏疾病及精神病史。

（5）无腹部手术史。

（三）儿童功能性消化不良的罗马Ⅲ诊断标准

必须包括以下所有项：

（1）持续或反复发作的上腹部（脐上）疼痛或不适。

（2）排便后不能缓解，或症状发作与排便频率或粪便性状的改变无关（即除外肠易激综合征）。

（3）无炎症性、解剖学、代谢性或肿瘤性疾病的证据可以解释患儿的症状。

诊断前至少 2 个月内，症状出现至少每周 1 次，符合上述标准。

（四）鉴别诊断

1. 胃食管反流　胃食管反流性疾病功能性消化不良中的反流亚型与其鉴别困难。胃食管反流性疾病具有典型或不典型反流症状，内镜证实有不同程度的食管炎症改变，24 小时食管 pH 监测有酸反应，无内镜下食管炎表现的患者属于反流样消化不良或胃食管反流性疾病不易确定，但两者在治疗上是相同的。

2. 具有溃疡样症状的器质性消化不良 包括：十二指肠溃疡、十二指肠炎、幽门管溃疡、幽门前区溃疡、糜烂性胃窦炎。在诊断功能性消化不良溃疡亚型前，必须进行内镜检查以排除以上器质性病变。

3. 胃轻瘫 许多全身性的或消化道疾病均可引起胃排空功能的障碍，造成胃轻瘫。较常见的原因有糖尿病、尿毒症及结缔组织病。在诊断功能性消化不良运动障碍亚型时，应仔细排除其他原因所致的胃轻瘫。

4. 慢性难治性腹痛（CIPA） CIPA 患者 70% 为女性，多有身体或心理创伤史。患者常常主诉有长期腹痛（超过 6 个月），且腹痛弥漫，多伴有腹部以外的症状。大多数患者经过广泛的检查而结果均为阴性。这类患者多数有严重的潜在的心理疾病，包括抑郁、焦虑和躯体形式障碍的紊乱。他们常坚持自己有严重的疾病并要求进一步检查。对这类患者应提供多种方式的心理、行为和药物联合治疗。

五、治疗

（一）一般治疗

一般说来，治疗中最重要的是在医师和患者之间建立一种牢固的治疗关系。医师应通过详细询问病史和全面细致的体格检查取得患者的信赖。经过初步检查之后，应与患者讨论鉴别诊断，包括功能性消化不良的可能。应向患者推荐合理的诊断和检查步骤，并向患者解释他们所关心的问题。经过诊断性检查之后，应告诉患者功能性消化不良的诊断，同时向他们进行宣教、消除疑虑，抑制"过分检查"的趋势，将重点从寻找症状的原因转移到帮助患者克服这些症状。

医师应该探究患者的生活应激情况，包括患者与家庭、学校、人际关系及生活环境有关的事物。改变他们的生活环境是不太可能的，应指导患者减轻应激反应的措施，如体育锻炼和良好的饮食睡眠习惯。

还应了解患者近期的饮食或用药的改变。要仔细了解可能使患者症状加重的食物和药物，并停止使用。

（二）药物治疗

对于功能性消化不良，药物治疗的效果不太令人满意。目前为止没有任何一种特效的药物可以使症状完全缓解。而且，症状的改善也可能与自然病程中症状的时轻时重有关，或者是安慰剂的作用。所以治疗的重点应放在生活习惯的改变和采取积极的克服策略上，而非一味地依赖于药物。在症状加重时，药物治疗可能会有帮助，但应尽量减少用量，只有在有明确益处时才可长期使用。

下面介绍一下治疗功能性消化不良的常用药物：

1. 抗酸剂和制酸剂

（1）抗酸剂：在消化不良的治疗用药中，抗酸剂是应用最广泛的一种。在西方国家这是一种非处方药，部分患者服用抗酸剂后症状缓解，但也有报道抗酸剂与安慰剂在治疗功能性消化不良方面疗效相近。

抗酸剂（碳酸氢钠、氢氧化铝、氧化镁、三硅酸镁）：在我国常用的有碳酸钙口服液、复方氢氧化铝片及胃达。这类药物对于缓解饥饿痛、反酸及胃灼热等症状有较明显效果。但药物作用时间短，须多次服用，而长期服用易引起不良反应。

（2）抑酸剂：抑酸剂主要指 H_2 受体拮抗药和质子泵抑制药。

H_2 受体拮抗药治疗功能性消化不良的报道很多，药物的疗效在统计学上显著优于安慰剂。主要有西咪替丁、雷尼替丁及法莫替丁等。它们抑制胃酸的分泌，无论对溃疡亚型和反流亚型都有明显的效果。

质子泵抑制剂奥美拉唑，可抑制壁细胞 $H^+ - K^+ - ATP$ 酶，抑制酸分泌作用强，持续时间长，适用于 H_2 受体拮抗药治疗无效的患者。

2. 促动力药　根据有对照组的临床验证，现已肯定甲氧氯普胺（胃复安）、多潘立酮（吗丁啉）及西沙比利对消除功能性消化不良诸症状确有疗效。儿科多以潘立酮应用较多。

（1）甲氧氯普胺：有抗中枢和外周多巴胺作用，同时兴奋 $5 - HT_4$ 受体，促进内源性乙酰胆碱释放，增加胃窦-十二指肠协调运动，促进胃排空。儿童剂量每次 0.2mg/kg，3～4 次/d，餐前 15～20 分钟服用。因不良反应较多，故临床应用逐渐减少。

（2）多潘立酮：为外周多巴胺受体阻抗药，可促进固体和液体胃排空，抑制胃容纳舒张，协调胃窦-十二指肠运动，松弛幽门，从而缓解消化不良症状。儿童剂量每次 0.3mg/kg，3～4 次/d，餐前15～30 分钟服用。1 岁以下儿童由于血-脑屏障功能发育尚未完全，故不宜服用。

（3）西沙比利：通过促进胃肠道肌层神经丛副交感神经节后纤维末梢乙酰胆碱的释放，增强食管下端括约肌张力，加强食管、胃、小肠和结肠的推进性运动。对胃的作用主要有增加胃窦收缩，改善胃窦-十二指肠协调运动。降低幽门时相性收缩频率，使胃电活动趋于正常，从而加速胃排空。儿童剂量每次 0.2mg/kg，3～4 次/d，餐前 15～30 分钟服用。临床研究发现该药能明显改善消化不良症状，但因心脏的不良反应，故应用受到限制。

（4）红霉素：虽为抗生素，也是胃动素激动药，可增加胃近端和远端收缩活力，促进胃推进性蠕动，加速空腹和餐后胃排空，可用于 FD 小儿。

3. 胃黏膜保护剂　这类药物主要有硫糖铝、米索前列醇、恩前列素及蒙脱石散等。临床上这类药物的应用主要是由于功能性消化不良的发病可能与慢性胃炎有关，患者可能存在胃黏膜屏障功能的减弱。

4. $5 - HT_3$ 受体拮抗药和阿片类受体激动药这两类药物促进胃排空的作用很弱，用于治疗功能性消化不良患者的原理是调节内脏感觉阈。但此类药在儿科中尚无用药经验。

5. 抗焦虑药　国内有人使用小剂量多虑平和多潘立酮结合心理疏导治疗功能性消化不良患者，发现对上腹痛及嗳气等症状有明显的缓解作用，较之不使用多虑平的患者有明显提高。因此，在对 FD 的治疗中，利用药物对心理障碍进行治疗有一定的临床意义。

六、预防

并非所有的功能性消化不良的患儿均需接受药物治疗。有些患儿根据医师诊断得知无病及检查结果亦属正常后，可通过改变生活方式与调整食物种类来预防。如建立良好的生活习惯，避免心理紧张因素和刺激性食物，避免服用非甾体抗炎药。对于无法停药者应同时应用胃黏膜保护剂或 H_2 受体拮抗药。

第六节 小儿腹泻

小儿腹泻或称腹泻病，是一组由多病原、多因素引起的以大便次数增多和大便性状改变为特点的消化道综合征，是我国婴幼儿最常见的疾病之一。该病80%由病毒感染引起，常见有轮状病毒、肠道病毒等；也可由细菌，如致腹泻大肠埃希菌、空肠弯曲菌、鼠伤寒杆菌等致病；真菌感染多发生于长期用激素、广谱抗生素及免疫抑制药或免疫功能低下的患儿，以白色念珠菌感染最常见；此外，肠道寄生虫，肠道外感染亦可引起腹泻；非感染因素，如喂养不当、气候变化等均可引起小儿腹泻。本病以6个月至2岁婴幼儿发病率高，1岁以内占半数，是造成小儿营养不良、生长发育障碍的主要原因之一。该病连续病程在2周以内为急性腹泻，病程在2周~2个月为迁延性腹泻，病程在2个月以上为慢性腹泻。根据病情分为轻型腹泻和重型腹泻。

一、诊断

（一）病史、发病诱因

小儿腹泻是儿科最常见的消化道疾病。接诊后应仔细了解以下情况：了解患儿是母乳喂养还是人工喂养，辅食添加情况等。了解患儿使用的乳具、食具、便器、玩具等消毒情况，有无不洁饮食史；腹部是否受凉、天气是否炎热、居室通风情况等。了解腹泻是否影响患儿生长发育状况，是否有湿疹等过敏性皮肤症状。

了解患儿近期有无全身感染，特别是上呼吸道感染等；近期有无消化道流行病及消毒隔离情况等。了解患儿是否患有免疫缺陷病、营养不良、慢性消耗性疾病或先天性畸形等，有无长期服用广谱抗生素或激素等免疫抑制药等。

（二）临床表现

1. 急性腹泻　按程度有轻重之分，有着共同的临床表现。

（1）轻型腹泻：常由饮食因素及肠道外感染引起。起病可急可缓，以胃肠道症状为主，食欲缺乏，偶有溢乳或呕吐，大便次数增多，但每次大便量不多，稀薄或带水，呈黄色或黄绿色，有酸味，常见白色或黄白色奶瓣和泡沫。无脱水及全身中毒症状，多在数天内痊愈。

（2）重型腹泻：多由肠道内感染引起。常急性起病，亦可由轻型逐渐加重、转变而来，除有较重的胃肠道症状外，还有较明显的脱水、电解质紊乱和全身感染中毒症状，如发热、烦躁或委靡、嗜睡，甚至昏迷、休克。

（3）胃肠道症状：食欲低下，常有呕吐，严重者可吐咖啡色液体；腹泻频繁，大便每天十余次至数十次，多为黄色水样或蛋花汤样便，含有少量黏液，少数患儿可有血便。

（4）水、电解质及酸碱平衡紊乱：由腹泻引起体液的电解质丢失所致。

1）脱水：由于水分摄入不足或吐泻丢失所引起的体液总量尤其是细胞外液量的减少，脱水除水分丢失外同时伴有钠、钾和其他电解质的丢失。

2）脱水程度：按患病后累积的体液丢失量分为轻度、中度和重度3度。轻度脱水表示有3%~5%体重减少或相当于体液丢失30~50mL/kg；中度脱水表示有5%~10%的体重减少或相当于体液丢失50~100mL/kg；重度脱水表示有10%以上体重减少或相当于体液丢失

$100 \sim 120mL/kg$。

3）脱水性质：按现存体液渗透压改变分为等渗性脱水，是指血清钠为 $130 \sim 150mmol/L$，水和电解质成比例丢失，血浆渗透压正常，丢失的体液主要是细胞外液，多见于急性腹泻，临床表现见表4-1。低渗性脱水，是指血清钠 $<130mmol/L$，电解质的丢失量比水多，多见于营养不良伴慢性腹泻。临床脱水症状较其他2种严重，较早发生休克。高渗性脱水，是指血清钠 $>150mmol/L$，电解质的丢失比水少，血浆渗透压增高，丢失的体液主要为细胞内液，多见于腹泻伴高热，主要表现为烦渴、高热、烦躁不安、皮肤黏膜干燥，还可出现中枢神经系统症状。

表4-1 等渗性脱水的临床表现与分度

脱水程度	轻度	中度	重度
失水量%（mL/kg）	<5%（50）·	5%～10%（50～100）	>10%（100～120）
精神	稍差，略烦躁	委靡，烦躁	淡漠，昏迷
眼泪	哭时有泪	哭时泪少	哭时无泪
口渴	轻	明显	烦渴
尿量	稍减少	减少	极少或无尿
皮肤	稍干燥，弹性可	干燥，苍白，弹性差	干燥，花纹，弹性极差
黏膜	口唇黏膜略干燥	口唇黏膜干燥	口唇黏膜极干燥
眼窝	稍凹陷	凹陷	明显凹陷，眼闭不合
前囟	稍下陷	下陷	明显下陷
四肢	温暖	稍凉	厥冷
休克征	无	不明显	有，脉速细，血压下降

酸中毒：原因有腹泻使大量碱性物质丢失；进食少，肠吸收不良，脂肪分解增加，产生大量酮体。血容量减少，血液浓缩导致无氧糖酵解增多，乳酸堆积。肾血流减少，酸性代谢产物滞留体内。根据血液 HCO_3^- 测定结果，临床将酸中毒分为轻度（$18 \sim 13mmol/L$）、中度（$13 \sim 9mmol/L$）、重度（$<9mmol/L$）3度。患儿可出现精神不振，口唇樱红，呼吸深快，呼出气体有丙酮味等，小婴儿症状不典型。

低钾血症：当血清钾低于 $3.5mmol/L$ 时称为低钾血症。多由于吐泻丢失大量钾盐，进食少，钾摄入不足，肾脏保钾功能比保钠差等引起。腹泻时常有体内缺钾。表现为精神不振、无力、腹胀、心律失常、碱中毒等。

低钙、低镁血症：多见于腹泻伴活动性佝偻病和营养不良患儿。表现为手足搐搦、惊厥、震颤等。

2. 几种常见类型肠炎的临床特点 按致病因素主要有6种。

（1）轮状病毒肠炎：是秋、冬季小儿腹泻最常见类型。潜伏期1～3天，经粪-口或呼吸道传播，多发生在6个月至2岁婴幼儿。起病急，常伴有发热和上呼吸道感染症状，无明显感染中毒症状。病初1～2天常发生呕吐，随后出现腹泻。大便次数多、量多、水分多，黄色水样或蛋花汤样便带少量黏液，无腥臭味。常并发脱水、酸中毒及电解质紊乱。该病亦可侵犯中枢神经系统和心肌等。本病为自限性疾病，不喂乳类的患儿恢复更快。大便镜检偶有少量白细胞或脂肪球。血清抗体一般在感染后 3 周上升。

（2）诺沃克病毒肠炎：发病季节为 9 月至第 2 年 4 月，多见于年长儿。潜伏期 1~2 天，起病可急可缓。可有发热、呼吸道症状。腹泻和呕吐轻重不等，大便量中等，为稀便或水样便，伴有腹痛。病情重者体温高，伴有乏力、头痛、肌肉痛等。该病为自限性疾病，症状持续 1~3 天。大便和周围血常规检查一般无特殊发现。

（3）产毒性大肠埃希菌引起的肠炎：多发生在夏季。潜伏期 1~2 天，起病较急。轻症仅大便次数稍多，性状轻微改变。重症腹泻频繁，量多，呈水样或蛋花汤样混有黏液，镜检无白细胞。可伴呕吐，常发生脱水、电解质和酸碱平衡紊乱。自然病程一般 3~7 天。

（4）出血性大肠埃希菌肠炎：其中以 O157：H7 所致者最多见。好发于夏秋季节，可通过食物、水源及接触传播。典型患儿有 3 大临床特征：特发性、痉挛性腹痛；血性粪便；低热或不发热。严重者导致溶血尿毒综合征和血栓性血小板减少性紫癜。

（5）侵袭性细菌性肠炎：全年均可发病，多见于夏季。起病急，腹泻频繁，大便呈黏液状，带脓血，有腥臭味。常伴恶心、呕吐、腹痛和里急后重，可出现严重的中毒症状如高热、意识改变，甚至感染性休克。大便镜检有大量白细胞和数量不等的红细胞。大便培养可找到致病菌。

（6）抗生素诱发的肠炎：按致病因素分为 3 种。①金黄色葡萄球菌肠炎：多继发于使用大量抗生素后，病程与症状跟菌群失调的程度有关，有时继发于慢性疾病的基础上。表现为发热、呕吐、腹泻、不同程度中毒症状、脱水和电解质紊乱，甚至发生休克。典型大便为暗绿色，量多带黏液，少数为血便。大便镜检有大量脓细胞和成簇的 G⁺ 球菌，培养有葡萄球菌生长，凝固酶阳性。②假膜性小肠结肠炎：由艰难梭状芽孢杆菌引起。除万古霉素和胃肠道外用的氨基糖苷类抗生素外，几乎各种抗生素均可诱发本病。可在用药 1 周内或停药 4~6 周发病。表现为腹泻，轻症大便次数增加，停用抗生素后很快痊愈。重症频泻，黄绿色水样便，可有伪膜排出，大便可带血，可合并脱水、电解质紊乱和酸中毒。亦可伴有腹痛、腹胀和全身中毒症状，甚至发生休克。③真菌性肠炎：多为白色念珠菌所致，2 岁以下婴儿多见。常并发于其他感染，或肠道菌群失调时。病程迁延，常伴鹅口疮。大便次数增多，黄色稀便，泡沫较多带黏液，有时可见豆腐渣样菌落。大便镜检可见真菌孢子和菌丝。

3. 迁延性腹泻、慢性腹泻　病因复杂，感染、营养物质过敏、酶缺陷、免疫缺陷、药物因素、先天性畸形等均可引起。以急性腹泻未彻底治疗或治疗不当、迁延不愈最为常见。人工喂养、营养不良小儿患病率高。患儿大便次数增多，多为稀水便，食欲差，腹泻持续时间长。可出现营养不良、消瘦、贫血、继发感染，甚至多脏器功能异常。

（三）并发症

小儿迁延性及慢性腹泻可出现消瘦、营养不良、贫血、生长发育迟缓等并发症，以婴幼儿多见。

（四）辅助检查

1. 大便常规检查　对病毒性、非侵袭性细菌以及肠道外因素等所致腹泻，大部分患儿大便常规检查无异常，部分患儿可见少量白细胞或脂肪球，一般无红细胞。对侵袭性细菌所致腹泻，大便检查可见白细胞或脓细胞，并有数量不等的红细胞。

2. 大便培养　对迁延性腹泻及慢性腹泻患儿应进行大便培养，并进行药物敏感试验。根据培养及药敏结果合理应用抗生素。

3. 肠道菌群及大便酸度分析　适用于迁延性及慢性腹泻患儿。

4. 十二指肠液检查　适用于迁延性及慢性腹泻。

5. 小肠黏膜活检　了解慢性腹泻病理生理最可靠的方法。

6. 全消化道 X 线及钡剂造影检查　排除消化道器质性疾病引起腹泻。

7. 结肠镜检查　以排除结肠息肉、溃疡性结肠炎等所致大便性状改变。

二、鉴别诊断

（1）WHO 腹泻组提出 90% 的腹泻不需要抗生素治疗。国内学者根据我国腹泻病原谱的组成及临床观察，证明我国不需要用抗生素治疗的腹泻病约占 70%。该类病例病初表现为"上呼吸道感染"症状，而后出现腹泻，考虑腹泻的病因多可能为：上呼吸道感染，病毒性肠炎以呼吸道症状为先驱症状，治疗上呼吸道感染使用抗生素后引起肠道菌群失调。

（2）慢性迁延性腹泻有时为母乳不足或喂养不当（水多、乳少）饥饿所致。特点是喂哺时患儿饥饿感强，腹部肠鸣音强，大便量少，绿色稀便，小便次数多，体重不增。

（3）可根据大便常规有无白细胞将腹泻分为两组进行鉴别。

大便无或偶见少量白细胞者，需与下列疾病进行鉴别。①生理性腹泻：多见于 6 个月以内婴儿，外观虚胖，常有湿疹，生后不久即发生腹泻，除大便次数增多外，无其他症状，食欲好，不影响生长发育。可能与乳糖不耐受有关，添加辅食后，大便即逐渐转为正常。②导致小肠消化吸收功能障碍的各种疾病：如乳糖酶缺乏、葡萄糖—半乳糖吸收不良、失氯性腹泻、原发性胆酸吸收不良、过敏性腹泻等，可根据各病特点进行大便酸度、还原糖试验等检查加以鉴别。

大便有较多白细胞者，需与下列疾病鉴别。①细菌性痢疾：常有流行病史，起病急，全身症状重。大便次数多，量少，排脓血伴里急后重，大便镜检有较多脓细胞、红细胞和吞噬细胞，大便培养有志贺痢疾杆菌生长可确诊。②坏死性肠炎：中毒症状重，腹痛、腹胀、频繁呕吐、高热，大便略红色糊状，渐出现典型的赤豆汤样血便，常伴休克。腹部立位、卧位 X 线平片可见小肠呈局限性充气扩张，肠间隙增宽，肠壁积气等。

三、治疗

（一）治疗原则

小儿腹泻病的治疗原则为调整饮食，预防和纠正脱水，合理用药，加强护理，预防并发症。急性腹泻多注意维持水、电解质平衡及抗感染，迁延性及慢性腹泻则应注意肠道菌群失调问题及饮食疗法。

（二）急性腹泻治疗

1. 饮食疗法　应强调继续饮食，满足生理需要，补充疾病消耗，以缩短腹泻后康复时间。以母乳喂养的婴儿继续哺乳，暂停辅食；人工喂养儿可喂等量米汤或稀释的牛奶或其他代乳品，由米汤、粥、面条等逐渐过渡到正常饮食；有严重呕吐者可暂禁食 4～6 小时（不禁水），待好转后继续喂食，由少到多，由稀到稠；病毒性肠炎多有继发性双糖酶（主要是乳糖酶）缺乏，对疑似病例可暂停乳类喂养，改为豆制代乳品、发酵奶或去乳糖配方奶粉以减轻腹泻，缩短病程；腹泻停止后逐渐恢复营养丰富的饮食，并每天加餐 1 次，共 2 周。

2. 纠正水、电解质紊乱及酸碱失衡　即液体疗法，是通过补充不同种类的液体来纠正水、电解质和酸碱平衡紊乱的治疗方法。包括补充累积损失量、继续异常损失量和生理需要量 3 部分。补充液体的方法包括口服补液和静脉补液两种。

（1）口服补液：适用于腹泻时脱水的预防及纠正轻、中度脱水无严重呕吐者。新生儿和有明显呕吐、腹胀、休克、心肾功能不全等患儿不宜采用口服补液。常用制剂如下。口服补液盐（ORS 液）：WHO 推荐的 ORS 液中各种电解质浓度为 Na^+ 90mmol/L，K^+ 20mmol/L，Cl^- 80mmol/L，HCO_3^- 30mmol/L，葡萄糖 111mmol/L。可用 NaCl 3.5g，$NaHCO_3$ 2.5g，枸橼酸钾 1.5g，葡萄糖 20.0g，加水到 1000mL 配成。其电解质的渗透压为 220mmol/L（2/3 张），总渗透压为 310mmol/L。此液中葡萄糖浓度为 2%，有利于 Na^+ 和水的吸收；Na^+ 的浓度为 90mmol/L，适用于纠正电解质丢失量；含有一定量的钾和碳酸氢根，可补充钾和纠正酸中毒。米汤加盐溶液：米汤 500mL + 细盐 1.75g（一啤酒瓶盖的一半）；糖盐水：白开水 500mL + 蔗糖 10g + 细盐 1.75g。

用量：轻度脱水口服补液量为 50 ~ 80mL/kg，中度脱水口服补液量为 80 ~ 100mL/kg；患儿每腹泻 1 次给 ORS 液或米汤加盐溶液 50 ~ 100mL，或能喝多少给多少，或每 5 ~ 10 分钟喂 1 次，每次 10 ~ 20mL，ORS 液为 2/3 张，应注意另外补充白开水。

（2）静脉补液：适用于新生儿、中度以上脱水、吐泻严重、腹胀、休克或心肾功能不全的患儿。常用溶液有非电解质溶液：常用 5% 或 10% 葡萄糖注射溶液。电解质溶液：常用 0.9% 氯化钠注射液（生理盐水，1 张），3% 氯化钠溶液，5% 碳酸氢钠溶液（3.5 张），10% 氯化钾溶液（8.9 张）等。混合溶液：为适用不同情况的补液需要，可将各种不同渗透压的溶液按不同比例配成混合溶液使用。在静脉补液的实施过程中需做到三定（定量、定性、定速）、三先（先盐后糖、先浓后淡、先快后慢）及两补（见尿补钾、惊跳补钙）。

第 1 天补液：定量、定性、定速。

定输液总量（定量）：包括累积损失量、继续损失量和生理需要量，一般轻度脱水为 90 ~ 120mL/kg、中度脱水为 120 ~ 150mL/kg、重度脱水为 150 ~ 180mL/kg。先按 1/2 ~ 2/3 量给予，余量视病情决定取舍。营养不良小儿、肺炎、心肾功能不全者、学龄儿，补液总量应酌减 1/4 ~ 1/3。

定输液种类（定性）：原则为先盐后糖。低渗性脱水补给 2/3 张液，等渗性脱水补给 1/2 张液，高渗性脱水补给 1/3 张液。若临床判断脱水性质有困难时，可按等渗性脱水补给。脱水一旦纠正、电解质正常后不必将原计划张力液体全部输完，应当及时修正补液方案，改为 1/5 ~ 1/4 张液。

定输液速度（定速）：原则为先快后慢。补液总量的 1/2 应在头 8 ~ 12 小时内补完，输入速度为 8 ~ 12mL/kg。若有休克时应先扩容，用 2:1 等张含钠液或 1.4% 碳酸氢钠溶液 10 ~ 20mL/kg（总量 <300mL）于 30 ~ 60 分钟内静脉输入，以迅速改善有效循环血量和肾功能。扩容所用的液体和电解质包括在前 8 ~ 12 小时的补液内。余下的液体于 12 ~ 16 小时内补完，约 5mL/（kg·h）。对低渗性脱水的纠正速度可稍快，出现明显水中毒症状如惊厥等时，需用 3% 氯化钠液滴注，12mL/kg 可提高血清钠 10mmol/L，以纠正血清钠至 125mmol/L 为宜。高渗性脱水时补液速度宜放慢，总量宜在 24 小时内均匀输入，纠正高钠血症以每天降低血

清钠 10mmol/L 为度。

纠正酸中毒：轻、中度酸中毒，因输入的混合溶液中已含有一部分碱性溶液，输液后循环和肾功能改善，酸中毒即可纠正。一般当 pH<7.3 时可静脉补给碱性液体，常用 1.4% 碳酸氢钠 3mL/kg 可提高 HCO_3^- 约 1mmol/L，可暂按提高 HCO_3^- 5mmol/L 给予。有血气测定结果时可按公式计算：碱剂需要量（mmol）＝（22−测得 HCO_3^- mmol/L）×0.6×体重（kg）；或碱剂需要量＝［−BE］×0.3×体重（kg）。一般首次给予计算量的 1/2，根据治疗情况决定是否继续用药。

纠正低钾血症：有尿或来院前 6 小时内有尿即应补钾，静脉补入氯化钾为 0.15~0.3g/（kg·d），浓度不应超过 0.3%，每天静脉滴入的时间不应少于 8 小时，一般补钾需要 4~6 天，以补充细胞内钾的不足，能口服时改为口服补钾。纠正低钙、低镁：出现低钙惊厥症状时可用 10% 葡萄糖酸钙注射液，1~2mmol/kg，最大量<100mL，加等量葡萄糖稀释后静脉注射或静脉滴注。低镁者用 25% 硫酸镁每次 0.1mL/kg，深部肌内注射，2~3 次/d，症状缓解后停用。

第 2 天及以后的补液：经第 1 天补液后，脱水和电解质紊乱已基本纠正，第 2 天及以后主要是补充继续损失量和生理需要量，继续补钾，供给热量。一般可改为口服补液。若腹泻频繁或口服不耐受者，仍需静脉补液。补液量根据吐泻和进食情况估算，一般生理需要量按每天 60~80mL/（kg·d），用 1/5~1/3 张含钠液补充；继续损失量按"丢多少补多少""随时丢随时补"的原则，用 1/3~1/2 张含钠液补充；将这两部分相加于 12~24 小时内均匀静脉滴注。还要注意补钾和纠正酸中毒等。

3. 药物治疗　依据病情从三方面治疗。

（1）控制感染：水样便腹泻患儿多为病毒或非侵袭性细菌所致，一般不用抗生素，应合理使用液体疗法，选用微生态制剂和肠黏膜保护药。如伴有明显中毒症状不能用脱水解释者，尤其是重症患儿、新生儿、小婴儿和衰弱儿应选用抗生素治疗。黏液、脓血便患儿多为侵袭性细菌感染，应根据临床特点，针对病原选用抗感染药，再根据大便细菌培养和药敏结果进行调整。大肠埃希菌、空肠弯曲菌、鼠疫耶尔森菌、鼠伤寒沙门菌等所致感染可选用氨苄西林、第三代头孢菌素、庆大霉素、诺氟沙星等。金黄色葡萄球菌肠炎、假膜性肠炎、真菌性肠炎应立即停用原来使用的抗生素，根据症状选用万古霉素、新青霉素、甲硝唑或抗真菌药治疗。婴幼儿选用氨基糖苷类及奎诺酮类抗生素应慎重。

（2）微生态疗法：有助于恢复肠道正常菌群的生态平衡，抑制病原菌定植和侵袭，有利于控制腹泻。常用双歧杆菌、嗜乳酸杆菌、粪链球菌、需氧芽孢杆菌等。

（3）肠黏膜保护药：能吸附病原体和毒素，维持肠细胞的吸收和分泌功能，与肠道黏液糖蛋白相互作用可增强其屏障功能，阻止病原微生物的攻击，如十六角蒙脱石粉。

（三）迁延性腹泻和慢性腹泻治疗

迁延性腹泻和慢性腹泻患儿常伴有营养不良和其他并发症，病情较为复杂，必须采取综合措施。

（1）积极寻找引起病程迁延的原因，针对病因治疗，切忌滥用抗生素，避免顽固的肠道菌群失调。

（2）预防和治疗脱水，纠正电解质和酸碱平衡紊乱。

（3）营养治疗：类患儿多有营养不良，禁食对机体有害，继续喂养对促进疾病恢复有利。继续母乳喂养。

人工喂养儿应调整饮食，<6个月婴幼儿用牛奶加等量米汤或水稀释，或用发酵奶，也可用奶—谷类混合物，每天喂6次，以保证足够热量。>6个月婴儿可用已习惯的平常饮食，如选用加有少量植物油、蔬菜、鱼沫或肉沫的稠粥、面条等；由少到多，由稀到稠。

糖类不耐受患儿由于有不同程度的原发性或继发性双糖酶缺乏，其中以乳糖不耐受者最多，宜采用去乳糖或双糖饮食。

过敏性腹泻：有些患儿在无双糖酶饮食后腹泻仍不改善，需考虑对蛋白质过敏（牛奶或大豆蛋白），应改用其他饮食。

要素饮食：是肠黏膜受损患儿最理想的食物，是由氨基酸、葡萄糖、中链甘油三酯、多种维生素和微量元素组合而成。

静脉营养：少数严重患儿不能耐受口服营养物质者，可采用静脉高营养。推荐方案为：10%脂肪乳剂 2~3g/（kg·d），复方氨基酸 2~2.5g/（kg·d），葡萄糖 12~15g/kg，电解质及多种微量元素适量，液体每天 120~150mL/（kg·d）。通过外周静脉输入，好转后改为口服。

（4）药物治疗：抗感染药应慎用，仅用于分离出特异病原的感染患儿，并根据药敏选用。酌情补充微量元素和维生素，如锌、铁、烟酸、脂溶性（维他利匹特）和水溶性维生素（水乐维他）等。还可应用微生态制剂和肠黏膜保护药。

四、预防与预后

（1）提倡母乳喂养，及时添加辅食，避免夏季断奶，人工喂养者根据具体情况选择合适的代乳品，养成良好的卫生习惯，防止水源污染，加强粪便管理，灭蝇、灭蛆等，防止昆虫污染，病毒性腹泻给予接种疫苗，可大大减少腹泻的发生率。

（2）由气候变化或喂食喂养不当引起的腹泻，避免过热或受凉，合理饮食，绝大部分患儿可在3~5天内痊愈。

（3）病毒性、肠道外因素或非侵袭性细菌性腹泻患儿多合并脱水和电解质紊乱，绝大多数通过补液、微生态疗法和饮食治疗痊愈，小部分患儿由于治疗不及时或不连续或体质较弱病情可反复或迁延，极少部分患儿可合并下呼吸道感染症状如支气管炎、肺炎等。

（4）侵袭性细菌性肠炎经选用敏感抗生素及其他治疗，绝大多数在1周内痊愈。若服用抗生素时间过短（<3天）或不连续可造成病情迁延或反复并增加耐药机会。

（5）切忌滥用抗生素和长期使用皮质激素。对因其他疾病必须较长期使用激素或抗生素者，应给予微生态制剂，以防菌群失调。

第五章

血液系统疾病

第一节 营养性贫血

营养性贫血是指体内缺乏铁、维生素 B_{12}、叶酸、铜、锌等物质，使循环血液中的血红蛋白数、红细胞数、血细胞比容低于正常标准的一种血液病。临床上主要表现为苍白、乏力、头晕、萎靡、纳差、易感染、肝脾轻度肿大，重者可出现心力衰竭症状。

一、营养性缺铁性贫血

营养性缺铁性贫血是由于体内铁缺乏，导致血红蛋白减少所致，临床上主要表现小细胞低色素贫血、血清铁蛋白减少、铁剂治疗有效为特点。

（一）病因

（1）小儿生长发育迅速，需铁量多，如未能及时添加含铁丰富的食品则产生贫血；某些慢性病造成铁吸收不良或食物搭配不合理；钩虫病、肠息肉等疾病导致铁丢失过多；食品含铁量低又未及时添加含铁高的食品；早产、多胎等原因导致的铁储备不足；均是导致缺铁性贫血的原因。

（2）铁是合成血红蛋白的主要原料，缺铁红细胞内血红蛋白含量不足，则细胞变小；铁可使多种含铁酶活性降低，由于这些酶与生物氧化、组织呼吸、神经介质分解与合成有关，从而造成细胞功能紊乱出现乏力、易疲劳、表情淡漠、注意力不集中，组织器官异常如口腔黏膜异常角化、舌炎、反甲等。

（二）诊断与鉴别诊断

1. 病史采集　多发生于 6 个月至 2 岁的婴幼儿（常有早产、双胎史），可因未及时添加富含铁的辅食、消化道吸收障碍、铁丢失过多等引起。

2. 临床表现

（1）症状：发病缓慢，面色苍白，易疲乏，精神不振，烦躁不安，注意力不集中，智力发育落后或停滞，食欲减退，异嗜癖，有时腹泻、呕吐。

（2）体征：皮肤、黏膜、甲床及手足掌苍白，头发干枯稀黄，肝脾和淋巴结轻度肿大，贫血严重时可有心率增快，心脏扩大，有收缩期杂音，重度贫血可有心力衰竭体征。

3. 辅助检查

（1）血常规：红细胞及血红蛋白降低，血红蛋白降低比红细胞降低更明显，呈小细胞低色素性贫血，即红细胞平均容积（MVC）<80fl，红细胞平均血红蛋白量（MCH）<26pg，红细胞平均血红蛋白浓度（MCHC）<31%，红细胞形态大小不等，以小细胞为主，中心淡染区扩大，重者呈环状，网织红细胞正常或偏低。

（2）骨髓象：骨髓呈增生活跃现象，以红系增生明显，各期红细胞均较正常小，细胞质量少，不规则，呈毛刺状，嗜碱性强，核小而细密，表现为细胞浆成熟落后于细胞核，即所谓"老核幼浆"现象，铁粒幼红细胞低于15%以下，细胞外铁消失或极少。

（3）铁代谢检查：①血清铁蛋白。在储铁缺乏期即减少，正常值<3个月患儿为194～238μg/L，>3个月患儿为18～91μg/L，<12μg/L视为铁缺乏。②红细胞游离原卟啉。正常值为0.09～0.9μmol/L（5～50μg/dL），如>0.9μmol/L则表示生成红细胞的铁缺乏。③血清铁、总铁结合力。血清铁<9.0～10.7μmol/L（50～60μg/dL），总铁结合力增高>62.7μmol/L（350μg/dL），血清转铁蛋白饱和度降低<15%，可考虑缺铁。

具备临床表现应高度怀疑本病；加血常规结果可临床诊断；确诊尚需铁代谢检查和骨髓象。

4. 鉴别诊断 营养性巨幼红细胞性贫血：该病血色素也降低，临床常有神经精神症状，外周血红细胞体积增大，骨髓中出现巨幼红细胞。用维生素 B_{12} 及叶酸治疗有效。

（三）治疗

1. 病因治疗 药物治疗期间，同时逐渐增加富含铁的辅食，并去除引起缺铁的各种原因。

2. 对症治疗 重度贫血血红蛋白<30g/L可输血，尤其贫血而引起心功能不全或者合并感染时，应及时输血。输血量可按10mL/kg，输血要注意输血量及速度，预防发生心力衰竭，贫血越重，每次输血量应越少。可多次输。极重患者可用浓缩红细胞换血。

3. 药物治疗

（1）硫酸亚铁剂量30～50mg/（kg·d），分3次进食期间口服，同时服用维生素C和稀盐酸，疗程至血红蛋白正常后2个月。

（2）3%铁维合剂剂量30～40mg/（kg·d），分3次进食期间服用。

（3）力蜚能儿童6岁以上100～150mg/d，6岁以下50mg/d，成人150mg/d。

二、营养性巨幼红细胞性贫血

营养性巨幼红细胞性贫血又称大细胞性贫血，主要是由于缺乏维生素 B_{12} 及叶酸所致，临床上主要表现为面色苍白、神经精神发育减退、肝大、红细胞数目减少，骨髓中出现巨幼红细胞。

（一）病因

缺乏维生素 B_{12} 及叶酸是本病的主要原因，维生素 B_{12} 主要存在于肝、牛肉、肾脏、米糠、麦胚中；叶酸主要存在于绿色蔬菜中，肝肾酵母等含量也较丰富，母亲或小儿摄入上述食品较少即可造成缺乏维生素 B_{12} 及叶酸。另外维生素C缺乏也可影响叶酸的形成。

（二）诊断与鉴别诊断

1. 病史采集 多见于6～18个月的婴儿，生后未及时添加辅食、辅食中含维生素 B_{12} 和叶酸少、单纯羊奶喂养、有偏食及胃肠道疾病影响吸收等原因均可引起。

2. 临床表现

（1）症状：进行性贫血貌，表情呆滞，反应迟钝，嗜睡，少哭不笑，哭时无泪，声音嘶哑，智力和运动发育缓慢，甚至出现"倒退现象"。

（2）体征：面色苍黄或蜡黄，口唇和手足掌苍白，虚胖，头发稀黄，干枯无光泽，手、足、舌及头部颤动，舌系带溃疡，肝脾轻度肿大；心率快，心脏扩大，可听到收缩期杂音，甚至发生心力衰竭；皮肤可见针尖大小出血点，重者肌张力增强和腱反射亢进。

3. 辅助检查 ①血常规：红细胞和血红蛋白减少，红细胞数减少更明显，$MCV > 94fl$，$MCH > 32pg$，$MCHC$ 正常。白细胞数可减少，粒细胞早期可见分叶增多，少数可见血小板减少，网织红细胞正常或稍减少。②骨髓象：骨髓增生活跃，以红系增生为主，红系巨幼变，各阶段红细胞体积大，核染色质疏松，显示细胞核发育落后于细胞质，呈现"老浆幼核"现象。粒细胞可见胞体增大，巨核细胞可见分叶过多，血小板体积大。③血清维生素 B_{12} 缺乏的检查：维生素 B_{12} 定量，正常值为 $200 \sim 800ng/L$，$< 100ng/L$ 为维生素 B_{12} 缺乏。血清叶酸定量正常值为 $5 \sim 6\mu g/L$，$< 3\mu g/L$ 为维生素 B_{12} 缺乏。血清乳酸脱氢酶明显增高，尿甲基丙二酸增高也是诊断维生素 B_{12} 缺乏的一个可靠指标。具备病史、临床表现应高度怀疑本病；加血常规检查结果可临床诊断；加骨髓结果及血清维生素 B_{12} 缺乏的检查即可确诊。

4. 鉴别诊断 该病精神神经症状比较突出，需与脑发育不全区别，巨幼红细胞性贫血首先表现为贫血，外周血中血红蛋白降低，红细胞减少，而且有典型的中央淡染的大红细胞足以鉴别。

（三）治疗

1. 一般治疗 随着精神和食欲的好转，逐渐添加富含叶酸、维生素 B_{12}、蛋白质和铁的饮食，直至达到人体所需的饮食量为止。

2. 对症处理 震颤严重者，可给少量镇静药；有感染者，应积极治疗；注意口腔护理；贫血严重者或贫血并有感染可给予输血治疗。

3. 药物治疗

（1）对神经症状重者，肌内注射维生素 B_{12}，剂量为每次 $100\mu g$，每周 $2 \sim 3$ 次；震颤严重者可每天 1 次，每次 $100\mu g$，连续 $2 \sim 4$ 周，或至血常规恢复正常为止。

（2）对叶酸缺乏者，口服叶酸 5mg，每天 3 次，连续用 $2 \sim 3$ 周后改为每天 1 次，至血常规恢复正常。同时服用足量维生素 B_6 能加速神经症状的恢复。治疗后期需加铁剂，持续用 1 个月左右。

（3）对单纯维生素 B_{12} 缺乏者，不宜用叶酸治疗，以防加重神经症状；对于维生素 B_{12} 吸收不良者，需长期肌内注射维生素 B_{12}，每月肌内注射 1 次，每次 1mg。

（4）对于抗叶酸制剂致病者可用甲酰四氢叶酸钙治疗；对于叶酸缺乏者，予叶酸 5mg，每天 3 次口服，加服维生素 C。对先天性叶酸吸收障碍者，口服叶酸量每天可达 $15 \sim 50mg$ 才能有效。

三、营养性混合性贫血

具有营养性缺铁性贫血和营养性巨幼红细胞性贫血两种贫血的原因及临床特点。

（一）病因

参考营养性缺铁性贫血和营养性巨幼红细胞性贫血。

（二）诊断

1. 临床表现　有引起铁、维生素 B_{12} 及叶酸缺乏的原因。皮肤蜡黄色，有神经系统症状。可因缺铁、缺乏维生素 B_{12} 及叶酸的程度不同，表现不同。贫血程度多较重，少数患儿可见皮肤有出血点。

2. 辅助检查

（1）血常规：血红蛋白和红细胞可呈平行降低，红细胞呈现明显大小不等，大红细胞呈中空淡染的特征，MCHC $<32\%$ ，WBC 有体积变大和分叶增多，白细胞和血小板减少。

（2）骨髓象：骨髓增生活跃，以红系增生为主，巨幼红细胞病变，胞质疏松，细胞质嗜碱性增强，白细胞有体积变大，具有两种贫血的特点，成熟的红细胞大小不等。

具备临床表现应高度怀疑；加辅助检查可临床诊断；确诊尚需维生素 B_{12} 、叶酸及血清铁定量检查。

（三）治疗

铁剂和维生素 B_{12} 或叶酸合并使用。输血指征同缺铁性贫血。改善饮食喂养，增加富含铁、维生素 B_{12} 和叶酸的饮食。加强护理，预防感染，积极治疗急慢性感染。

第二节　再生障碍性贫血

再生障碍性贫血是由多种病因导致的骨髓造血功能衰竭的一种全血细胞减少综合征。临床上主要表现为贫血、出血、发热、全血细胞减少，多无脾及淋巴结肿大。

一、病因

（1）本病有一定遗传倾向，部分患者存在对某些致病因素诱发的特异性异常免疫反应易感性增强及"脆弱"骨髓造血功能倾向。

（2）造血干/祖细胞内在早缺陷，包括量的减少和质的异常，特别是 CD_{34}^+ 细胞减少程度与病情严重性呈正相关。

（3）异常免疫反应损伤造血干/祖细胞，造血微循环支持功能缺陷，均能导致再生障碍性贫血。

二、诊断与鉴别诊断

（一）急性型（重型再生障碍性贫血Ⅰ型）

1. 临床表现

（1）发病急，病程短，1~7 个月，进展快，贫血呈进行性加剧且重。

（2）常伴有难以控制的严重感染。

（3）出血严重，常有内脏及颅内出血，肝、脾、淋巴结无肿大。

2. 辅助检查

（1）血常规：有重度贫血，呈正细胞正色素性贫血；网织红细胞 $<1\%$ ，绝对值 $<15 \times 10^9/L$ ；中性粒细胞绝对值 $<0.5 \times 10^9/L$ ；血小板 $<$ （10~20） $\times 10^9/L$ 。

（2）骨髓象：多部位增生严重减低，三系造血细胞明显减少，非造血细胞增加，骨髓小粒中非造血细胞明显增多。

具备急性贫血的临床表现，外周血三系减少应高度怀疑本病；确诊要依据骨髓检查结果。

（二）慢性型（重型再生障碍性贫血Ⅱ型）

1. 临床表现　起病缓慢，病程长，1～4年以上；贫血、出血及感染较轻。

2. 辅助检查

（1）血常规：有全血细胞减少，呈正细胞正色素性贫血，红细胞形态轻度异常，多见椭圆形红细胞，网织红细胞<1%，偶有白细胞<4.0×10^9/L，淋巴细胞相对升高。

（2）骨髓象：骨髓增生不良，亦可有灶性增生，如增生良好，红系中晚幼红炭核细胞增多，巨核细胞明显减少，非造血细胞增多，常>50%。

（3）重型再生障碍性贫血Ⅱ型：为慢性型治疗过程中病情恶化所至，临床症状、血常规及骨髓象与急性再生障碍性贫血相同。

（4）中性粒细胞碱性磷酸酶染色积分值多增高。

（5）骨髓造血干细胞培养显示粒单细胞集落、突发粒单集落及红系集落均减少。

本病诊断依据骨髓象检查结果。

（三）鉴别诊断

1. 小儿白血病　该病也有全血细胞减少，但周围血中可发现大量幼稚细胞，骨髓穿刺涂片可鉴别。

2. 阵发性血红蛋白尿　该病也可出现全血细胞减少，但反复进行尿液检查可出现血红蛋白尿，网织红细胞虽然可明显减低，但波动较大。

三、治疗

（一）一般疗法

查找病因并及时去除。停止接触或口服可能致病药物、化学毒品、避免放射线照射。加强护理，保证营养供给，防止出血及感染，一旦感染，选择两种以上有效抗生素联合治疗。

（二）对症治疗

颅内出血及失血性休克时，应输新鲜血和血小板；对决定进行骨髓移植的患儿，移植前尽量避免输血，以免增加排斥反应的发生。

（三）急性再障的治疗

1. 免疫疗法　①抗胸腺细胞球蛋白（ATG）或抗淋巴细胞球蛋白（ALG）的应用。猪ATG或ALG，剂量15～20mg/（kg·d）；马ATG或ALG，剂量5～40mg/（kg·d）；兔ATG或ALG，剂量为5～10mg/（kg·d）。连续静脉滴注5天，无明显疗效可使用第二疗程。用前需做过敏试验。注意血清病和血小板减少等不良反应，必要时反复输新鲜血或血小板悬液，防止出血及感染。②大剂量甲泼尼龙。剂量为30mg/（kg·d），连续静脉滴注3天后，减量，一般每周减量一半，直至1mg/（kg·d）后停药。③环孢素A。剂量10～20mg/（kg·d），使血浓度达500～800ng/mL后，逐渐减量到1～5mg/（kg·d），维持3个月以上。④大剂量丙种球蛋白。静脉滴注剂量按1g/kg，每4周1次，6个月可缓解。

2. 骨髓移植　应用组织相容性一致的供者骨髓做同种异体骨髓移植。

3. 胚胎肝输注　用胚胎肝单个核细胞悬液，可以连续数次，可改善症状。

（四）慢性再生障碍性贫血的治疗

1. 雄激素　能使血清中促红细胞生成素（EPO）增多，使骨髓中红系祖细胞及粒单系祖细胞生成增加，促进定向干细胞进入增殖周期。

以上药物应用至少 2~3 个月后网织红细胞先上升，然后血红蛋白逐渐上升，继之白细胞回升，血小板回升最慢，半年后才回升。应长期用药，但应注意肝功能损害等不良反应。

2. 糖皮质激素　可减轻雄激素的不良反应，防止长骨骨化和早期融合，可减少出血倾向，一般常用泼尼松 0.5~1mg/（kg·d）分次口服。

3. 改善造血微环境药物　包括神经刺激或血管扩张药，可通过兴奋骨髓神经，扩张骨髓血管，改善骨髓造血微环境，从而刺激和滋养造血祖细胞增生。①硝酸士的宁：5 天疗法，分别以 1mg、1mg、2mg、2mg、3mg 连续肌内注射 5 天，间隔 2 天，重复应用。10 天疗法，分别以 1mg 2 天，2mg 5 天，3mg 3 天，连续肌内注射，间隔 4 天，重复应用，直至缓解。20 天疗法，剂量 2~3mg/d，连续肌内注射 20 天，间隔 5 天，重复应用。②一叶萩碱：剂量 8mg/d 肌内注射，每天 1 次，一般用药 1.5~2 个月见效，疗程不少于 4 个月，与司坦唑醇合用较单用疗效好。③山莨菪碱（654-2）：0.5~2mg/（kg·d），每天 2 次，静脉滴注。

4. 其他药物　氯化钴、碳酸锂、植物血凝素（PHA）、左旋咪唑、胸腺素、多抗甲素等均可试应用。

5. 胎肝输注　用于慢性再生障碍性贫血较急性再障疗效好。

6. 脐血输注　脐血中含有较多的造血干细胞及较高水平的造血刺激因子，输注后近期内可改善血常规，稳定病情，减少输血次数。

7. 脾切除　骨髓增生接近正常，有红细胞寿命缩短的证据，内科疗法 0.5 年以上无效的较重病例，可考虑脾切除。

8. 造血生长因子的应用　文献中已应用了重组粒系集落刺激因子（rhCSF-G），重组单系集落刺激因子（rhCSF-GM）。

9. 骨髓移植　急性型再生障碍性贫血或慢性重型再生障碍性贫血于诊断后 2~3 周内可进行骨髓移植。

第三节　原发性血小板减少性紫癜

原发性血小板减少性紫癜，急性型发病前多有病毒感染史，病毒感染后使机体产生相关抗体，抗体与血小板膜发生交叉反应使血小板受到损伤；同时病毒感染后抗原抗体形成抗原抗体复合物，附着在血小板表面；血小板相关抗体与血小板上相关抗原相结合，均能导致血小板被单核-巨噬细胞系统所清除，从而使血小板寿命缩短，导致血小板减少；而慢性型者除免疫因素外，还与肝、脾作用有关。临床主要表现为皮肤、黏膜自发性出血、血小板减少，骨髓巨核细胞正常或增多，但产生血小板的成熟巨核细胞减少或缺如，出血时间延长，血块收缩不良。

一、病因

（1）目前发现该病发病前均有病毒感染史，由于病毒感染后使机体产生相应抗体，这类抗体可与血小板膜发生交叉反应，使血小板受损而被单核巨噬细胞系统清除。

（2）病毒感染后，体内形成抗原—抗体复合物，可附着于血小板表面，使血小板易被单核—巨噬细胞系统清除。

（3）患者血清中血小板相关抗体含量增高，与血小板数量呈负相关。

（4）血小板与巨核细胞有共同抗原性，抗血小板抗体同样作用于骨髓中巨核细胞，导致巨核细胞成熟障碍，巨核细胞生成、释放均会受到严重影响。

二、诊断与鉴别诊断

（一）临床表现

1. 急性型　发病急，发病前 1~3 周多有病毒感染史，如上呼吸道感染、风疹、水痘和流行性腮腺炎等。预防接种也可发生。以皮肤黏膜自发性出血点、出血斑和鼻衄，牙龈出血最多见，也可有便血、呕血和尿血，青春期女孩月经过多，少数患者可发生颅内出血。出血重的可有贫血，病程一般在 6 个月以内。

2. 慢性型　起病较缓慢，出血症状一般较轻。重者也可发生瘀斑和血肿。可有颅内出血。病程超过 6 个月。缓解与发作可以交替称反复发作型。

（二）辅助检查

1. 血常规检查　血常规中红细胞及白细胞基本正常，如出血重而发生失血性贫血时网织红细胞也可增高；血小板数量降低，急性型常达 $20 \times 10^9/L$ 以下，慢性型一般为（30~80）$\times 10^9/L$，血小板形态可较大，在慢性型较明显；出血时间延长，凝血时间正常。血块收缩不良，毛细血管脆性试验阳性。

2. 骨髓检查　骨髓细胞增生活跃，粒红系一般正常。巨核细胞数增多或正常，但产生血小板的成熟巨核细胞减少甚至缺如。巨核细胞胞浆少，颗粒少和空泡变性等。

3. 血小板抗体检查　血小板表面相关免疫球蛋白（PAIg）80% 以上阳性，其他的 PA IgM、PA IgA 或血小板相关补体（PAC）阳性，血清抗体阳性率较低。

具备临床表现应高度怀疑本病，加血常规检查除外过敏性紫癜等可临床诊断；确诊需骨髓和血小板抗体检查。

（三）鉴别诊断

1. 过敏性紫癜　该病可出现出血性斑丘疹，呈对称分布，成批出现，多见于下肢及臀部，但外周血血小板数目正常，容易鉴别。

2. 急性白血病　该病皮肤也可出现瘀点，本病混淆，但临床上有肝脾淋巴结肿大，外周血及骨髓检查可见幼稚白细胞足以鉴别。

三、治疗

（一）急性型

1. 一般对症　起病急、出血重、血小板过低者，要卧床休息，避免外伤，控制感染，加强鼻腔和口腔护理，鼻衄时填塞止血，防止创伤及自发性颅内出血。

2. 药物治疗

（1）糖皮质激素：可减轻毛细血管通透性，抑制抗体产生及免疫反应，抑制单核巨噬细胞系统对血小板的吞噬破坏。泼尼松剂量 $1 \sim 2mg/$（kg·d）。急重症者，可用氢化可的松 $5 \sim 10mg/kg$ 或地塞米松 $2 \sim 4mg$ 静脉滴注，每天 1 次，可连续 $7 \sim 14$ 天。好转后改为口服，疗程 $4 \sim 6$ 周。

（2）止血药及生血药：维生素 C、芦丁片、氨肽素片、卡巴克洛片口服；三磷腺苷、辅酶 A、酚磺乙胺等静脉滴注。

（3）大剂量丙种球蛋白：静脉滴注，可能通过封闭单核巨噬细胞系统，减少对血小板的吞噬破坏。剂量 $0.4g/$（kg·d），连续 5 天，或 $0.1 \sim 0.2g/$（kg·d）连续 5 天，均有效。适用于急重病例抢救。

3. 脾切除　仅在发生危及生命的大出血或颅内出血、内科疗法无效时才可考虑紧急切脾。或输血小板和红细胞，但必须同时使用大剂量糖皮质激素。

（二）慢性型

1. 一般疗法　基本同急性型。学龄儿童无明显出血倾向时可继续上学，避免外伤，注意防止上呼吸道感染。

2. 对症治疗　血小板 $< 25 \times 10^9/L$，出血严重，可输新鲜血按 $10mL/kg$ 或输血小板 $2 \sim 4U$。

3. 药物治疗

（1）糖皮质激素：首选泼尼松，剂量 $1 \sim 2mg/$（kg·d），分次口服，连用 $4 \sim 6$ 周后减量，每 $1 \sim 2$ 周用量减 1/4，并改为隔天 1 次，清晨口服，以减少不良反应，如治疗 $3 \sim 4$ 周无效，宜停药，改用其他疗法。如有效，血小板 $> 50 \times 10^9/L$，可以小量维持，以不出血及无明显不良反应为度。

（2）止血药和生血药：详见急性型药物治疗，用氨肽素和利血生等。

（3）免疫抑制药：激素无效时可试用，也可用于脾切除无效者。①长春新碱每次 $0.025mg/kg$，每周 1 次缓慢静脉滴注，连用 $7 \sim 8$ 次。②环磷酰胺 $2.5 \sim 3mg/$（kg·d），分 $2 \sim 3$ 次口服。③硫唑嘌呤 $2.5mg/$（kg·d），分 $2 \sim 3$ 次口服。一般数月后见效，疗程可达 1 年以上。④上述 3 药联合应用，4 周为 1 个疗程。

（4）输大剂量丙种球蛋白。

（5）抗-D 免疫球蛋白，$25 \sim 50\mu g/$（kg·d），静脉注射，连用 5 天。

（6）达那唑 $10 \sim 15mg/$（kg·d），分 $3 \sim 4$ 次口服，连用 $2 \sim 4$ 月。大剂量维生素 C $0.2g/$（kg·d），加入等渗葡萄糖液中静滴，20 天为 1 个疗程。干扰素 $1 \sim 5U/kg$，皮下或肌内注射，疗程 12 天。

4. 其他治疗　病程在 1 年以上，血小板持续 $< 50 \times 10^9/L$，出血较重，激素无效或依赖者，年龄在 4 岁以上，可考虑切脾，有效率 $65\% \sim 85\%$。

第四节　急性白血病

白血病（leukemia）是造血组织中某一血细胞系统过度增生，浸润到各组织和器官，从而引起一系列临床表现的恶性血液病。据调查，我国 <10 岁小儿白血病的发生率为 3/10 万～

4/10 万，在 <15 岁的恶性肿瘤患病构成的调查中约占 35%；是我国最常见的小儿恶性肿瘤。男性发病率高于女性。急性白血病占 90% ~95%，慢性白血病仅占 3% ~5%。

一、病因

尚未完全明了，可能与下列因素有关。

1. 病毒因素 多年研究已证明属于 RNA 病毒的逆转录病毒（retrovirus，又称人类 T 细胞白血病病毒，HTLV），可引起人类 T 淋巴细胞白血病。其他病毒（如 EB 病毒）与白血病的关系也引起关注。

2. 物理和化学因素 电离辐射能引起白血病。小儿对电离辐射较为敏感，在曾经放射治疗胸腺肥大的小儿中，白血病发生率较正常小儿高 10 倍；妊娠妇女照射腹部后，其新生儿的白血病发病率比未经照射者高 17.4 倍。苯及其衍生物、氯霉素、保泰松、乙双吗啉和细胞毒药物等均可诱发急性白血病。

3. 遗传素质 白血病不属遗传性疾病，但在家族中却可有多发性恶性肿瘤的情况；少数患儿可能患有其他遗传性疾病，如 21 三体综合征、先天性睾丸发育不全症、先天性再生障碍性贫血伴有多发畸形（范科尼贫血）、先天性远端毛细血管扩张性红斑症（布卢姆综合征）以及严重联合免疫缺陷病等，这些疾病患儿的白血病发病率比一般小儿明显增高。此外，同卵孪生儿中一个患急性白血病，另一个患白血病的概率为 20%，比双卵孪生儿的发病率高 12 倍。以上现象均提示白血病的发生与遗传素质有关。

二、诊断与鉴别诊断

（一）临床表现

各型急性白血病的临床表现基本相同，主要表现如下。

1. 起病 大多较急，少数缓慢。早期症状有面色苍白、精神不振、乏力、食欲低下，鼻衄或齿龈出血等；少数患儿以发热和类似风湿热的骨关节痛为首发症状。

2. 发热 多数患儿起病时有发热，热型不定，可低热、不规则发热、持续高热或弛张热，一般不伴寒战。发热原因之一是白血病性发热，多为低热且抗生素治疗无效；另一原因是感染，常见者为呼吸道炎症，齿龈炎，皮肤疖肿，肾盂肾炎、败血症等。

3. 贫血 出现较早，并随病情发展而加重，表现为苍白、虚弱无力、活动后气促等。贫血主要是由于骨髓造血干细胞受到抑制所致。

4. 出血 以皮肤和黏膜出血多见，表现为紫癜、瘀斑、鼻衄、齿龈出血，消化道出血和血尿。偶有颅内出血，为引起死亡的重要原因之一。出血的主要原因是骨髓被白血病细胞浸润，巨核细胞受抑制使血小板的生成减少。血小板还可有质的改变而致功能不足，从而加剧出血倾向。白血病细胞浸润肝脏，使肝功能受损，纤维蛋白原、凝血酶原和第 V 因子等生成不足，亦与出血的发生有关。感染和白血病细胞浸润使毛细血管受损，血管通透性增加，也可导致出血倾向。此外，当并发弥散性血管内凝血时，出血症状更加明显。在各类型白血病中，以 M_3 型白血病的出血最为显著。

5. 白血病细胞浸润引起的症状和体征

（1）肝、脾、淋巴结肿大：白血病细胞浸润多发生于肝、脾而造成其肿大，这在急性淋巴细胞白血病尤其显著。肿大的肝、脾质软，表面光滑，可有压痛。全身浅表淋巴结轻度肿大，但多局限于颈部、颌下、腋下和腹股沟等处，其肿大程度以急性淋巴细胞白血病较为显著。有时因纵隔淋巴结肿大引起压迫症状而发生呛咳、呼吸困难和静脉回流受阻。

（2）骨和关节浸润：小儿骨髓多为红骨髓，易被白血病细胞侵犯，故患儿骨、关节疼痛较为常见。约25%患儿以四肢长骨、肩、膝、腕、踝等关节疼痛为首发症状，其中部分患儿呈游走性关节痛，局部红肿现象多不明显，并常伴有胸骨压痛。骨和关节痛多见于急性淋巴细胞白血病。骨痛的原因主要与骨髓腔内白血病细胞大量增生、压迫和破坏邻近骨质以及骨膜浸润有关。骨骼 X 线检查可见骨质疏松、溶解，骨骺端出现密度减低横带和骨膜下新骨形成等征象。

（3）中枢神经系统浸润：白血病细胞侵犯脑实质和/或脑膜时即引起中枢神经系统白血病（central nervous system leukemia，CNSL）。由于近年联合化疗的进展，使患儿的寿命得以延长，但因多数化疗药物不能透过血—脑屏障，故中枢神经系统便成为白血病细胞的"庇护所"，造成 CNSL 的发生率增高，这在急性淋巴细胞白血病尤其多见。浸润可发生于病程中任何时候，但多见于化疗后缓解期。它是导致急性白血病复发的主要原因。

常见症状为颅内压增高，出现头痛、呕吐、嗜睡、视盘水肿等；浸润脑膜时，可出现脑膜刺激征；浸润脑神经核或根时，可引起脑神经麻痹；脊髓浸润可引起横贯性损害而致截瘫。此外，也可有惊厥，昏迷。检查脑脊液可以确诊：脑脊液色清或微浊，压力增高；细胞数 $> 10 \times 10^6/L$，蛋白 $> 0.45 g/L$；将脑脊液离心沉淀作涂片检查可发现白血病细胞。

（4）睾丸浸润：白血病细胞侵犯睾丸时即引起睾丸白血病（testic leukemia，TL），表现为局部肿大、触痛，阴囊皮肤可呈红黑色。由于化疗药物不易进入睾丸，在病情完全缓解时，该处白血病细胞仍存在，因而常成为导致白血病复发的另一重要原因。

（5）绿色瘤：是急性粒细胞白血病的一种特殊类型，白血病细胞浸润眶骨、颅骨、胸骨、肋骨或肝、肾、肌肉等，在局部呈块状隆起而形成绿色瘤。此瘤切面呈绿色，暴露于空气中绿色迅速消退，这种绿色素的性质尚未明确，可能是光紫质或胆绿蛋白的衍生物。绿色瘤偶由急性单核细胞白血病局部浸润形成。

（6）其他器官浸润：少数患儿有皮肤浸润，表现为丘疹、斑疹、结节或肿块；心脏浸润可引起心脏扩大、传导阻滞、心包积液和心力衰竭等；消化系统浸润可引起食欲不振、腹痛、腹泻、出血等；肾脏浸润可引起肾肿大、蛋白尿、血尿、管型尿等；齿龈和口腔黏膜浸润可引起局部肿胀和口腔溃疡，这在急性单核细胞白血病较为常见。

（二）辅助检查

为确诊白血病和观察疗效的重要方法如下。

1. 血常规　红细胞及血红蛋白均减少，大多为正细胞正血色素性贫血。网织红细胞数大多较低，少数正常；偶在外周血中见到有核红细胞。白细胞数增高者约占50%以上，其余正常或减少，但在整个病程中白细胞数可有增、减变化；白细胞分类示原始细胞和幼稚细胞占多数。血小板减少。

2. 骨髓象　骨髓检查是确立诊断和评定疗效的重要依据。典型的骨髓象为该类型白血病的原始及幼稚细胞极度增生；幼红细胞和巨核细胞减少。但有少数患儿的骨髓表现为增生低下，其预后和治疗均有特殊之处。

3. 组织化学染色　常用以下组织化学染色以协助鉴别细胞类型。

（1）过氧化酶：在早幼阶段以后的粒细胞为阳性；幼稚及成熟单核细胞为弱阳性；淋

巴细胞和浆细胞均为阴性。各类型分化较低的原始细胞均为阴性。

（2）酸性磷酸酶：原始粒细胞大多为阴性，早幼粒细胞以后各阶段粒细胞为阳性；原始淋巴细胞弱阳性，T细胞强阳性，B细胞阴性；原始和幼稚单核细胞强阳性。

（3）碱性磷酸酶：成熟粒细胞中此酶的活性在急性粒细胞白血病时明显降低，积分极低或为0；在急性淋巴细胞白血病时积分增加；在急性单核细胞白血病时积分大多正常。

（4）苏丹黑：此染色结果与过氧化酶染色的结果相似：原始及早幼粒细胞阳性；原淋巴细胞阴性；原单核细胞弱阳性。

（5）糖原：原始粒细胞为阴性，早幼粒细胞以后各阶段粒细胞为阳性；原始及幼稚淋巴细胞约半数为强阳性，余为阳性；原始及幼稚单核细胞多为阳性。

（6）非特异性酯酶（萘酚酯 NASDA）：这是单核细胞的标记酶，幼稚单核细胞强阳性，原始粒细胞和早幼粒细胞以下各阶段细胞为阳性或弱阳性，原始淋巴细胞阴性或弱阳性。

3. 溶菌酶检查　血清中的溶菌酶主要来源于破碎的单核细胞和中性粒细胞，测定血清与尿液中溶菌酶的含量可以协助鉴别白血病细胞类型。正常人血清含量为 4～20mg/L；尿液中不含此酶。在急性单核细胞白血病时，其血清及尿液的溶菌酶浓度明显增高；急性粒细胞白血病时中度增高；急性淋巴细胞白血病时则减少或正常。

（三）鉴别诊断

1. 再生障碍性贫血　本病血常规呈全血细胞减少；肝、脾、淋巴结不肿大；骨髓有核细胞增生低下，无幼稚白细胞。

2. 传染性单核细胞增多症　本病肝、脾、淋巴结常肿大；白细胞数增高并出现异型淋巴细胞，易与急性淋巴细胞白血病混淆。但本病病程经过一般良好，血常规多于1个月左右恢复正常；血清嗜异性凝集反应阳性；多数病例血清 EB 病毒 DNA 阳性，可血清 EB 病毒抗原 IgM 阳性；骨髓无白血病细胞形态学改变。

3. 类白血病反应　为造血系统对感染、中毒和溶血等刺激因素的一种"应激"反应，以外周血出现幼稚白细胞和/或白细胞数增高为特征。当原发疾病被控制后，血常规即恢复正常。此外，根据：血小板数多正常；白细胞中有中毒性改变，如中毒颗粒和空泡形成；中性粒细胞碱性磷酸酶积分显著增高等，可与白血病区别。

4. 风湿性关节炎　有发热、关节疼痛症状者易与风湿性关节炎混淆，需注意鉴别。

三、治疗

急性白血病的治疗主要是以化疗为主的综合疗法，其原则是：要早期诊断、早期治疗；应严格区分患儿的白血病类型，按照类型选用不同的化疗药物和相应的药物剂量联合治疗；采用早期连续适度化疗和分阶段长期规范治疗的方针。同时要早期防治中枢神经系统白血病和睾丸白血病，化疗的同时给予积极的支持治疗。急性淋巴细胞性白血病（ALL）者于完全缓解后予维持治疗，总治疗时间为 2.5～3.5 年；急性非淋巴细胞性白血病（ANLL）者则为高强度短疗程的化疗，不需维持治疗；总治疗时间为6～8个月。

（一）支持疗法

1. 防治感染　在化疗阶段，保护性环境隔离对降低院内交叉感染具有较好效果。用抗生素预防细菌性感染，可减少感染性并发症。并发细菌性感染时，应首选强力的抗生素以控制病情，根据不同致病菌和药敏试验结果选用有效的抗生素治疗。并发真菌感染者，可选用抗真菌药物如两性霉素 B、伊曲康唑、伏立康唑或卡泊芬净等治疗；并发病毒感染者可用阿昔洛韦（acyclovir）或更昔洛韦（ganciclovir）治疗；怀疑并发卡氏囊虫肺炎者，应及早采用复方新诺明治疗。

2. 输血和成分输血　明显贫血者可输给红细胞；因血小板减少而致出血者，可输浓缩血小板。有条件时可酌情静脉输注丙种球蛋白。

3. 集落刺激因子　化疗期间如骨髓抑制明显者，可予以 G - CSF、GM - CSF 等集落刺激因子。

4. 防治高尿酸血症　在化疗早期，由于大量白血病细胞破坏分解而引起高尿酸血症，导致尿酸结石梗阻、少尿或急性肾衰竭，故应注意"水化和利尿"。为预防高尿酸血症，可口服别嘌呤醇（allopurinol）。

5. 其他　在治疗过程中，要增加营养。有发热、出血时应卧床休息。要注意口腔卫生，防止感染和黏膜糜烂。并发播散性血管内凝血时，可用肝素等治疗。

（二）化学药物治疗

目的是杀灭白血病细胞，解除白血病细胞浸润引起的症状，使病情缓解，以至治愈。急性白血病的化疗通常按下述次序分阶段进行。

1. 诱导治疗　诱导缓解治疗是患儿能否长期无病生存的关键。在 MICM 分型结合治疗反应等确定临床分型的前提下，选择合适的化疗强度，是现代诱导治疗小儿白血病的理念。柔红霉素（DNR）和左旋门冬酰胺酶（L - ASP）是提高急性淋巴细胞白血病完全缓解率和长期生存率的两个重要药物，故大多数 ALL 诱导缓解方案均为包含这两种药物的联合化疗，如 VDLP 等。而阿糖胞苷（Ara - C）则对治疗急性非淋巴细胞白血病至关重要。M_3 型常选用全反式维 A 酸（ATAR）或三氧化二砷（AS_2O_3）进行"诱导分化"治疗。

2. 巩固治疗　强力的巩固治疗是在缓解状态下最大限度地杀灭微小残留白血病（minimal residual disease，MRD）的有力措施，可有效地防止早期复发，并使在尽可能少的 MRD 状况下进行维持治疗。ALL 一般首选环磷酰胺（C）、Ara - C（A）及 6 - 巯基嘌呤（M），即 CAM 联合治疗方案；ANLL 常选用有效的原诱导方案 1~2 个疗程。

3. 预防髓外白血病　由于大多数药物不能进入中枢神经系统、睾丸等部位，如果不积极预防髓外白血病，则中枢神经系统白血病（CNSL）在 3 年化疗期间的发生率可高达 50%~70%；睾丸白血病（TL）的发生率在男孩中亦可有 5%~30%。CNSL 和 TL 均会导致骨髓复发、治疗失败，因此有效的髓外白血病的预防是白血病特别是急性淋巴细胞白血病患儿获得长期生存的关键之一。ALL 通常首选大剂量甲氨蝶呤 + 四氢叶酸钙（HDMTX + CF）方案，配合甲氨蝶呤（MTX）、Ara - C 和地塞米松（Dex）三联药物鞘内注射治疗。

4. 维持治疗和加强治疗　为了巩固疗效、达到长期缓解或治愈的目的，ALL 应在上述疗程后进行维持治疗和/或加强治疗：对 ALL 一般主张用 6 - 巯基嘌呤（6 - MF）＋MTX 维持治疗；国内方案强调维持期间定期用原诱导缓解方案或其他方案强化，但 I - BFM（international Berlin - Frankfurt - Munster）方案则采用一直维持治疗 74~77 周的策略，总疗程 2.5~3 年；ANLL 常选用几个有效方案序贯治疗，研究已经证实：ANLL 的维持治疗不能降低复发率，故总疗程为 6~8 个月。

（三）中枢神经系统白血病的防治

CNSL 是造成白血病复发或者死亡的重要原因之一，在治疗过程中一定要重视 CNSL 的防治。

1. 预防性治疗　常用方法有以下 3 种，依据白血病的类型和病情选择应用。

（1）三联鞘内注射法（IT）：常用甲氨蝶呤、阿糖胞苷、地塞米松 3 种药物联合鞘内注射，不同类型白血病的用法稍有不同。

（2）大剂量甲氨蝶呤—四氢叶酸钙（HDMTT－CF）疗法：只用于急性淋巴细胞性白血病，每 10～14 天为 1 个疗程。每个疗程 MTX 剂量为 2～5g/m^2（剂量根据分型而定），其中 1/10～1/5 量（＜500mg）作为突击量，在 30 分钟内快速静脉滴入，余量于 23.5 小时内匀速滴入；突击量 MTX 滴入后0.5～2 小时内行三联鞘内注射 1 次；于开始滴注 MTX 后 36 小时进行第一次 CF 解救，剂量为每次 15mg/m^2，首剂静脉注射，以后每 6 小时口服或肌内注射，共 6～8 次。＞3g/m^2 者应常规监测血浆 MTX 浓度，以调整 CF 用量和次数；无监测者 MTX 不宜 ＞3g/m^2，但 HR 型或 IR 的 T 细胞型者远期复发的可能性增加。HDMTX 治疗前、后 3 天口服碳酸氢钠 1.0g，每天 3 次，并在治疗当天给5% 碳酸氢钠 3～5mL/kg 静脉滴注，使尿pH＞7.0；用 HDMXT 当天及后 3 天需水化治疗，每天液体总量 3000mL/m^2。在用 HD-MTX 同时，每天口服6－MP 25mg/m^2。

（3）颅脑放射治疗：颅脑放射治疗适用于：＞3 岁的高危 ALL，诊断时白细胞数 ＞100×10^9/L，或有 t（9;22）或 t（4;11）核型异常，或有 CNSL，或因种种原因不宜 HDMTX－CF 治疗者。通常在完全缓解后 6 个月时进行，放射总剂量为 18Gy，分 15 次于 3 周内完成；或总剂量为 12Gy，分 10 次于 2 周内完成。

2. 中枢神经系统白血病的治疗　初诊时已发生 CNSL 者，照常进行诱导治疗，同时给予三联鞘内注射，第 1 周 3 次，第 2 和第 3 周各 2 次，第 4 周 1 次，共 8 次。一般在鞘内注射化疗 2～3 次后 CSF 常转为阴性。在完成诱导缓解、巩固、髓外白血病防治和早期强化后，作颅脑放射治疗，剂量同上。颅脑放疗后不再用 HDMTX－CF 治疗，但三联鞘内注射必须每 8 周 1 次，直到治疗终止。完全缓解后在维持巩固期发生 CNSL 者，也可按上述方法进行，但在完成第 5 次三联鞘注后，必须作全身强化治疗以免骨髓复发，常用早期强化治疗的 VDLDex 和 VP16＋Ara－C 方案各一疗程，然后继续完成余下的 3 次鞘内注射。紧接全身强化治疗之后应做颅脑放射治疗。此后每 8 周三联鞘内注射 1 次，直到终止治疗。

（四）睾丸白血病（TL）治疗

初诊时已发生 TL 者，先诱导治疗到完全缓解，双侧 TL 者做双侧睾丸放射治疗，总剂量为 24～30Gy，分 6～8 天完成；单侧者可行切除术，亦可做双侧睾丸放射治疗（无单侧放疗）；与此同时继续进行巩固、髓外白血病防治和早期强化治疗。在缓解维持治疗期发生 TL 者，按上法予以治疗，紧接着用 VDLDex 和 VP16＋Ara－C 方案各 1 个疗程。

（五）造血干细胞移植（hemotopoletc stem cell transplantation，HSCT）

联合化疗是目前根治大多数 ALL 和部分 ANLL 的首选方法。鉴于 HSCT 是一种高风险（移植相关并发症及死亡），高投入（经济承受力）的医疗手段，即使移植成功，仍存在着复发的可能性。因此，要严格掌握移植时机：①高危型（HR）ALL 首次缓解后，中危型（MR）或者标危型（SR）ALL 化疗期间复发，经重新化疗第 2 次缓解。②除外 M$_3$、M$_{2b}$、M$_4$EO 的 ANLL 第 1 次完全缓解。③M$_3$ 治疗 1 年后融合基因仍持续阳性且复发者。

第六章

内分泌系统疾病

第一节 生长激素缺乏症

一、概述

身材矮小是指在相似生活环境下，儿童身高低于同种族、同年龄、同性别个体正常身高2个标准差（s）以上，或者低于正常儿童生长曲线第3百分位数。在众多因素中，内分泌的生长激素（GH）对身高的影响起着十分重要的作用。患儿因 GH 缺乏所导致的矮小，称为生长激素缺乏症（growth hormone deficiency），又称垂体性侏儒症。GH 缺乏症是儿科临床常见的内分泌疾病之一，大多为散发性，少部分为家族性遗传。

特发性 GH 缺乏症在英国、德国和法国人群中的发病率为 18/100 万 ~ 24/100 万人，瑞典的发病率约 62/100 万人，美国报道的发病率最高，约 287/100 万人。各国发病率的不同与诊断标准差异有关。在 20 世纪 80 年代末，中国医学科学院北京协和医院调查了 103 753 名年龄在 6 ~ 15 岁的中小学生身高，发现 202 人低于第 3 百分位数，其中 12 例诊断生长激素缺乏症，发病率为 115/100 万人。

二、病因病理

（一）病因分类

根据下丘脑 - GH - IGF 生长轴功能缺陷，病因可分为原发性、继发性 GH 缺乏症，单纯性 GH 缺乏症或多种垂体激素缺乏。

1. 原发性

（1）遗传：正常生长激素功能的维持，需要下丘脑 GHRH 的分泌到 GH、IGF - 1 的分泌，受体效应都要完整，目前下丘脑—垂体-IGF - 1 轴的多种基因都已发现突变，导致功能障碍，包括与垂体发育有关的基因缺陷、GH、IGF - 1 的编码基因和受体基因，如 PROP - 1、POUIF1、GHRH、GHRH 受体、GH、GH 受体、IGF - 1 以及 IGF - 1 受体等。

（2）特发性：下丘脑功能异常，神经递质—神经激素信号传导途径的缺陷。

各种先天原因引起的垂体不发育、发育不良，空蝶鞍及视中隔发育异常等。

2. 继发性

（1）肿瘤：下丘脑、垂体或颅内其他肿瘤，如颅咽管瘤、神经纤维瘤以及错构瘤等可影响 GH 的分泌，造成 GH 缺乏。

（2）放射性损伤：下丘脑、垂体肿瘤放疗后，有一大部分存在生长激素缺乏，患急性淋巴细胞白血病的儿童，接受预防性头颅照光者也属于这一类。放疗和化疗引起典型的生长缓慢见于治疗 1~2 年后，由于 GH 缺乏，患者身高逐渐偏离正常。除 GH 缺乏外，亦可有 TSH 和 ACTH 缺乏发生。

（3）头部创伤：任何疾病损伤下丘脑、垂体柄及腺垂体均可导致垂体激素缺乏。由于这种病变是非选择性的，常存在多种垂体激素缺乏，如在产伤、手术损伤以及颅底骨折等情况发生时。创伤还包括儿童受虐待、牵引产、缺氧及出血性梗死等损伤垂体、垂体柄及下丘脑。

（二）病理生理

1. 生长激素基因　生长激素由腺垂体嗜酸性粒细胞分泌，其基因 GH 的表达产物含 191 个氨基酸，相对分子质量 22kD，属非糖基化蛋白质激素，GH 的半衰期为 15~30 分钟。人类 GH 基因定位于第 17 号染色体长臂 q22~24 区带，由 5 个外显子和 4 个内含子组成。GH 基因突变包括错义突变、无义突变及移码突变等。

2. GH 的分泌　在胎龄 3 个月内，垂体尚无 GH 分泌，其后血中 GH 水平逐步增高。至 12 周时，GH 血浓度可达到 60μg/L，30 周时达 130μg/L，以后 GH 浓度逐渐下降，出生时为 30μg/L，以后进一步下降。GH 分泌一般呈脉冲式释放，昼夜波动大，在分泌低峰时，常难以测到，一般在夜间深睡眠后的早期分泌最高。在血循环中，大约 50% 的 GH 与生长激素结合蛋白（GHBP）结合，以 GH-GHBP 复合物的形式存在。

3. GH 的分泌调节　在垂体生长激素细胞中，GH 基因的表达受三种下丘脑激素的控制：生长激素释放激素（GHRH）刺激 GH 释放，生长抑素则抑制 GH 释放，以及食欲刺激素（Ghrelin）的调节。GHRH 和生长抑素的交替性分泌可以解释 GH 的节律性分泌。GH 的分泌高峰发生在 GHRH 的分泌高峰，同时又是生长抑素分泌的低谷。GH 分泌呈脉冲式，其高峰在睡眠期间。食欲刺激素由下丘脑的弓形核产生，胃部也产生较大量的食欲刺激素。GH 的释放受下丘脑—垂体—门脉循环和体循环的食欲刺激素水平的影响，饥饿能刺激食欲刺激素释放入体循环，而进食能抑制食欲刺激素释放入体循环。

4. GH 与受体的结合　GH 通过与靶细胞表面的受体分子相结合而发挥作用。GH 受体是一个具有 620 个氨基酸的单链分子；GH 受体有细胞外区，单体的跨膜区以及胞浆区。细胞外区的蛋白水解片段，循环于血浆中，充当为一种 GH 结合蛋白。与细胞因子受体族的其他成分一样，GH 受体的细胞质区缺乏内在的激酶活性，而 GH 的结合，可以诱导受体的二聚作用和一种与受体相连的 Jak2 的活性，该激酶和其他蛋白质底物的磷酸化作用可引起一系列的反应。

5. GH 的生理作用　GH 的生理作用非常广泛，既促进生长，也调节代谢。其主要作用是：①促进骨生长。②促进蛋白质合成。③促进脂肪降解。④对糖代谢作用复杂，能减少外周组织对葡萄糖的利用，亦降低细胞对胰岛素的敏感性。⑤促进水、矿物质代谢。⑥促进脑功能效应，增强心肌功能，提高免疫功能等作用。

6. 类胰岛素生长因子-1（IGF-1）　IGF-1 为肝脏对 GH 反应时产生的一种多肽，这是一种单链多肽，由 70 个氨基酸组成，基因定位于第 12 号染色体长臂，含有 6 个外显子，IGF-1 与胰岛素具有相当的同源性。血中 90% 的 IGF-1 由肝脏合成，其余由成纤维细胞及胶原等细胞在局部合成。GH 通过增加 IGF-1 的合成，介导其促进有丝分裂的作用。循环中的 IGF-1 与数种不同的结合蛋白相结合，其中主要的一种是相对分子质量为 150kD 的复合物 IGFBP3，IGFBP3 在 GH 缺乏症的儿童中是降低的，但在因其他原因引起矮小的儿童中则仍在正常范围。

三、临床表现

GH 缺乏症的部分患儿出生时有难产史、窒息史或者胎位不正，以臀位和足位产多见。出生时身长正常，5 个月起出现生长减慢，1~2 岁表现明显，多于 2~3 岁后才引起注意。随年龄的增长，生长缓慢程度也增加，体型较实际年龄幼稚。自幼食欲低下。典型者矮小，皮下脂肪相对较多，腹脂堆积，圆脸，前额略突出，小下颌，上下部量正常、肢体匀称，高音调声音。学龄期身高年增长率不足 5cm，严重者仅 2~3cm，身高偏离在正常均数 -2S 以下。患儿智力正常。出牙、换牙及骨龄落后。青春发育大多延缓（与骨龄成熟程度有关）。

伴有垂体其他促激素不足者，多为促性腺激素缺乏，表现为青春发育延缓，男孩小阴茎、小睾丸，女孩乳房不发育，原发闭经；若伴有 ACTH 缺乏，则常有皮肤色素沉着和严重的低血糖表现；伴有促甲状腺激素不足，则表现为甲状腺功能低下。部分病例伴有多饮多尿，呈部分性尿崩症。

多种垂体激素缺乏患者根据病因有不同的激素缺乏和相应的临床表现。垂体 MRI 表现多数为腺垂体发育不良，蝶鞍常增大或正常，但患者中也有少数表现出增大的垂体（腺垂体增生）、垂体囊性肿物（似颅咽管瘤或拉特克囊肿）或插入垂体前后叶之间的信号不增强的垂体肿物。

继发性 GHD 可发生于任何年龄，并伴有原发疾病的相应症状。当病变是一个进展性的肿瘤时，可有头痛、呕吐、视力障碍、行为异常、癫痫发作、多尿及生长障碍等表现。生长缓慢出现在神经系统症状体征出现前，尤其多见于颅咽管瘤。但以垂体激素缺乏症状为主诉就诊者仅约 10%。颅咽管瘤的儿童常见有视野缺损、视神经萎缩、视盘水肿及中枢神经瘫痪。外科手术后可首先出现垂体功能减退。

四、诊断与鉴别诊断

（一）诊断

1. 血 GH 测定　血清 GH 呈脉冲式分泌，半衰期较短，随机取血检测 GH 无诊断价值，不能区别正常人与 GH 缺乏症。通过 GH 刺激试验，GH 缺乏或低水平可明确诊断。临床多采用药物激发试验来判断垂体分泌 GH 状况（表 6-1），常用药物激发剂有胰岛素、精氨酸、L-多巴及可乐定。由于各种药物激发 GH 反应途径不同，各种试验的敏感性及特异性亦有差异，故通常采用至少 2 种作用途径不同的药物进行激发试验才能作为判断的依据。当两个不同激发试验的 GH 峰值均低于 $10\mu g/L$ 时可确诊为 GHD。一般认为两种试验若 GH 峰值均 $<5\mu g/L$，为完全性 GH 缺乏症；GH 峰值在 $5.1~9.9\mu g/L$ 为部分性 GH 缺乏；GH 峰值 $\geq 10\mu g/L$ 为正常反应。单次试验约有 20% 的正常儿童呈阴性反应。GH 激发试验前需禁食 8 小时以上。

表 6-1 GH 缺乏症诊断常用药物激发试验

药物名称	方法	峰值	机制
可乐定	$4\mu g/kg$ 或 $0.15mg/m^2$ 口服，服药后 0、30、60、90 分钟取血测定 GH	60~90 分钟	α-肾上腺能受体激动剂，刺激下丘脑 GHRH 释放
L-多巴	$10mg/kg$ 或 $0.5g/1.73m^2$，服药前后取血，时间同上	60~90 分钟	介导下丘脑神经递质多巴胺能途径的兴奋，刺激下丘脑 GHRH 释放
精氨酸	$0.5g/kg$ 静脉滴注，最大量 30g，30 分钟滴完，滴注前、后 30、60、90、120 分钟取血	60~90 分钟	通过 α-受体的介导作用，抑制下丘脑生长激素抑制激素的分泌
胰岛素	胰岛素 $0.05U/kg$，生理盐水稀释后静注，注射前、后 15、30、45、60 分钟取血	15~30 分钟	通过胰岛素诱导低血糖，刺激 GH 分泌。血糖降至基础值 50% 时为有效刺激

2. 血清 IGF-1 及 IGFBP$_3$ 测定　血循环中 IGF-1 大多与 IGFBP$_3$ 结合（95% 以上），IGFBP$_3$ 有运送和调节 IGF-1 的功能，两者分泌模式与 GH 不同，IGF-1 呈非脉冲性分泌和较少日夜波动，故血中浓度稳定，并与 GH 水平呈一致关系，是检测下丘脑-GH-IGF 生长轴功能的指标。IGF-1 浓度与年龄有关，亦受其他内分泌激素和营养状态影响。

3. 影像学检查　颅脑磁共振显像（MRI）可显示蝶鞍容积大小，垂体前、后叶大小，可诊断垂体不发育、发育不良，空蝶鞍及视中隔发育不良等，在区分蝶鞍饱满还是空蝶鞍上 MRI 优于 CT，并且可发现颅咽管瘤、神经纤维瘤及错构瘤等肿瘤。生长激素缺乏者，骨成熟常明显延迟，骨龄落后实际年龄。TSH 和 GH 同时缺乏者骨龄延迟更加明显。

4. 染色体检查　对女性矮小伴青春期发育延迟者应常规作染色体检查，以排除染色体病，如特纳综合征等。

5. 其他垂体功能检查　除了确定 GHD 诊断外，根据临床表现可选择性地检测血 TSH、T$_3$、T$_4$、PRL、ACTH、皮质醇及 LHRH 激发试验等，以判断有无甲状腺和性腺激素等缺乏。垂体功能减退时血浆 PRL 水平升高，强烈提示病变在下丘脑而不是垂体。

（二）鉴别诊断

对身高低于同种族、同年龄、同性别正常儿童平均身高 2 个标准差或第 3 百分位数以下者都应分析原因，仔细了解母亲妊娠期、围生期、喂养和疾病等情况，结合体格检查和实验室资料，进行综合分析诊断和鉴别诊断。GHD 患儿的年增长速率往往 <5cm，骨龄延迟一般可大于 2 年，GH 激发峰值 <10μg/L。

1. 家族性矮小症　父母身高都矮，身高常在第 3 百分位数左右，但其年增长速率 >5cm，骨龄与年龄相称，智能与性发育均正常，GH 激发峰值 >10μg/L。

2. 体质性青春期延迟　属正常发育中的一种变异，较为常见，多见于男孩。出生时及生后数年生长无异常，以后则逐年的身高增长及成熟缓慢，尤于青春发育前或即将进入青春发育期时，性发育出现可延迟数年。骨龄落后与性发育延迟相关，亦与身高平行。父母中大多有类似既往史。

3. 宫内发育迟缓　本症可由母孕期营养或供氧不足、胎盘存在病理性因素、宫内感染以及胎儿基因组遗传印迹等因素导致胎儿宫内发育障碍。初生时多为足月小样儿，散发起病，无家族史，亦无内分泌异常。出生后极易发生低血糖，生长缓慢。

4. 染色体异常 典型特纳综合征不难鉴别，但部分患儿系因 X 染色体结构异常（如等臂畸形及部分缺失等）或各种嵌合体所致病。其临床表现不甚典型，常仅以生长迟缓为主，应进行染色体核型分析鉴别。21 三体综合征除身材矮小外，同时伴有智能落后及特殊面容等特征，故临床诊断一般不易混淆。

5. 骨骼发育异常 如各种骨、软骨发育不良等，都有特殊的体态和外貌，可选择进行骨骼 X 线片及相关溶酶体酶学测定、基因分析等，以明确诊断。

6. 其他 包括心、肝、肾等慢性疾病，长期营养不良，遗传代谢病（如黏多糖病及糖原贮积症等），以及精神心理压抑等因素导致者，都应通过对病史、体检资料分析和必要的特殊检查予以鉴别。

五、治疗

对生长激素缺乏症的治疗主要采用基因重组人生长激素替代治疗。无论特发性或继发性 GH 缺乏性矮小均可用 GH 治疗。开始治疗年龄越小，效果越好，以缩小患者与同龄儿的身高距离，并对达到成人靶身高有很大帮助。但是对颅内肿瘤术后导致的继发性生长激素缺乏症患者需做好解释，对恶性肿瘤或有潜在肿瘤恶变者及严重糖尿病患者禁用。

生长激素替代治疗剂量采用 0.1U/（kg·d），于每晚睡前半小时皮下注射，可选择在上臂、大腿前侧和腹壁、脐周等部位注射。治疗必须持续至接近终身高。GH 治疗第 1 年的效果最好，以后随治疗时间延长 GH 效果减低。停止治疗的标准是身高增长小于 2cm/年，或女孩骨龄大于 14 岁，男孩骨龄大于 16 岁。少数患者在用 GH 治疗过程中可出现甲状腺激素水平下降，故须监测甲状腺功能，必要时予甲状腺激素补充治疗。应用 GH 治疗后的副反应包括假性脑瘤，股骨头脱位，并加重脊柱侧弯及血糖暂时性升高等，但糖尿病的发生率极少。

对于伴有其他垂体激素缺乏者需进行相应的替代治疗。TSH 缺乏者可完全用甲状腺素替代。对于 ACTH 缺乏的患者，适当的补充氢化可的松，剂量不超过 10mg/（m²·24h），在患病或手术前需增加剂量。对于促性腺激素缺乏者，当骨龄接近青春期时需用性激素治疗。

蛋白同化类固醇药物可促进生长，但是该类药物可加速骨龄发育，加快骨骺融合，对最终身高无明显改善。

第二节 甲状腺功能亢进症

甲状腺功能亢进症（hyperthyroidism），简称甲亢，是指由于甲状腺激素分泌过多所致的临床综合征，常伴有甲状腺肿大、眼球外突及基础代谢率增高等表现。儿童甲亢主要见于弥漫性毒性甲状腺肿（格雷夫斯病）。患有格雷夫斯病孕妇的胎儿约有 2% 在出生后会呈现甲亢症状，这是由于母体内高浓度的促甲状腺素受体刺激性抗体经胎盘进入胎儿所致，新生儿甲亢通常在生后 3 个月左右逐渐缓解。

一、概述

根据一项 20 年回顾性统计，甲亢在成年女性中的发病率约 1/1000 每年。15 岁以下儿童甲亢约占总甲亢发生率 5%，多见于青少年。女性发病率是男性的 7~10 倍。

弥漫性毒性甲状腺肿是一种自身免疫性疾病，约 15% 患者亲属中患有同样疾病，近半数亲属中呈现抗甲状腺抗体阳性。患者及其亲属 HLA 的某些类型的等位基因分布频率增高。国内外资料都已证实本病与 HLA - Ⅱ 类抗原的某些等位基因类型及自身免疫有关。在白种人中，格雷夫斯病与 HLA - B8 和 HLA - DR3 有关，后者发生甲亢的危险增加 7 倍。该病还可并发其他与之相关的疾病，如艾迪生（Addison）病、重症肌无力、1 型糖尿病、全身性红斑狼疮、类风湿关节炎、白癜风、特发性血小板减少性紫癜和恶性贫血等。

患者的甲状腺功能状态与甲状腺自身抗体关系密切，可在体内测到多种甲状腺自身抗体。据报道，80%~100% 的患者可测到 TSH 受体抗体，此抗体为甲状腺刺激免疫球蛋白，能产生刺激甲状腺功能作用，使甲状腺对碘的摄取增加，cAMP 介导的甲状腺激素合成和甲状腺球蛋白合成增加，促进蛋白质合成与细胞生长。甲亢经治疗后随着 TSH 受体阻断抗体的升高，疾病也逐步缓解。在部分甲亢病例中可发现一些其他抗甲状腺的抗体，如甲状腺球蛋白抗体（TGAb）及甲状腺过氧化物酶抗体（TPOAb）。这些抗体在部分正常人中也可存在，其特异性不如 TSH 受体抗体。

二、病理

格雷夫斯病的甲状腺腺体呈对称性肿大，滤泡细胞增多，由立方形变为柱状，滤泡内胶质丧失或仅少量染色极浅的胶质，在上皮及胶质间有大量排列成行的空泡，血管明显增多，淋巴组织也增多，有大量淋巴细胞浸润。在电镜下可见滤泡细胞内高尔基体肥大，内浆网和核蛋白体增多，微绒毛数量增多而且变长，呈分泌活跃的表现。组织化学方面，滤泡细胞的过氧化酶活性增强，胞浆内核糖核酸增多，间质毛细血管内皮细胞碱性磷酸酶活性增强，胞质内出现 PAS 染色阳性的胶质小滴。致密的淋巴样集合物内以辅助 T 细胞（CD_4^+）为主，在细胞密度较低的区域内则以细胞毒性 T 细胞（CD_8^+）为主。甲状腺内浸润的活化 B 淋巴细胞的百分率高于在周围血管中者。推测是由于 T 抑制细胞的功能障碍，使得 T 辅助细胞得以表达，被 TSH 抗原所激活，然后与 B 细胞发生反应。这些细胞分化成为浆细胞，产生促甲状腺激素受体刺激抗体。

目前认为格雷夫斯病浸润性突眼发生机制是抗甲状腺抗体和抗眼眶肌肉抗体与眼外肌和眼眶内成纤维细胞结合，产生毒性反应。亦有人认为浸润性突眼是眼眶肌肉内沉积甲状腺球蛋白-抗甲状腺球蛋白免疫复合物，引起免疫复合物的炎性反应。

除了格雷夫斯病外，有少数病例甲状腺内有结节（包括腺瘤），称结节性毒性甲状腺肿伴功能亢进。能引起儿童甲状腺功能亢进的其他病因有慢性淋巴性甲状腺炎、亚急性甲状腺炎、甲状腺腺瘤、纤维性骨营养不良综合征、甲状腺癌、碘过多诱发甲亢、TSH 分泌过多、垂体性腺瘤、下丘脑性甲亢以及医源性甲亢等。

三、临床表现

大多数患儿在青春期发病，<5 岁者发病少见。儿童甲亢临床过程个体差异很大，症状逐渐加重，症状开始到确诊时间一般在 6~12 个月。本症初发病时症状不甚明显、进展缓慢，常先呈现情绪不稳定，上课思想不集中，易激惹、多动和注意力不集中等轻微行为改变。典型的症状与体征有以下表现：

1. 交感神经兴奋性增加，基础代谢率增加　如消瘦、多汗、怕热、低热及食欲增加，但体重下降，大便次数增多，睡眠障碍和易于疲乏等。因交感神经系统过于兴奋，出现心率加快、脾气急躁，大龄儿童常感到心悸，严重病例可出现心律失常、心房颤动。两手常有细微而迅速的震颤。

甲状腺"危象"是甲状腺功能亢进症的一种类型，表现为急性发病、高热、严重的心动过速和不安，可迅速发展为谵妄、昏迷以至死亡。

2. 所有患儿都有甲状腺肿大　肿大程度不一，一般为左右对称，质地柔软，表面光滑，边界清楚，可随吞咽动作上、下移动。在肿大的甲状腺上有时可听到收缩期杂音或者扪及震颤。结节性肿大者可扪及大小不一、质硬、单个或多个结节。有时患者表现有颈部不适，压迫感，吞咽困难。

3. 眼部变化　是甲亢特有表现，由于眼球突出常作凝视状，不常瞬目，上眼睑挛缩，眼向下看时上眼睑不能随眼球立即下落，上眼睑外翻困难。眼征还包括眼裂增宽、眼睑水肿、结膜水肿及角膜充血等。

4. 其他　可有青春期性发育缓慢，月经紊乱，闭经及月经过少等。

四、诊断与鉴别诊断

甲亢典型者根据临床症状、实验室检查发现总 T_3 和 FT_3 增高而 TSH 水平低下可确立诊断，TRSAb 的存在可确定弥漫性毒性甲状腺肿的原因。

实验室检查：主要测定血清 FT_3、FT_4 及超敏感 TSH 浓度。患者 FT_4、FT_3 浓度都升高。甲亢疾病初期，临床症状轻微时，常先出现 FT_3 升高，以后再出现 FT_4 增高，并出现典型临床症状。甲亢复发早期亦常见 FT_3 先升高，后再出现 FT_4 升高的情况。甲亢治疗中症状尚未完全控制时，亦可只见 FT_3 升高。认识 T_3 型甲亢，对甲亢早期诊断和甲亢的复发监测具有重要意义。甲亢时 TSH 降低，TSH 水平受抑制而低于正常。

在多数新近被诊断为格雷夫斯病的患者中，可测出 TSH 受体刺激抗体（TRSAb），这种抗体的消失预告本病的缓解。测定抗甲状腺球蛋白抗体（TGAb）及抗甲状腺微粒体抗体（TMAb）以便明确是否为桥本病引致甲亢。

甲状腺 B 超可以显示甲状腺大小，显示结节及囊肿等，必要时进行甲状腺同位素扫描。

淋巴细胞性甲状腺炎（桥本病）在病程早期可呈现甲亢症状，但多数是一过性的，经随访可区别，检测 TGAb 和 TPOAb 有助于与弥漫性毒性甲状腺肿鉴别，但无法区别两者同时并存的患儿。当甲状腺可触及结节或血清 T_3 值极度增高时，应进行甲状腺 B 超和/或同位素扫描检查，以正确诊断结节性甲状腺肿和鉴别癌肿；对甲状腺轻度肿大和甲亢症状轻微的患儿应考虑亚急性甲状腺炎（病毒感染所致）的可能性，必要时可以考虑同位素扫描检查和细针穿刺细胞学检查。

新生儿甲亢较少见，大多属暂时性，常见于患有甲亢的孕妇。极少数是由于 TSH 受体基因激活性突变引起。多数新生儿甲亢在出生时即有症状，表现为突眼、甲状腺肿大、烦躁、多动、心动过速、呼吸急促，严重可出现心力衰竭，血 T_3、T_4 升高，TSH 下降。这些症状经 6~12 周后，随体内甲状腺刺激免疫球蛋白水平下降而缓解。

单纯性甲状腺肿多发生在青春期，心率正常，大便次数正常，血 FT_3、FT_4 正常。

五、治疗

小儿甲亢的治疗不同于成人，在口服药、手术切除及同位素碘治疗三者中，首选为口服药，一般需口服治疗 2~3 年；桥本病导致者可缩短些。疗法的选择应根据患儿年龄、病程、甲亢类型、甲状腺大小、药物反应、有无桥本病以及家长能否坚持治疗等。仅在药物治疗无效时才考虑手术或用同位素碘疗法。

（一）一般治疗

在疾病期间应注意休息，在读学生免修体育课。避免外来的刺激和压力，饮食应富有蛋白质、糖类及维生素等。

（二）甲巯咪唑（又称他巴唑）

本药能阻抑碘与酪氨酸结合，抑制甲状腺激素的合成，口服后奏效快而作用时间较长（半衰期为 6~8 小时），可按每天 0.3~0.5mg/kg，分 2 次口服。用药 1~3 个月后病情基本得到控制，心率降到 80~90 次/分，血 T_3、T_4 亦降到正常时可减量 1/3~1/2，如仍稳定，逐步减至维持量，一般用药 2~3 年为宜。少数小儿用药后可能发生暂时性白细胞减少症或皮疹，停药即消失，严重者可发生粒细胞减少、肝损害、肾小球肾炎及脉管炎等，虽属罕见，在使用中仍须仔细观察。粒细胞缺乏症多发生在服药开始几周或几个月，常伴有发热，故在治疗最初期间，应经常复查血常规，一旦白细胞低于 4×10^9/L，应减少或停服抗甲状腺药物，并给予升白细胞药物（如鲨肝醇、利血生及 MG-CSF 等）治疗。皮疹一般经抗过敏药治疗可好转，严重的皮疹可试用糖皮质激素。

（三）丙硫氧嘧啶（PTU）

除抑制甲状腺激素的合成外，同时还减少在外周组织的 T_4 转化成 T_3，毒性与甲巯咪唑类相同，初始剂量为每天 4~6mg/kg，因其半衰期较甲巯咪唑短，故需分 3 次服用。PTU 被吸收后大多在血循环中与蛋白质结合，极少通过胎盘，不致损伤胎儿。

根据统计，治疗后弥漫性毒性甲状腺肿每 2 年只有 25% 的缓解率，因此药物治疗可能必须维持达 5 年或更久。如果复发，则通常在停止治疗后 3 个月内出现，并且几乎都在 6 个月以内。复发的病例需要重新治疗。13 岁以上的患者、男孩以及甲状腺肿较小和甲状腺激素水平轻度升高者，症状可能较早缓解。

（四）心血管症状治疗

如心血管症状明显者可加用肾上腺素能受体阻断药普萘洛尔作为辅助药物，减轻交感神经过度兴奋所致的心率快、多汗及震颤等症状，用量为 1~2mg/（kg·d），分 3 次口服。

（五）其他

（1）治疗过程中若出现甲低、甲状腺肿大或者突眼更明显者，应加服甲状腺素，并酌情减少甲巯咪唑用量。

（2）对有药物过敏、粒细胞减少、甲状腺肿瘤、甲状腺明显肿大且服药后缩小不明显、服药后复发不愈者等，则有甲状腺手术切除治疗适应证。术前应用抗甲状腺药物 2~3 个月使甲状腺功能正常。术前服复方碘溶液 1~2 周防止术中出血。自术前 4 天至术后 7 天，口服普萘洛尔 1~2mg/kg，每 6 小时 1 次。手术后甲低发生率为 50%，少数出现暂时性或永久性甲状旁腺功能减低。

（3）近来不少学者推荐甲亢用同位素碘治疗，认为简单、有效、经济且无致癌危险。治疗后甲状腺可缩小35%～54%，但远期甲状腺功能减退症发生率可高达92%。

（4）新生儿甲亢轻者不必用药，症状明显的可用丙硫氧嘧啶，重症加服普萘洛尔及对症治疗，必要时输液、加用抗生素及皮质激素等。

第三节　先天性甲状腺功能减退症

先天性甲状腺功能减退症（congenital hypothyroidism）简称先天性甲减，因先天性或者遗传因素引起甲状腺发育障碍、激素合成障碍、分泌减少，导致患儿生长障碍，智能落后。先天性甲减是儿科最常见内分泌疾病之一，根据病因可为两大类：散发性和地方性。散发性甲减是由于先天性甲状腺发育不良、异位或甲状腺激素合成途径缺陷所致，临床较常见，发生率为1/5000～1/3000；地方性甲减多见于甲状腺肿流行的地区，系由于地区性水、土和食物中碘缺乏所致。随着新生儿疾病筛查的推广和碘盐的食用的普及，先天性甲减的发病率已经大大降低。

一、病理生理和发病机制

（一）甲状腺的胚胎发育

在妊娠第3周，胎儿甲状腺起始于前肠上皮细胞突起的甲状腺原始组织，妊娠第5周甲状舌导管萎缩，甲状腺从咽部向下移行，第7周甲状腺移至颈前正常位置。妊娠第10周起，胎儿脑垂体可测出TSH，妊娠18～20周脐血中可测到TSH。

胎儿甲状腺能摄取碘及碘化酪氨酸，耦联成三碘甲腺原氨酸（T_3）、甲状腺素（T_4），并释放甲状腺激素至血循环。妊娠8～10周，甲状腺滤泡内出现胶状物，开始合成T_4。妊娠20周时T_4水平升高，但在20周前胎儿血清中TSH、T_3、T_4、游离T_3（FT_3）、游离T_4（FT_4）水平均十分低，甚至测不出。胎盘不能通过TSH，很少通过甲状腺激素，说明胎儿的垂体—甲状腺轴与母体是彼此独立的。至妊娠中期，胎儿下丘脑—垂体—甲状腺轴开始发挥作用，TSH分泌水平渐增高，一直持续至分娩。TSH在母亲整个孕期均无明显变化，羊水中TSH在正常情况下测不出。由于胎儿血T_4在TSH影响下渐渐升高，甲状腺素结合球蛋白（TBG）的浓度也同时升高。抗甲状腺药，包括放射性碘，可自由通过胎盘，所以患甲亢的母亲妊娠期接受抗甲状腺药物治疗后娩出的新生儿，可患甲状腺功能减退症合并甲状腺肿。

新生儿TSH正常值逐日变化，生后不久，为30～90分钟，由于冷环境刺激，血中的TSH突然升高，于3～4天后降至正常，在TSH影响下，T_3与T_4在生后24～48小时内亦升高。了解以上这些激素浓度的生理性变化，才能正确地估价新生儿期的甲状腺功能。

（二）甲状腺激素的合成和分泌（图6-1）

甲状腺激素的合成分以下几个步骤。

1. 碘在甲状腺的浓集　食物中的碘经肠道吸收后以无机碘化物形式进入血液，通过甲状腺上皮细胞膜上碘泵浓集，进入细胞内。此时的碘化物是无机碘。

2. 碘化物的氧化及酪氨酸的碘化 在过氧化酶的作用下，碘化物氧化成活性碘，并与酪氨酸结合成单碘酪氨酸（MIT）及二碘酪氨酸（DIT）。

3. 碘酪氨酸的偶联 两分子 DIT 缩合成一分子 T_4，MIT、DIT 各一分子缩合成一分子 T_3。T_4 与 T_3 均是甲状腺激素。

4. 甲状腺激素的分泌 酪氨酸的碘化及 T_3、T_4 的合成，均是在球蛋白分子上进行的，此种球蛋白称为甲状腺球蛋白（TG），经溶酶体的蛋白水解酶作用，释放出 T_3、T_4 和 TG，透过滤泡细胞膜和血管壁进入血液，发挥生理效应。

甲状腺激素分泌入血后，绝

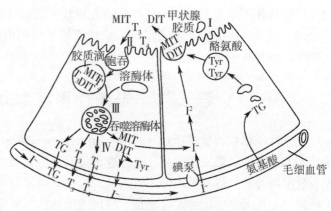

图 6-1 甲状腺激素的合成和分泌

大部分和血浆蛋白质结合，约 75% 的 T_4 和 TBG 结合，约 15% 和甲状腺素结合前白蛋白（TBPA）结合，约 10% 和白蛋白结合。65% ~ 70% 的 T_3 与 TBG 结合，约 8% 与 TBPA 结合，其余与白蛋白结合。仅 0.03% 的 T_4 和 0.3% 的 T_3 呈游离状态。T_3 的活性比 T_4 强 3 ~ 4 倍，机体所需的 T_3 约 80% 是 T_4 经周围组织 5 - 脱碘酶的作用转化而来。

（三）甲状腺激素的分泌调节（图 6-2）

甲状腺的功能受下丘脑、腺垂体和血中 T_3、T_4 浓度的调节，三者组成一个反馈系统。下丘脑的神经分泌细胞产生促甲状腺激素释放激素（TRH），释放到垂体门脉系中，兴奋腺垂体产生 TSH，TSH 再兴奋甲状腺分泌 T_3、T_4。血中游离 T_3、T_4 过高时，抑制 TSH 的分泌，过低时 TSH 分泌增多，从而兴奋甲状腺的分泌。上述反馈系统使血中 T_4、T_3 保持动态平衡，以保证机体的正常物质代谢和生理活动。

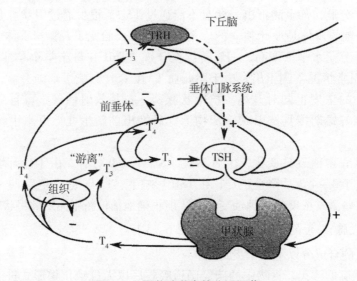

图 6-2 甲状腺激素的分泌调节

（四）甲状腺激素的生理作用

1. 产热作用　甲状腺激素能刺激物质氧化、使氧化磷酸化作用加强，促进新陈代谢。

2. 蛋白质代谢　生理剂量的甲状腺激素使蛋白质和核酸合成增加，氮的排泄减少，若给大剂量甲状腺激素则抑制蛋白质的合成，血浆、肝、肌肉中游离的氨基酸浓度增高。

3. 糖代谢　甲状腺激素能促进小肠吸收葡萄糖和半乳糖，并使脂肪组织和肌肉组织摄取葡萄糖的速度增加，还可加强儿茶酚胺和胰岛素对糖代谢的作用，使细胞儿茶酚胺受体对肾上腺素的敏感性增强。

4. 脂肪代谢　甲状腺激素可以增强脂肪组织对儿茶酚胺、胰高糖素的敏感性，这些激素的作用都是通过腺苷酸环化酶系统，活化细胞内的脂肪酶，促使脂肪水解。

5. 水盐代谢　甲状腺激素具有利尿作用，甲减时细胞间液增多，并聚积大量清蛋白与黏蛋白，称为黏液性水肿。

6. 对生长发育　甲状腺激素通过对蛋白质的合成作用能促进生长，与生长激素一起在促进生长方面具有协同作用。甲减患者生长缓慢，骨龄发育落后。

7. 促进大脑发育　胎儿脑细胞数目在妊娠末3月增长最快，出生后第一年仍快速增长。在脑细胞增殖、分化期，甲状腺激素必不可少，尤其是妊娠后半期与生后第一年期间更为重要。甲减发生越早，脑损害越重，且常不可逆。

（五）根据发病机制分类

散发性先天性格甲减和地方性先天性甲减。

1. 散发性先天性甲减　病因及发病率见表6-2，多见于甲状腺发育不全或者异位。

甲状腺发育不良包括甲状腺缺如、发育不良、异位等，其中约1/3病例甲状腺可完全缺如。甲状腺异位为甲状腺在下移过程中停留在异常部位（如舌下至正常甲状腺部位），形成部分或完全丧失功能的异位甲状腺。目前尚未明确阐明先天性原发性甲减的分子病因学，但一些研究已表明，其发病可能与某些在甲状腺胚胎发育和分化中发挥作用的基因变化有关，如调控甲状腺胚胎发育的甲状腺转录因子Ⅰ（thyroid transcription factor - Ⅰ，TTF - Ⅰ）、甲状腺转录因子Ⅱ（thyroid transcription factor - Ⅱ，TTF - Ⅱ）、Pax8基因及促甲状腺激素受体基因（TSH - R）等，甲状腺特异转录因子的靶基因NIS、TG、TPO等，这些基因的改变也可导致甲状腺发育不良。

表6-2　散发性先天性甲减的病因及发病率

缺陷类型	发病率
甲状腺生成不良	1:4000
甲状腺缺如	
甲状腺发育不良	
甲状腺异位	
甲状腺素合成障碍	1:30000
甲状腺摄取或转运碘障碍	
过氧化物酶缺陷	
碘化酪氨酸偶联酶缺陷	

缺陷类型	发病率
脱碘酶缺陷	
甲状腺对 TSH 无反应	
甲状腺激素分泌困难	
周围组织对甲状腺激素无反应	
下丘脑—垂体性甲减	1:100000
下丘脑—垂体异常	
全垂体功能低下	
单纯性 TSH 缺乏	
暂时性甲减	1:40000
药物（甲巯咪唑、丙硫脲嘧啶）	
母亲抗体	
特发性	

甲状腺激素合成途径障碍多为常染色体隐性遗传病。甲状腺激素的合成需各种酶参与（钠碘转运体、过氧化物酶、偶联酶、脱碘酶及甲状腺球蛋白合成酶），任何因素引起酶的先天缺陷都可导致甲状腺激素水平低下。

2. 地方性先天性甲减　主要发生在缺碘地区，多见孕妇饮食缺碘，致使胎儿在胚胎期即因碘缺乏而导致先天性甲减。随着我国广泛使用碘化食盐作为预防措施，其发病率已明显下降，碘缺乏在我国已经基本控制，但在个别地区还可见到。

（六）根据血清 TSH 浓度分类

1. TSH 浓度增高

（1）原发性甲减：包括甲状腺缺如、甲状腺发育不良、甲状腺异位、甲状腺激素合成障碍、碘缺乏等。

（2）暂时性甲减：包括孕母在服用抗甲状腺药、未成熟儿等。

2. TSH 浓度正常或降低

（1）下丘脑，垂体性甲减。

（2）低甲状腺结合球蛋白。

（3）暂时性甲减，可见于未成熟儿、非甲状腺疾病等情况。

二、临床表现

主要临床特征为生长发育落后、智能低下和基础代谢率降低。

1. 新生儿及婴儿甲减　新生儿甲减症状和体征缺乏特异性，大多数较轻微，或者无明显症状和体征，但仔细询问病史及体检常可发现可疑线索，如母怀孕时常感到胎动少、过期产、面部呈臃肿状、皮肤粗糙、生理性黄疸延迟、嗜睡、少哭、哭声低下、纳呆、吸吮力差、体温低、便秘、前囟较大、后囟未闭、腹胀、脐疝、心率缓慢、心音低钝等。

2. 幼儿和儿童期　多数常在出生后数月或 1 岁后因发育落后就诊，此时甲状腺素缺乏严重，症状典型。临床症状严重程度与甲状腺激素缺乏程度和持续时间密切相关。

（1）特殊面容：头大，颈短，面部臃肿，眼睑水肿，眼距宽，鼻梁宽平，唇厚舌大，舌外伸，毛发稀疏，表情淡漠，反应迟钝。

（2）神经系统功能障碍：智能低下，记忆力、注意力均下降。运动发育障碍，行走延迟，常有听力下降，感觉迟钝，嗜睡，严重者可产生黏液性水肿、昏迷。

（3）生长发育迟缓：身材矮小，表现躯体长，四肢短，骨龄发育落后。

（4）心血管功能低下：脉搏弱，心音低钝，心脏扩大，可伴心包积液，胸腔积液，心电图呈低电压，PR 延长，传导阻滞等。

（5）消化道功能紊乱：纳呆，腹胀，便秘，大便干燥，胃酸减少，易被误诊为先天性巨结肠。

三、辅助检查

1. 甲状腺功能检查　测定 TSH、FT_4，FT_3 能较好反映甲状腺功能。原发性甲减 TSH 升高、FT_3，FT_4 浓度下降；继发于下丘脑－垂体原因的甲减，FT_4，FT_3 浓度下降，TSH 正常或者下降。新生儿筛查采用滤纸血片法，在生后 3 天取足跟毛细血管血检测 TSH。

2. 甲状腺同位素显像（^{99m}Tc，^{131}I）　可判断甲状腺位置、大小、发育情况及摄碘功能。甲状腺 B 超亦可了解甲状腺位置及大小。

3. 骨龄测定　骨龄是发育成熟程度的良好指标，可以通过 X 线摄片观察手腕、膝关节骨化中心的出现及大小来加以判断。患儿骨骼生长和成熟均延迟，常呈点状或不规则，以后逐渐增大融合成单一密度不均匀、边缘不规则的骨化中心。

四、诊断与鉴别诊断

（一）诊断

1. 新生儿甲减筛查　本病在新生儿期症状不明显，故对新生儿进行群体筛查是诊断本病的重要手段。目前广泛开展的新生儿疾病筛查可以在先天性甲减出现症状、体征之前，但是血生化已经有改变时即做出早期诊断。由于出生时的环境刺激会引起新生儿一过性 TSH 增高，故应避开这一生理性 TSH 高峰，标本采集须在出生第 3 天以后进行。新生儿甲减筛查采用干血滤纸片方法。必须指出，测定 TSH 进行新生儿疾病筛查，对继发于下丘脑－垂体原因的甲减无法诊断。由于生理指标的变化和个体的差异，新生儿疾病筛查会出现个别假阴性。因此，对甲减筛查阴性病例，如临床有甲减可疑，仍应提高警惕，进一步详细检查甲状腺功能。

2. 年幼儿童甲减诊断　根据典型的临床症状、有甲状腺功能降低，可以确诊。甲状腺放射性核素显像、超声波检查和骨龄测定皆有助于诊断。

（二）鉴别诊断

1. 21 三体综合征　又称先天愚型。患儿智能、骨骼和运动发育均迟缓，有特殊面容：眼距宽、外眼角上斜、鼻梁低、舌外伸，关节松弛，皮肤和毛发正常，无黏液水肿。染色体核型分析呈 21 三体型。

2. 先天性软骨发育不良　主要表现四肢短，尤其上臂和股部，直立位时手指尖摸不到股骨大粗隆，头大，囟门大，额前突，鼻凹，常呈鸡胸和肋骨外翻，指短分开，腹膨隆，臀后翘，X线检查有全部长骨变短，增粗，密度增高，干骺端向两侧膨出可资鉴别。

3. 先天性巨结肠　患儿出生后即开始便秘，腹胀，可有脐疝，但其面容、精神反应和哭声等均正常，血 T_3、T_4、TSH 检查均正常。

4. 黏多糖病　本病是由于在黏多糖降解过程中缺乏溶酶体酶，造成过多黏多糖积聚于组织器官而致病。出生时大多正常，不久便可出现临床症状。头大，鼻梁低平，丑陋面容，毛发增多，肝脾大，X线检查可见特征性肋骨飘带状、椎体前部呈楔状，长骨骨骺增宽，掌骨和指骨较短。

五、治疗

先天性甲减的治疗原则如下。

（1）不论病因在甲状腺本身或在下丘脑—垂体，一旦确诊立即治疗。

（2）先天性甲减系甲状腺发育异常者，需终身治疗。

（3）新生儿疾病筛查诊断的先天性甲减，治疗剂量应该一次足量给予，使血 FT_4 维持在正常高值水平。而对于大年龄的下丘脑—垂体性甲减，甲状腺素治疗需从小剂量开始，同时给予生理需要量可的松治疗，防止突发性肾上腺皮质功能衰竭。

（4）若疑有暂时性甲减者，可在治疗 2 年后减药或停药 1 个月复查甲状腺功能，若功能正常，则可停药定期观察。

左旋甲状腺素钠（L-thyroxine，$L-T_4$）是治疗先天性甲减的最有效药物。新生儿甲减初始治疗剂量 6～15μg/（kg·d），每天 1 次口服，目的使高 TSH 在 2 周内恢复正常，使 FT_4 达到正常范围，以尽早纠正甲减状态。在随后的随访中，甲状腺素维持剂量必须个体化，根据血 FT_4、TSH 浓度调整。当血清 FT_4 和 TSH 正常后，随访可减为每 2～3 月一次，2 岁以后可减为每 3～6 月一次，定期随访需观察患者生长曲线、智商、骨龄，以及血清 FT_4、TSH 变化等。甲状腺素用量不足时，患儿身高及骨骼发育落后，剂量过大则引起烦躁、多汗、消瘦、腹痛和腹泻等症状，必须引起注意，及时调整。

第七章

神经系统疾病

第一节 癫痫

一、概述

癫痫是由于脑功能异常所致的慢性疾病。原发性癫痫大多与遗传因素相关，其基因定位在不同染色体上；继发性癫痫大多由脑发育异常、脑血管疾病、各种原因导致的脑损伤、颅内占位性疾病及脑变性疾病引起。临床上表现为反复发作的惊厥。惊厥发作是由于脑神经元异常过度同步放电所产生的突发性、一过性的行为改变，包括意识、运动、感觉、情感和认知等方面的短暂异常，类型很多；癫痫综合征是以一组症状和体征经常集合在一起表现为特点的癫痫。

二、病因病理

（1）特发性癫痫。与遗传因素有关，常有明显的遗传异质性和基因异质性，而且有明显的年龄依赖性和不同的外显率。

（2）症状性癫痫。①常与脑发育畸形、染色体和先天性代谢病引起的脑发育障碍，脑变性病和脱髓鞘病、神经皮肤综合征、脑血管病、颅内感染性疾病脑肿瘤、脑外伤、脑水肿等有关。②窒息、休克、惊厥等各种原因导致的脑缺氧性脑损伤；各种原因导致的代谢紊乱；药物、金属、各种化学物质等中毒。

（3）当前的知识和技术水平还不能找到结构和生化方面的原因。脑神经元异常过度同步放电是癫痫发生的主要机制。

三、诊断

（一）临床表现

1. 部分性发作 ①部分性运动性发作。杰克逊（Jackson Ian seizures）发作：发作由大脑皮质运动区异常放电引起。半身抽搐，常自一侧口角、拇指或脚趾开始，依次按皮质运动区对神经肌肉支配的顺序有规律的扩展，由远端向近端蔓延至同侧上下肢，多无意识障碍。常提示大脑半球中央前回有局限性病灶。发作过后抽搐肢体常有一过性瘫痪，称为托德（Todd）麻痹。若放电规则的向皮质扩散，可引起全身性运动性发作，伴意识丧失。婴幼儿偏身发作：一侧半身抽搐（肢体及面肌）也可两侧交替发作。伴意识丧失，无定位意义。转侧性发作：发作时双眼球向一侧偏斜，头及躯干也转向该侧，病灶可能位于对侧额叶中部，意识多不丧失，有时也可丧失，提示异常放电扩散至脑干上部。②部分性感觉性发作：为发作性局部身体感觉或特异性感觉异常，意识存在，也可转变为部分性或全身性运动性发作。③自主神经性发作：为发作性自主神经功能障碍，常有发作性腹痛、呕吐、头痛。④精神运动性发作又称颞叶癫痫：为复杂性部分性发作，以发作性运动障碍及精神异常为特点。多数为继发性，发作时有意识障碍，精神症状表现为情绪、行为、记忆等方面的改变（如不信父母、暴怒、打人、骂人、撕衣、毁物、恐惧、躁动等）。运动性发作主要表现为自动症，即一系列重复、刻板地运动（如咀嚼、吸吮、摸索、搓手、解扣、脱衣、转圈、奔跑、无意识行走等），年长儿发作前常有幻觉、恐惧等先兆。

2. 全身性发作 ①强直—阵挛性发作又称大发作，临床上以意识丧失及全身抽搐为特征。发作时突然意识丧失、发出吼声、颜面发绀，四肢强直后迅速转为阵挛性抽动，可有咬舌、尿失禁及瞳孔散大，历时 5 ~ 10 分钟抽搐停止，抽后入睡，醒后对发作无记忆。少数患儿在意识清醒前出现精神错乱和自动行为称为癫痫后状态。②强直发作，类似强直—阵挛发作的强直期。③阵挛发作，类似强直—阵挛发作的阵挛期。④失神发作，以意识障碍为主要表现，又称小发作。不抽搐，发作时意识突然丧失，中断正在进行的活动，茫然凝视（俗称"愣神"），持续数秒，一般不超过 30 秒，意识很快恢复，继续进行发作前的活动，对发作不能记忆。发作可伴肌阵挛及自动症。⑤肌阵挛发作，是全身肌肉或某部肌肉突然的短暂的收缩，一次或多次，多双侧对称发作，多见于幼儿期，常伴智能发育迟缓。⑥失张力发作又称站立不能发作，发作时肌张力突然减低，不能维持姿势，如果为全身肌张力丧失则可猛然倒下，意识丧失极为短暂。

3. 小儿时期特有的癫痫综合征 婴儿痉挛症属于肌阵挛发作，是婴儿时期所特有的一种严重的癫痫发作形式，多在 3 ~ 8 个月时发病。大多有脑器质性损害，并伴有严重的智能障碍，治疗困难，预后差。本症有痉挛发作、智能障碍、脑电图高峰节律紊乱 3 大特点。

典型发作多表现为全身大肌肉突然强烈痉挛。头及躯干前屈，上肢先前伸而后屈曲内收如鞠躬样，下肢屈曲，眼上翻或发直，瞳孔散大，每次痉挛 1 ~ 2 秒。迅速缓解后，经数秒的间歇又发生类似痉挛，成串发作，可重复几次、十几次、几十次，每次痉挛伴有叫声或哭声。部分患儿可有不完全的或不典型的发作如点头痉挛、不对称性痉挛、伸性痉挛等。

小儿良性癫痫：伴中央颞区棘波，起病年龄以 5 ~ 10 岁最多，男多于女。发作类型为简单部分性发作，表现为一侧面、唇、舌的抽动，可伴该部位的感觉异常，不能言语及流涎。一般无意识丧失，夜间发作频繁，并可发展为大发作。智力发育正常。神经系统无异常表现，常有家庭癫痫史，20 岁以前发作停止者，预后良好。EEG 在中央区、中颞区一侧或两侧有频率不等的高幅棘波发放，睡眠时棘波明显增多，并扩散到其他部位。

大田原综合征：在新生儿期或婴儿早期起病，表现为短时间的强直发作，也可有成串的肌阵挛发作。常伴有严重智力障碍。脑电图表现为周期性、弥漫性暴发抑制。

伦诺克斯（Lennox）综合征：幼儿期起病，发作形式多样、频繁，常见有强直性、失张力性、肌阵挛和不典型失神，常伴智力低下，可有癫痫持续状态，部分病例由婴儿痉挛症演变而来。脑电图呈暴发的 2 ~ 2.5 次/s 棘慢波或多棘慢波。

4. 癫痫持续状态 分惊厥性与非惊厥性两种：惊厥性癫痫是以肌肉痉挛为主，常见有大发作、半身发作、局限性运动性发作的持续状态。大发作持续状态指一次发作持续 30 分钟以上或为间断发作，在间歇期意识不恢复，反复发作达 30 分钟以上，症状重、昏迷深者属危重症。

非惊厥性癫痫持续状态常见有失神及精神运动性发作，对此种类型的持续状态的诊断脑电图起重要作用。

（二）辅助检查

脑电图是一项极为重要的检查手段，不仅可以明确诊断，还可以帮助鉴别癫痫类型。癫痫发作时可描记出癫痫发作波（如棘波、棘慢波、多棘慢波、尖波、尖慢波、高度失律等），是癫痫确诊的重要依据。癫痫发作间期癫痫波形阳性率仅为 50% ~ 60%，脑电图正常不能排除癫痫。有条件时应做 24 小时动态脑电图，可明显提高癫痫波形的阳性率及与睡眠肌阵挛、夜惊等鉴别。

（三）诊断

多数癫痫是症状性的，根据病史、体征并结合 EEG、多种影像学及生化学检查可发现病因和病灶。神经影像学检查包括头部 CT、MRI、磁共振脑血造影（MRA）、正电子发射断层摄影（PET）、单光子发射计算机断层扫描（SPECT）、数字减影脑血管造影（DSA）；生化主要是查血糖、氨基酸及酶学检查等。CT、MRI 可反应脑结构有无异常，SPECT 检查可反应脑局部血流量情况。磁共振波谱（MRS）可以测活体脑组织代谢情况。

具备临床表现应高度怀疑本病，加辅助检查并排除其他疾病。即可确诊。

四、鉴别诊断

鉴别诊断：排除其他发作疾病，如维生素 D 缺乏性手足搐搦症、低镁血症、屏气发作、高热惊厥、癔症性抽搐及情感性交叉擦腿发作等。

1. 屏气发作 该病多见于婴幼儿，常在恐惧、发怒或未满足要求时发生剧烈的情感爆发，哭喊，随即呼吸暂停、青紫，重者可有意识障碍、全身强直或抽搐，持续 1 ~ 3 分钟缓解，脑电图正常。

2. 癔症性发作 该病发作常与精神刺激有关，发作性昏厥和四肢抽动，但意识存在，抽搐无规律，有情绪倾向，暗示疗法有效，脑电图正常。

五、治疗

（一）一般治疗

（1）积极治疗原发病、去除病因。

（2）进行整体和综合治疗与患儿及家属密切配合，合理安排患儿的生活、学习，开导患儿正确对待疾病消除不良心理影响，防止因发作造成的意外伤害。

（二）药物治疗

早治，确诊后即开始治疗，避免惊厥性脑损伤。根据发作类型选药见表 7–1，常用抗癫痫药与剂量见表 7–2。

表 7-1　根据发作类型选药

发作类型	药物
简单部分性	苯巴比妥、卡马西平、丙戊酸钠
复杂部分性	卡马西平、丙戊酸钠
部分性发作泛化成全身性发作	卡马西平、丙戊酸钠、氯硝西泮、苯巴比妥
失神发作	丙戊酸钠、氯硝西泮
强直-阵挛发作	苯巴比妥、卡马西平、丙戊酸钠
肌阵挛发作	丙戊酸钠、氯硝西泮、促肾上腺皮质激素
失张力发作	丙戊酸钠、氯硝西泮、促肾上腺皮质激素
婴儿痉挛症	促肾上腺皮质激素、泼尼松、氯硝西泮、硝西泮、丙戊酸钠

表 7-2　常用抗癫痫药与剂量

药物	剂量 [mg/（kg·d）]	有效血浓度（μg/mL）
丙戊酸钠	30~60	50~100
卡马西平	10~30	4~12
氯硝西泮	0.1~0.15	0.013~0.09

1. 单药治疗　原则上选用一种药物治疗，如能完全控制发作就不合用其他药物；如单一药物不能完全控制，需合用其他抗癫痫药时，要注意药物间的相互作用。

2. 调整用药量　应从小剂量开始，以后根据病情来调整，注意个体差异性。

3. 疗程要长，停药要慢　发作停止后维持用药 2~4 年，然后逐渐减量，在 0.5~1 年中减量完毕，停药。

4. 规律服药　每天服用，根据不同药物每天分 2~3 次，应监测药物血浓度。注意药物的不良反应。小儿对抗癫痫药的反应有明显的个体差异，药物代谢率不尽相同，应按体重计算药量，并测定血中药物的实际浓度。故当用一般剂量或超过一般剂量不能控制发作时或开始疗效满意而后出现原因不明的发作频繁及怀疑有药物中毒时应检查血中药浓度。

5. 癫痫持续状态的治疗　①及时迅速控制惊厥发作。地西泮：首选药，剂量每次 0.3~0.5mg/kg，婴儿用量不超过 2mg，幼儿不超过 5mg，年长儿不超过 10mg，速度 1mg/min，不宜过快，静脉注射后 1~3 分钟就可生效，抽搐停止后立即停注，不一定用完全量。本药缺点为作用持续时间短，半衰期只有 15 分钟，必要时 20 分钟后再重复 1 次。地西泮注射液可直接静脉注射，但注射后必须用生理盐水或葡萄糖液冲净血管内药液，以免发生静脉炎，或注地西泮前将其稀释 1~2 倍再给药。苯巴比妥：每次 5~10mg/kg 肌内注射或静脉滴注，本药起效慢，注入后 20~60 分钟才能在脑内达高峰浓度，不能作为迅速止惊的首选药。通常在用地西泮控制惊厥后用作稳定上药的疗效，以免惊厥复发。本药作用持续时间长，是常用的抗惊厥药。水合氯醛：每次 50mg/kg，配成 5% 的溶液保留灌肠或鼻饲。氯硝西泮：静脉推注或肌内注射。静脉注射 0.02~0.04mg/kg，第 1 次用药后 20 分钟还不能控制发作者，可重复原剂量 1 次。苯妥英钠注射液：每次 15~20mg/kg，溶于 0.9% 生理盐水静脉滴注，速度 1mg/（kg·min）。静脉给药后 15 分钟可在脑内达到药物浓度的高峰。给药时必须有心电监护，以便及时发现心律失常，12 小时后给维持量，按 5mg/（kg·d）给药。24 小时内给维持量 1 次。硫喷妥钠：如惊厥仍不能控制则给此药，将 0.25g 用 10mL 注射用水稀释，按

0.5mg/（kg·min），缓慢静脉滴注，直到惊厥停止，而后立即停止推注，总量每次 10～20mg/kg。本药止惊效果虽好，但可引起呼吸抑制，所以每次总量不必用尽。②维持生命功能，预防和控制并发症。密切监护呼吸、血压、脉搏、体温、意识状态；使患儿平卧，头转向一侧，吸净口腔分泌物，保持呼吸道通畅，避免误吸窒息，可放牙垫，以免舌咬伤及舌后坠窒息。吸氧，必须吸湿化的氧。充分供给能量，避免低血糖，可静脉输注葡萄糖液 100～150mg/（kg·h），使血糖维持在 8.4mmol/L。癫痫持续状态常发生脑水肿导致颅内压增高，可用甘露醇、呋塞米及地塞米松降低颅内压。病因治疗癫痫持续状态可因癫痫患儿突然停用抗癫痫药引起，也可因感染、中毒、应激反应、睡眠不足、过度疲劳诱发，也可以是癫痫首次发作。癫痫持续状态控制后要长期服药维持治疗。

第二节 小儿脑性瘫痪

一、概述

小儿脑性瘫痪是指发育中的大脑因各种遗传因素或后天性损伤所致的一组儿童神经系统综合征，临床主要表现为肌张力、姿势或运动异常。根据对功能的影响程度不同，脑性瘫痪可在生后的 1～2 岁得到诊断，轻微异常可至 2 岁后得以诊断。约 50% 病例需借助辅助器械维持活动，如矫形器、助步器、轮椅等，2/3 可合并其他残障。脑性瘫痪的诊断必须除外了感染、缺氧缺血脑病、内分泌疾患和可能的遗传性疾病之后方能诊断。

脑性瘫痪与发育中的大脑在皮质神经网络和皮质下运动控制受损有关，不仅影响到运动功能，同时也会影响到感觉传导功能。在发达国家，脑性瘫痪的发病率为 2.5/1000 活产儿，主要影响行走或手的运动，但也可影响语言、眼球运动、吞咽、关节畸形和认知功能，并可伴有癫痫。社会心理与疾病负担有可能影响患儿一生。

脑性瘫痪多因运动中枢、锥体束、桥脑损伤所引起，临床医师可通过临床检查，结合神经影像学和分子遗传学技术发现病因，明确诊断，并予以药物和康复干预。

脑性瘫痪患者中有 70%～80% 与产前因素有关，10% 与出生后窒息有关，其中半数以上为足月儿；早产儿，特别是 26 周前早产儿，发生脑性瘫痪的危险性大大增加；遗传性疾病、早期脑发育中大脑的继发性损害、脑发育畸形等通常见于足月儿，继发于窒息和感染所致的脑室周围白质软化常见于 24～34 周早产儿；在足月儿缺氧缺血性脑病，基底核、丘脑、大脑灰质可有不同程度的影响。

已知的病因包括：大脑发育畸形，如无脑回、脑裂畸形、丹迪-沃克（Dandy-Walkel 综合征）综合征、TORCH 感染等。重要的前驱病因包括：早产、低出生体重、臀先露、胎膜的炎症、血栓形成、产程异常、窒息和感染。母亲智能低下、癫痫、糖尿病、甲状腺疾病为重要的危险因素。仅 10%～20% 的病例有继发性病因，如中枢神经系统感染、创伤、脑血管意外和严重的缺氧缺血脑病。

二、诊断与鉴别诊断

（一）病史采集

详细的病史询问包括产前、产时和出生后的整个过程，产前因素、母亲因素、围生期病因、遗传性疾病、脑发育异常等均是重要的诊断线索和病因。妊娠期胎动减少是产前一个重要的因素，如果没有新生儿脑病的存在，则不考虑围生期因素，家族史有助于排除遗传性疾病的可能，同时需询问视觉、听力、喂养、大小便功能等情况以及心肺方面的问题。

（二）体格检查

脑性瘫痪代表着反射—驱动活动缺乏皮质控制，婴儿早期运动发育落后、痉挛和姿势异常是重要的诊断线索，早期包括原始反射持续存在、上运动神经元体征、运动姿势异常、粗大运动与精细运动发育延迟等，如不能抬头、躯干控制不佳、持续或不对称性握拳、过度伸展姿势、伸舌障碍、口部多动等。

详细的神经系统检查对脑性瘫痪的诊断十分重要，首先应明确肌张力情况，肌张力是正常、增高还是减低，张力增高又可分为痉挛、僵直或张力障碍。痉挛性肌张力增高为速度依赖性，可伴有上运动神经元体征，如肌阵挛、反射亢进、巴宾斯基征阳性、痉挛性无力或手部运动欠灵活等。僵直为非速度依赖性，为多组肌群的同时收缩所致，无固定体位或姿势。张力障碍性肌张力增高则表现为不自主地持续或间断性的肌肉收缩，从而出现扭动、重复动作和姿势异常，中枢性张力减退与周围神经肌肉病变所致的张力减退不同，前者肌力存在，而后者肌力及反射均受抑制。共济失调在脑瘫患儿中不常见，如出现应考虑遗传代谢病，如安格尔曼（Angelman）综合征等。

除此之外，还需检查患儿前倾或仰卧位姿势、头部及躯干支撑、手部灵活度等，有助于诊断。另外伴随着其他神经精神症状，如智能低下、认知障碍和行为问题。大规模临床研究显示，脑瘫患儿仅一半在1岁时得到诊断，早期详细全面体格检查有助于早期及时诊断。需要强调的是脑瘫的运动功能评估需和康复医师共同完成。

脑性瘫痪常见的并发症包括癫痫、智能低下、视觉损害和听觉损害。有75%的脑瘫患儿有以上4种并发症中的一种损害，其中近一半患儿伴有癫痫，且常在1岁以内发病，痉挛性四肢瘫和偏瘫更为常见，脑电图有助于诊断，但应注意部分患儿仅表现脑电图异常而并无癫痫发作。

半数以上可伴有不同程度的智能低下，也可出现学习障碍、注意力缺陷多动表现，听力或视觉损害、语言发育障碍可见于15%～20%的脑瘫患儿。

其他并发症还包括吞咽或喂养困难、生长延迟、口腔问题、呼吸道问题和行为情绪问题。可产生严重的胃食管反流、吸入窒息或假性延髓性麻痹。另外遗尿、尿失禁亦常见。

（三）辅助检查

1. 常规检查 影像学技术包括头颅超声、头颅CT、MRI等，MRI在诊断脑瘫的病因方面有较高的敏感性和特异性，同时排除其他可能的引起运动障碍的疾病（如血管畸形、灰质异位等）。通过MRI技术可以发现70%～90%的病因，弥散加权成像、弥散张量成像和磁共振波谱分析等新技术的应用，对病因学的诊断更有帮助。

影像学诊断常常关系到下一步的诊断选择。例如，锥体外系脑瘫，在MRI上发现有苍白球异常时，需进一步进行遗传代谢性疾病的筛查，对于MRI上提示有大脑发育畸形的表现，如无脑回、脑裂畸形等脑移行异常时，应进一步进行分子生物学检测，以明确病因并预测其再显危险性。

脑电图的异常率为60%左右，无特征性改变，主要表现为异常节律的出现，其次为慢波节律及发作波。

诱发电位分为视觉诱发电位、脑干听觉诱发电位和躯体感觉诱发电位，脑干听觉诱发电位较常用，手足徐动型患儿异常率高。

所有脑瘫患儿还须进行眼科的评估，以及时发现异常。

2. 其他检查 对于可疑遗传性疾病者则应做染色体核型分析和基因检测。特别是对于锥体外系表现、张力低下和共济失调型患儿，须考虑遗传代谢性疾病，应检测尿有机酸、血氨基酸、乳酸和染色体检查。对于原发性锥体外系表现而头颅 MRI 正常的脑瘫患儿，须检测脑脊液生物蝶呤、神经递质和氨基酸代谢等。长期仔细的随访对于除外脂类代谢和糖代谢异常非常重要。

（四）鉴别诊断

需与脑瘫相鉴别的疾病很多，包括各类遗传代谢性疾病和各种继发性损伤，主要的鉴别在于严重神经遗传性疾病，常常为进展性的且早期导致死亡，如脑白质肾上腺萎缩症、异染性脑白质营养不良、神经节苷脂沉积症、神经元蜡样脂褐质症等。反复仔细的神经系统检查有助于发现这类进展性疾病，另外各类智能发育低下、未诊断的或难治性的癫痫、抗惊厥药物的不良反应亦应考虑。

三、治疗

临床研究显示，脑性瘫痪的各种药物及康复治疗的效果不断提高，包括肉毒梭菌毒素、巴氯芬、神经发育治疗、语言训练与康复等。近年来对治疗采用了标准化系统评估，使疗效评估更进一步。

有效的脑瘫治疗需要一组人员的共同参与，再辅以社区网络的有效支持，方能保证，包括提供必要学习和社会活动的机会。制定长期有针对性的治疗康复目标和计划，并需要家长、老师的积极配合。

运动物理治疗在儿童脑瘫的治疗中起很重要的作用，减少抑制性反射、促进粗大运动和精细运动发育、改善和提高语言功能，另外，辅以轮椅、语音电脑辅助以及各种运动辅助器材，将会大大改善患儿的社会功能和生活质量，从而树立自信，争取生活自理。

对痉挛性患者的相关畸形进行外科矫治十分必要，现已从单一、序贯治疗转向同步治疗，包括对软组织和骨骼的矫治，如肌腱延长术、下肢、臀部、脊柱矫治术等，录像带步态分析可帮助用语确定手术方案和术后疗效评估。

肉毒梭菌毒素对于提高痉挛患者的粗大和精细运动有效且安全，疗效可持续 3~4 个月。口服药物包括地西泮、巴氯芬、丹曲林、盐酸替扎尼定等。地西泮能有效降低肌张力，但有引起流涎和镇静作用；巴氯芬作为 GABA 的拟似剂，可用于痉挛、僵直、张力障碍，缺乏认知功能方面的不良反应，但要注意突然戒断可引起幻觉和惊厥，对小婴儿有促发惊厥发作的报道。丹曲林、盐酸替扎尼定在儿童中较少应用，缺乏经验。

对于锥体外系型脑瘫，药物治疗可有效调节纹状体多巴胺的活性，例如，氯硝西泮、利舍平（利血平）和丁苯喹嗪可用于舞蹈症，苯海索（安坦）、左旋多巴或卡比多巴（α-甲基多巴肼）等，则可用于张力低下、手足徐动症和运动徐缓。

严重的脑瘫患儿对一般干预效果欠佳，往往需要配合康复训练，加上巴氯芬注射、选择性背侧神经根切除术、深部脑刺激等联合治疗。另外有报道称，选用合适病例进行针灸、推拿治疗也可取得良好效果。高压氧治疗目前无充分临床证据，疗效不定。

对并发症的处理也十分关键，包括喂养困难、精神心理发育不良等。胃造口术和胃底折叠术作为吞咽和喂养困难患儿的常用方法，从而改善营养、减少吸入、便于治疗。对患儿和家长的心理与精神疾病应定期治疗咨询。

四、预后和并发症

病因学评估对判断预后和再显危险率很重要，特别是对于遗传代谢性疾病。不能行走和带管喂养会减少预期寿命，需建立长期的医疗康复随访计划，青少年和成人脑瘫患者面临骨骼肌肉功能和生命质量低下的威胁，特别是脊柱易损、下肢关节挛缩，如锥体外系型脑瘫，至成人可出现进行性颈椎病导致突发的四肢瘫痪。青少年脑瘫伴神经发育低下者，青春期发育也会受到很大影响。

应为脑瘫患儿提供足够的社会支持和生存环境，给予强有力的医疗康复和福利保障，利用社区医疗保障网络进行医疗康复和生活支持。脑瘫患儿病情随年龄增大有不同程度的改善，但其死亡率仍高于正常人群。

五、预防

目前大多数脑瘫患儿很难早期预测和预防，尽管产科和新生儿技术近年来发展迅速，但过去 20 年里脑性瘫痪的发生率并无明显改变，提示无论是很好的胎儿监护还是产科干预或增加剖宫产率，均不能减少脑性瘫痪的发生。近来的研究表明，减少母亲及产前各类感染将对预防和减少脑瘫的发生至关重要，母亲应用风疹疫苗、嗜血杆菌疫苗能减少由于这类感染所致的脑瘫；治疗母亲 B 族溶血性链球菌，可减少新生儿败血症和脑膜炎的发生；抗 Rhγ 球蛋白、光疗和血浆置换，可明显减少胆红素脑病的发生，从而减少锥体外系型脑瘫的发生。

第三节　化脓性脑膜炎

一、概述

化脓性脑膜炎（purulent meningitis）简称化脑，是由各种化脓性细菌引起的以脑膜炎症为主的中枢神经系统感染性疾病。以头痛、发热、喷射性呕吐、惊厥、脑膜刺激征阳性等为临床特点。任何年龄均可患病，但绝大多数化脑发生在 5 岁以内儿童。

脑膜炎奈瑟菌所致的化脑亦称流行性脑脊髓膜炎（简称流脑），具有流行性，属传染病范畴，其他化脑最常见的致病菌有 B 型流感嗜血杆菌与肺炎链球菌。新生儿化脑致病菌常为大肠埃希菌。本节讨论除脑膜炎奈瑟菌脑膜炎以外的化脑。

二、诊断与鉴别诊断

（一）病史采集

1. 现病史　对新生儿及 2 个月以内婴儿，询问有无发热或体温波动、拒乳、吐奶、少动、嗜睡、凝视、尖叫及抽搐，有无呼吸暂停、心率慢、发绀。对 3 个月至 2 岁婴儿询问有无前驱的呼吸道、消化道感染症状，有无发热、呕吐、烦躁、易激惹、抽搐、嗜睡或昏迷。对 2 岁以上小儿询问有无发热、头痛、呕吐、抽搐、肌肉关节痛、倦怠、无力、嗜睡或昏迷等。

2. 过去史 对新生儿及 2 个月以内婴儿，询问出生时有无窒息、新生儿肺炎、尿布疹、脐炎、皮肤疖肿、母亲感染史。对 2 个月以上小儿询问有无抽搐、脑膜炎、颅内肿瘤、颅脑外伤、副鼻窦炎、中耳炎、乳突炎、头面部软组织感染、颅骨或脊柱骨髓炎、皮毛窦感染、脑脊膜膨出病史。

3. 个人史 询问出生时有无窒息史，喂养史中应注意是否母乳喂养、添加辅食，有无服用维生素 D 制剂。预防接种史中注意有无接种流感嗜血杆菌疫苗。

4. 家族史 家族中有无癫痫、遗传性疾病史。

（二）体格检查

1. 全身情况及生命体征 注意反应情况、体温、意识状态的变化。如有心率减慢、血压升高、瞳孔不等大、对光反应迟钝或消失、呼吸深浅不一或不规则，进而呼吸衰竭，提示有脑疝发生。

2. 神经系统检查 检查各种深浅反射、肌张力。前囟饱满、隆起，提示颅内压增高明显。此外，可有颈抵抗，巴宾斯基征、凯尔尼格征阳性，中枢性脑神经麻痹及肢体瘫痪。

（三）辅助检查

1. 常规检查

（1）血常规：显示白细胞明显增多，中性粒细胞明显增高。

（2）脑脊液常规：可见白细胞明显增多，可达 $1.0 \times 10^9/L$，以中性粒细胞为主。脑脊液蛋白增高，可超过 $1.0g/L$，糖含量降低。脑脊液涂片或培养可找到细菌。脑脊液免疫学检查有细菌抗原或分子生物学检查发现细菌核酸。

2. 其他检查

（1）血培养：化脓性脑膜炎时其不一定获阳性结果，但仍是明确病原菌的重要方法。新生儿化脓性脑膜炎的血培养阳性率较高。

（2）皮肤瘀斑涂片找病原菌。

（3）脑脊液特殊检查：免疫学检查有细菌抗原，或分子生物学检查发现细菌核酸。

（4）对有异常定位体征、治疗中持续发热、头围增大、颅内压显著增高而疑有并发症者，可进行颅脑 CT 检查。

（四）诊断

（1）婴儿有凝视、尖叫、前囟饱满、颅缝增宽、抽搐。幼儿有发热、头痛、呕吐，可有惊厥、昏迷，可出现脑疝体征。体检有颈抵抗，巴宾斯基征和凯尔尼格征阳性。

（2）部分患儿可有第Ⅱ、第Ⅲ、第Ⅵ、第Ⅶ、第Ⅷ对脑神经受累表现或肢体瘫痪。如有颅内脓肿、硬膜下积液、脑积水、静脉窦栓塞等并发症，可有视神经盘水肿。

（3）血常规检查白细胞明显增多，中性粒细胞明显增高。严重者有时可不增多。

（4）脑脊液中白细胞明显增多，常 $>500 \times 10^6/L$，中性粒细胞占优势，潘氏试验阳性，蛋白质含量明显增高，葡萄糖减少。

（5）脑脊液涂片或培养找到细菌，或免疫学检查有细菌抗原，或分子生物学检查发现细菌核酸。

（6）排除结核性脑膜炎、病毒性脑膜炎、真菌性脑膜炎等。

具有上述第1项、第4项、第6项，伴或不伴第2项、第3项，可临床诊断为化脓性脑膜炎，如同时具有第5项则可做病原学确诊。

（五）鉴别诊断

1. 病毒性脑膜炎　感染中毒症状不及化脑重，CRP不高，脑脊液细胞学检查细胞数 $< 200 \times 10^6 /L$，以淋巴细胞和单核细胞为主，蛋白正常、糖正常或接近正常。病毒分离、血清病毒抗原、抗体动态检测有助于诊断。

2. 结核性脑膜炎　多缓慢起病，病史中有结核感染和接触史。脑脊液外观呈毛玻璃状，细胞数增多，但多不超过 $500 \times 10^6 /L$，糖含量明显减少，蛋白质含量明显增高。脑脊液细胞学检查仅在早期渗出期可有中性粒细胞占优势，其他均以淋巴细胞和单核细胞为主。脑脊液薄膜抗酸染色、培养找到结核分枝杆菌均有助于诊断。PCR检查脑脊液结核分枝杆菌DNA可阳性。

3. 流行性脑脊髓膜炎　具有流行趋势，见于冬春季。起病急骤，进展快，早期皮肤可有出血点或瘀斑，重症可有华—弗综合征表现。咽拭子、血液、皮肤瘀点涂片找到脑膜炎奈瑟菌可确诊。

4. 莫拉雷（Mollaret）脑膜炎　病程迁延，可反复多次发生脑脊液类似化脑改变，但无细菌学、血清学方面的感染证据。有的病例脑脊液内可见莫拉雷细胞（一种大单核细胞）。抗生素治疗效果不佳，激素治疗有效。

5. 隐球菌脑膜炎　多缓慢起病，反复剧烈头痛，不同程度发热、呕吐，常可间隙性自然缓解。脑脊液改变与结核性脑膜炎相似，脑脊液涂片墨汁染色可见隐球菌孢子，真菌培养阳性。

三、治疗

（一）一般治疗

卧床休息，加强营养。病初数日应严密观察各项生命体征、意识、瞳孔和血电解质浓度，维持水、电解质平衡。

（二）药物治疗

1. 抗生素治疗

（1）用药原则：①尽早采用抗生素静脉注射治疗。②选用可穿透血—脑屏障、脑脊液浓度高的抗生素。③脑脊液细菌培养阳性时，根据药敏试验选用抗生素。④剂量、疗程应足够。

（2）病原菌不明时的初始治疗：①青霉素＋氯霉素疗法，青霉素，每天40万~80万U/kg，分4次静脉快速滴入，氯霉素，每天50~100mg/kg，每天1次；疗程为2~3周。应用氯霉素应注意不良反应，如灰婴综合征和骨髓抑制。②头孢曲松，每天100mg/kg，分2次静脉滴注，12小时1次，疗程为2~3周。原则是全疗程抗生素剂量不减。③其他抗生素有头孢呋辛或头孢噻肟，剂量每天200mg/kg，分2~3次静脉滴注，疗程同上。

（3）病原菌明确后的治疗：应参照细菌药物敏感试验结果选用抗生素。

2. 糖皮质激素治疗　抗生素开始治疗的同时应用地塞米松，每天 $0.4 \sim 0.6$ mg/kg，分 3 ~ 4 次静脉推注，可在抗生素应用前 15 ~ 30 分钟或同时给予。疗程 3 ~ 5 天。

（三）降低颅内压治疗

早期应用脱水剂，20% 甘露醇，首剂可 0.5 ~ 1.0g/kg，以后每次 0.25 ~ 0.5g/kg 为佳，可根据颅内压增高程度增加注射次数。但不增加每次的剂量，以免造成脑膜粘连、脑积水等并发症。疗程 5 ~ 7 天。

（四）对症治疗

包括处理高热、惊厥、休克等。脑性低钠血症者限制液体入量，适当补充钠盐。

（五）并发症治疗

1. 硬膜下积液　积液不多，无颅内压增高的病例不需要穿刺。有颅内压增高症状时，应穿刺放液，每次不超过 30mL/侧。穿刺放液后可注射庆大霉素（1000 ~ 3000U/次），防止感染。每天或隔天 1 次。1 ~ 2 周后再酌情延长穿刺间隔。个别患儿虽经反复穿刺放液，积液量仍不减少且有颅内压增高症状存在时，可考虑外科手术摘除囊膜。

2. 脑室管膜炎　疑有脑室管膜炎，特别影像学上有脑室扩大病例应及早脑室穿刺，控制性引流并每天注入抗生素。

3. 脑性低钠血症　限制液体入量，适当补充钠盐。

四、预后

对化脑患儿如能早期诊断和正规治疗，大多能治愈；如未能早期诊断和正规治疗，预后较差，可产生并发症及后遗症。

五、预防

加强体格锻炼，提高机体抵抗力，流感嗜血杆菌脑膜炎患儿痊愈出院前应服用利福平 4 天，每天 20mg/kg。凡家中有 4 岁小儿接触者，则全家成员均应同样服用；脑膜炎奈瑟菌脑膜炎患儿的全部接触者均应使用利福平（每天 20mg/kg）或磺胺类药物 2 天。目前，国内已有脑膜炎奈瑟菌荚膜多糖疫苗，可在流行地区接种。

第四节　病毒性脑炎

一、概述

急性病毒性脑炎（acute viral encephalitis），是病毒感染引起的急性脑实质炎性疾病。其临床表现轻重不一，轻者预后良好，重者可留有后遗症甚至导致死亡。病原学上绝大多数为肠道病毒，夏秋季多见，大多见于 2 ~ 6 岁小儿。单纯疱疹病毒所致的脑炎一年四季散发，可见于所有年龄儿童。

二、诊断与鉴别诊断

（一）病史采集

1. 现病史　询问病儿发病前有无呼吸系统或消化系统症状，如发热、流涕、鼻塞、咽痛、咳嗽，或呕吐、腹泻、胸痛、肌痛等。询问患儿有无头痛、呕吐、嗜睡、意识障碍、精神行为异常、抽搐、步态不稳、言语不清、吞咽困难、肢体瘫痪等。

2. 过去史　询问有无麻疹、水痘、风疹、流行性腮腺炎患者的接触史，有无结核病接触史，出生时有无窒息史，有无抽搐史、颅内肿瘤、颅脑外伤史。

3. 个人史　询问出生时有无窒息史、喂养史中应注意是否母乳喂养，添加辅食情况，有无服用维生素 D 制剂。预防接种史中注意麻疹、风疹、流行性腮腺炎疫苗的接种。

4. 家族史　家族中有无癫痫、遗传性疾病史。

（二）体格检查

1. 全身情况及生命体征　注意体温、心率、呼吸、血压、精神反应情况、意识状态、行为的变化。有无发热、皮疹、口唇疱疹、角膜疱疹、腮腺肿大等。

2. 神经系统检查　注意有无颈抵抗、脑膜刺激征阳性、前囟饱满或隆起、脑神经病变，检查是否伴失明、失聪、失语、肢体瘫痪、肌力下降。检查各种深浅反射、瞳孔大小与对光反射。轻症脑炎一般意识清楚，部分嗜睡；重症脑炎患儿意识模糊、谵妄，甚至昏迷。精神异常表现为烦躁、兴奋、胡言乱语、哭笑无常、自虐、幻听或幻视。

（三）辅助检查

1. 常规检查

（1）血常规：白细胞计数和中性粒细胞比例正常。

（2）脑脊液检查：蛋白质、糖正常，细胞数正常或稍增多，一般不超过 $200 \times 10^6/L$。脑脊液涂片、培养均无细菌发现。可进行脑脊液单纯疱疹病毒、柯萨奇病毒、风疹病毒、ECHO 病毒等 IgM 抗体测定，或应用免疫学方法检查病毒抗原，或应用分子生物学方法检查病毒核酸。

2. 其他检查

（1）血清学检查：可进行柯萨奇病毒、风疹病毒、ECHO 病毒、EB 病毒等 IgM 抗体测定。

（2）脑电图表现为弥漫性 θ 波，重症脑炎出现弥漫性不规则高幅 δ 波，也可表现有局灶性 θ、δ 波或为尖波、尖慢波、棘慢波，与临床的一侧偏瘫或抽搐一致。

（3）可进行头颅 CT 或 MRI 检查，以排除颅内血管性病变或占位性病变，也可显示早期脑水肿和恢复期的低密度改变。

（四）诊断

（1）轻者仅有头痛、呕吐表现而无阳性体征；重者可伴有发热、惊厥、昏迷、脑膜刺激征阳性、局限性神经系统体征。

（2）脑脊液检查可见蛋白质、糖正常，细胞数正常或稍增多，一般不超过 $200 \times 10^6/L$，脑脊液涂片、培养均无细菌发现。脑脊液细胞学检查病初 1~2 天可有中性粒细胞，以后以淋巴细胞为主。

（3）排除化脓性脑膜炎、结核性脑膜炎等中枢神经系统疾病。

（4）血清特异性病毒抗体 IgM 阳性或 IgG 恢复期时 4 倍增高。脑脊液中分离出病毒或检测到病毒特异性抗原或抗体，或检出病毒核酸。

（5）脑电图有明显弥漫性慢波改变。

具有上述第 1~3 项，伴或不伴第 5 项，可临床诊断为本病，如同时具有第 4 项可做病原学确诊。

（五）鉴别诊断

1. 经治性化脓性脑膜炎 临床表现可轻可重，脑脊液常规可类似病毒性脑炎，但脑脊液细胞学中性粒细胞增多可资佐证，抗生素治疗有效。

2. 颅内肿瘤 小儿颅内肿瘤好发于脑中线部位及后颅窝。常引起脑脊液循环障碍，颅内压明显增高，但局限性神经系统损害症状较少见。脑脊液细胞学有时可见髓母细胞。头颅 CT 或 MRI 影像学检查有助于诊断。

3. 猪囊尾蚴病 脑脊液细胞学检查可有嗜酸粒细胞出现，血清学寄生虫特异性抗原或抗体阳性有助于明确诊断。

4. 其他 根据病毒性脑炎脑脊液特点，可与化脓性脑膜炎、结核性脑膜炎、真菌性脑膜炎区别。

三、治疗

（一）一般治疗

充分营养供给，保持水电解质平衡，纠正酸碱代谢紊乱，昏迷患儿可鼻饲或静脉营养，要注意压疮的护理。保持呼吸道通畅，维持呼吸、循环功能；必要时气管内插管、机械通气。并积极降低颅内压。不能排除细菌性脑膜炎时，应给予经验性抗生素治疗。

（二）药物治疗

对症治疗，控制惊厥，发作时可予地西泮（安定），每次静脉注射 $0.05 \sim 0.1mg/kg$，总量不超过 4mg，维持量用苯巴比妥，每次 5mg/kg，每天 2~3 次，疗程控制在 1 周内。恢复期可用神经营养药物如脑活素、胞磷胆碱、甲钴胺片（弥可保）、1,6 - 二磷酸果糖、ATP、辅酶 A、维生素 C、神经生长因子、神经节苷脂等。

（三）抗病毒治疗

一般病毒性脑膜炎和病毒性脑炎有自限性，不必特殊用药。肠道病毒所致中枢神经系统感染可用利巴韦林静脉滴注，剂量宜用足，每天 15mg/kg。如有单纯性疱疹病毒、水痘带状疱疹病毒感染证据，首选阿昔洛韦，每次 10mg/kg，每 8 小时静脉滴注一次，每次应在 1 小时内滴完，疗程 1~2 周。单纯性疱疹病毒、EB 病毒感染可用更昔洛韦每天 6~8mg/kg，分 2 次静脉滴注，疗程 2 周。巨细胞病毒感染可用更昔洛韦或膦甲酸钠，更昔洛韦每天 10mg/kg，分 2 次静脉滴注，用 14 天后改为每天 5mg/kg，每天 1 次静脉滴注，用 6 周。严重巨细胞病毒感染可用膦甲酸钠，每天 180mg/kg，分 3 次静脉滴注，用 14 天改为每天 90mg/kg，每天 1 次静脉滴注，用 6 周。其他抗病毒药可用干扰素、阿糖腺苷等。对严重患儿可同时应用免疫球蛋白，每天 400mg/kg，静脉滴注，用 3~5 天。

（四）恢复期治疗

对恢复期患儿或有后遗症者，可进行康复治疗。根据具体情况及时进行主动或被动功能锻炼、针灸、按摩、高压氧治疗等。

四、预后

病毒性脑炎轻重不一，大多数属轻型，康复后不遗留任何后遗症。少数单纯性疱疹病毒脑炎症状较重，预后差。重型有脑神经或运动神经永久损伤表现，少数有癫痫发作和智力减退。

五、预防

除注意体格锻炼外，注射各种减毒病毒疫苗（麻疹、流行性腮腺炎、风疹疫苗等）是预防病毒性脑炎的根本途径。

第八章

常见急症与救治

第一节　惊厥及惊厥持续状态

一、概述

惊厥（convulsion），俗称惊风、抽风，发生率为 3% ~ 5%，惊厥是小儿时期常见的危急症，必须立即处理，否则可致严重的脑功能损伤，甚至引起心搏呼吸骤停。多数小儿惊厥预后良好，10% ~ 15% 的患儿反复、持续发作，甚至成为惊厥持续状态，难以用止痉药控制。

惊厥和癫痫（epilepsy）有一定的区别。惊厥是指全身性或身体某一局部肌肉运动性抽搐，是由骨骼肌不自主地强直或阵挛而引起；癫痫是指慢性的、反复的、与发热或急性中枢损害无关的惊厥。惊厥是一次发作，而癫痫是重复多次的发作。

（一）病因

常将小儿惊厥分为热性惊厥和无热惊厥，或分为感染性与非感染性惊厥，以便临床的鉴别诊断。非感染性惊厥一般不发热，常由原发性癫痫、全身性代谢紊乱、缺氧、中毒等引起；而感染性惊厥常伴发热。但非热性惊厥与热性惊厥无绝对界限，有些无热惊厥可因感染而诱发，如癫痫；某些感染性惊厥小儿又因年龄、体质不同而无发热，如新生儿及严重营养不良患儿在感染时可不发热。以下为小儿惊厥的常见病因。

1. 感染性惊厥

（1）颅内感染：各种病因引起的脑炎，脑膜炎、脑膜脑炎、脑脓肿、脑寄生虫病、瑞氏综合征等。

（2）颅外感染：如败血症、中毒性菌痢、重症肺炎等导致的中毒性脑病。

（3）热性惊厥：是儿科最常见的惊厥类型，占儿科各类惊厥的 30%；多发生在上呼吸道感染或其他传染病初期，当体温骤然升高时出现惊厥，热性惊厥初发年龄在 1 个月至 6 岁，尤以 6 个月至 3 岁多见。

2. 非感染性惊厥

（1）颅内非感染性疾病：原发性癫痫，颅脑外伤，胸腹严重挤压伤，产伤，颅内畸形血管或动脉瘤破裂，血液病（如脑型白血病、血友病、血小板减少性紫癜、再生障碍性贫血等）致脑实质弥漫性内出血，血肿或蛛网膜下腔出血，颅内肿瘤，脑积水等。

（2）颅外非感染性疾病：

1）脑缺氧缺血性损伤：心搏呼吸骤停、窒息、溺水、呼吸衰竭、重度休克、癫痫持续状态、严重贫血、一氧化碳中毒或氰化物中毒等。

2）高血压脑病：急性肾小球肾炎、慢性肾盂肾炎、肾血管畸形、铅中毒等所致的高血压脑病。

3）代谢异常及水电解质平衡紊乱：常见的有低钙血症、低血糖症、高钠或低钠血症、低镁血症等；少见的有代谢性疾病如半乳糖血症、果糖血症、苯丙酮尿症等。

（二）发病机制

惊厥发病机制目前尚不完全清楚，目前认为可能是脑内兴奋与抑制过程失衡，大脑运动神经元的异常放电所致，多种病因使脑神经功能紊乱而导致这种病理性放电。凡能造成神经元异常过度放电的因素，均可导致惊厥。惊厥产生的机制可能有以下3个方面：①病灶处神经细胞减少，神经胶质细胞增加，树突分支减少和变形，传入减少，导致神经型过敏，产生重复放电。②轴突末梢放电使神经细胞的活动增加。③细胞外离子浓度的改变，使神经细胞的兴奋性发生变化。

影响小儿惊厥性放电的因素如下：

1. 解剖及生理因素　儿童特别是婴幼儿大脑皮质正处于不断发育完善的过程，其分析鉴别、抑制功能较差；加之神经髓鞘尚未完全形成，绝缘和保护作用差，受刺激后，兴奋性冲动传导易于泛化而致惊厥；血一脑屏障功能差，各种毒素易透入脑组织。

2. 遗传因素　近年来发现，儿童癫痫的发生与遗传有关，基因克隆方法的发展可能进一步解释儿童癫痫的发病机制。某些特殊疾病如脑发育缺陷和先天性遗传代谢性异常也易出现惊厥性放电。

3. 生化因素

（1）神经递质紊乱：乙酰胆碱、谷氨酸、门冬氨酸等兴奋性递质能使细胞内外电位差减少，使膜去极化，产生兴奋性突触后电位，使兴奋扩散而致惊厥发作。抑制性递质如氨基丁酸（GABA）、多巴胺、5－羟色胺等，使膜发生超极化，产生抑制性突触后电位，使膜更加稳定，可减少惊厥发作。

（2）内环境紊乱：①血中钙离子正常浓度可维持神经肌肉兴奋性，当浓度降低时，使神经和肌膜对钠离子通透性增加，容易发生除极化，导致惊厥发作。②细胞内外钠离子的相对浓度可影响大脑的功能和惊厥阈值。血清钠降低时，水由细胞外进入细胞内，使神经细胞水肿，颅内压增高，重者可致惊厥。③脑神经细胞能量代谢障碍，可引起神经元功能紊乱，常见于缺氧、低血糖。如缺氧时可产生大量自由基，产生过氧化脂质，使神经细胞破坏变性，通透性增高产生异常放电。过氧化脂质又能抑制突触膜钠一钾ATP酶，使之失活引起突触膜除极化致惊厥发作。低血糖最容易引起神经元能量代谢障碍。此外，高热使中枢神经过度兴奋，对内环境刺激的应激性增高，或者使神经元代谢率增高，氧及葡萄糖消耗增多而含量降低，使神经元功能紊乱而引起惊厥。

二、临床表现

1. 惊厥的一般表现　惊厥发作前可有先兆，但多数突然发作，意识丧失，两眼凝视、斜视或上翻，头后仰、面肌及四肢呈强直性或阵挛性抽搐；可伴喉痉挛，呼吸暂停甚至青紫。惊厥后常昏睡，少数抽搐时意识清楚如手足抽搐症。

凡一次惊厥发作持续30分钟以上，或反复发作而间歇期意识模糊超过30分钟，称为惊厥（或癫痫）持续状态，这往往表示病情严重。

2. 难治性癫痫持续状态 难治性癫痫持续状态是指足够剂量的初始抗癫痫药物（antiepileptic drugs，AEDs），如苯二氮䓬类药物后续另一种AEDs仍无法终止的癫痫持续发作和（或）脑电图持续性放电。

3. 热性惊厥 热性惊厥的临床表现是先有发热，随后发生惊厥，惊厥出现的时间多在发热体温骤升之时，突然出现短暂的全身性惊厥发作，伴有意识丧失，抽搐常呈全身性、强直阵挛性，持续数秒至数分钟，抽搐后常神志清醒或出现短暂的昏睡。惊厥的严重程度并不与体温成正比，一般一次发热中惊厥一次者居多。热性惊厥的发生与年龄相关，一般6个月至3岁发病，发病率为4%～10%，有一定的家族倾向。热性惊厥可分为单纯型热性惊厥和复杂型（非典型性）热性惊厥。单纯型热性惊厥多数呈全身强直阵挛性发作，持续数秒至10分钟，发作1～2次，发作后患儿除原发疾病表现外，一切恢复如常，不留任何神经系统体征。复杂型热性惊厥是指抽搐持续超过10分钟，在24小时内反复发作2次以上或数天内反复发作5次以上，属局灶性抽搐。热性惊厥发展成癫痫的概率约占9%，危险因素包括：癫痫的阳性家族史、首次发病年龄小于9个月、持续时间长或复杂型热性惊厥、生长发育延迟和神经系统检查的异常发现。

三、诊断与鉴别诊断

（一）诊断

1. 病史 既往有无热性惊厥史，现病史有无发热，对惊厥的频率与惊厥形式的变化、家族史、生产史、用药情况及惊厥的伴随情况等均应详细询问。此外惊厥的诊断与年龄因素有关，新生儿期主要以产伤，窒息为主，婴幼儿期主要以各种感染多见，学龄期以外伤和肿瘤多见。

2. 体格检查 观察惊厥时的具体表现，包括惊厥的形式和频率、是否存在神经系统症状或体征；全身仔细检查包括皮肤瘀点，局部感染灶，脑膜刺激征和颅内高压症等。血压及眼底检查等均可能有助于病因诊断。

3. 实验室、脑电图和影像学检查 对相关检查正常的患儿，可测定血糖、钙、镁及电解质；当怀疑惊厥与蛛网膜下腔出血、脱髓鞘病变及感染有关时，应进行脑脊液检查。

脑电图检查对小儿惊厥的诊断有较好的辅助作用。临床有抽搐而常规脑电图检查见阵发性放电者，提示有癫痫；但脑电图正常也不能排除癫痫。患儿正在服用抗惊厥药而需做脑电图时，不需停药，以免引起癫痫持续状态。对复杂型热性惊厥及治疗效果较差的患儿，可用视频脑电图的方法进行研究，这对抽搐不太频发患儿的诊断及癫痫分类有较大意义。

头颅CT及MRI检查在初次热性惊厥且神经系统检查正常的患儿阳性率很低，故常将这些检查限于怀疑有颅内损伤或临床症状及神经系统检查有异常发现者。对复杂型部分惊厥（complex partial seizure）、在惊厥发生及发作后有神经系统异常体征、抽搐的频率与严重性增加、抽搐形式的变化、有颅脑损伤和颅内压增高迹象、在青少年时出现首次抽搐者等，宜进行MRI检查。

（二）鉴别诊断

1. 惊跳或抖动 常见于新生儿或小婴儿，因外界刺激可出现惊跳或抖动，是一种大幅度、高频率及有节奏的运动，不伴有异常的眼或口颊运动，易于安抚。惊厥常伴有异常的眼或口颊运动。

2. 屏气发作 常因情绪反应引起，多在 6~12 月龄起病，大多在 3 岁后消失。发作前先有哭闹，哭闹十几秒左右即在呼气时屏气，后出现青紫、全身强直、角弓反张及尿失禁，偶见短暂的全身抽搐，发作多于 1 分钟左右自然终止，呼吸恢复后意识即恢复，并再次啼哭，脑电图无异常。

3. 抽动障碍 是一种以肌肉抽动为主要特点的行为障碍，抽动表现为不自主地、突然发生地、迅速而过重复刻板无规律地、无目的地动作或发声，有时可用意志克制一段时间，在无聊时明显，而在专注学习时减少，在睡眠中减少或消失。脑电图正常，氟哌啶醇治疗有效。

4. 癔症 发作前多有精神因素诱发，常有胸闷、心悸等各种不适，"惊厥"表现无规律，发作时有短暂的意识障碍，瞳孔无变化，对光反射存在，无大小便失禁，脑电图正常。暗示疗法有效。

四、治疗

对单纯型热性惊厥主要以原发病治疗为主，而长时程惊厥发作或惊厥持续状态除需止痉治疗外，还应给予预防性治疗。

（一）一般治疗

在急诊处理小儿惊厥时，首先应努力保持患儿的呼吸道通畅，清除气道分泌物，必要时用开口器；应用牙垫或裹有纱布的压舌板以防舌咬伤；患儿应平卧，头偏向一侧，以免异物吸入；惊厥时应防止坠床或外伤，应给吸氧。保证良好的通气和氧合，控制血压，保证脑组织血流灌注，积极治疗脑水肿，控制颅内高压。纠正水电解质紊乱。

（二）病因治疗

积极治疗原发疾病。对于感染性因素引起的惊厥，要针对性抗感染治疗。对于头部创伤、颅内出血和肿瘤等情况，需神经外科医师及时手术治疗。对于中毒患儿，应尽快清除未被吸收的毒物，防止毒物吸收，促进解毒和排泄，对症治疗。

热性惊厥患儿在急诊处理时有发热者，应予药物或物理降温。用退热药控制体温，临床常用的退热药有布洛芬，对乙酰氨基酚及中成药等。

（三）抗惊厥治疗

小儿惊厥或惊厥持续状态，必须立即控制，否则每一次惊厥都将加重脑水肿甚至引起脑疝和死亡，常用控制惊厥的药物如下（表 8-1）。

表 8-1 小儿惊厥急诊处理的常用药物用法

药名	首剂量	维持量
地西泮	每次 0.1~0.3mg/kg	
咪达唑仑	每次 0.1~0.3mg/kg	1~5μg/（kg·min）
苯巴比妥钠	每次 10mg/kg	5mg/（kg·d），每 12 小时给药 1 次
	最大剂量每次 400mg	
丙戊酸钠	每次 10~15mg/kg	0.6~1.0mg/（kg·h）

1. 地西泮（安定） 安定属苯二氮䓬类药物，脂溶性，能很快通过血脑屏障进入脑组织而控制惊厥，为控制惊厥的首选药物。用法：每次 0.1～0.5mg/kg，静脉推注，地西泮导致呼吸抑制的情况与静脉推注速度和个体差异有关，静脉推注速度应控制在 0.5～1mg/min。

2. 咪达唑仑（咪唑安定） 咪达唑仑属苯二氮䓬类药物，与地西泮比较，该药具有镇静催眠、抗惊厥、抗焦虑的作用，作用比地西泮强 2～4 倍，加之注射部位无疼痛，不引发静脉炎，配制稳定，易保存，近年来广泛应用于脑水肿、惊厥持续状态的患儿。用法：每次 0.1～0.2mg/kg 或 1～5μg/(kg·min)维持。

3. 苯巴比妥钠 是应用最早，应用最广泛的长效巴比妥类镇静药，随着剂量的增大依次产生镇静、催眠、抗惊厥及麻醉作用，显效时间 0.5～1 小时，作用持续 6～8 小时，通常首剂给予 5～10mg/kg 静脉注射，以后用 5mg/(kg·d) 静脉注射或分 2 次口服维持。

4. 丙戊酸钠 为广谱抗癫痫药，静脉注射对大多数癫痫状态有效，开始负荷量是 10～15mg/kg，而后可给予 0.6～1.0mg/(kg·h) 的速度静脉滴注。有肝功能损害者慎用。年龄小于 2 岁的患儿肝功能损害发生率高。

各种抗惊厥药物的使用必须严密监测呼吸、脉搏、血压和血氧饱和度，以免抑制呼吸。

五、预防

对长时程惊厥发作或惊厥复发者，应采用抗癫痫药物预防性治疗，疗程至少 1～2 年。没有发作者，逐渐减量停药。

六、常见问题和误区防范

（一）引发难治性癫痫的常见原因是什么

难治性癫痫持续状态（refractory status epileptics，RSE）是儿童最常见的神经系统急危重症，严重者可导致死亡，即使存活也可能伴随难治性癫痫或认知障碍。引发难治性癫痫的常见原因如下。

1. 抗癫痫药物初始治疗剂量不足 苯二氮䓬类药物及后续另一种抗癫痫药物（anti-epileptic drugs，AEDs）的初始治疗失败，是癫痫持续状态（status epileptics，SE）转变为 RSE 的重要因素。而初始治疗失败又与 AEDs 药物的首剂负荷量不足和（或）后续维持量不足或缺如相关。几乎所有的止痉药物均存在呼吸、循环抑制等不良风险，临床医师在使用止痉药物时常常因担心出现药物不良风险，而使用的首剂负荷量不足，引起终止癫痫发作的药物疗效下降，导致治疗的最佳时机被延误。需要注意的是，多数 AEDs（特别是苯二氮䓬类药物）随着癫痫持续时间的延长，神经细胞突触后膜上的 γ-氨基丁酸（GABA）受体亚单位很快因胞膜内吞作用而被移至细胞内，使抑制性电位产生减少；兴奋性谷氨酸受体迅速从胞质内转移至轴突附近，使兴奋性电位产生增加；结果对 AEDs 快速耐受，SE 很快转变为 RSE，增加了治疗的难度。因此，应根据患者的年龄、病因、重要器官功能等，选择最为合适的药物、最为合理的用药方式和足够的剂量，以尽快达到安全有效终止 SE 的目的。

2. 应用麻醉药物治疗时间延误 一旦 SE 初始治疗失败，RSE 诊断成立，必须迅速开始麻醉药物治疗。但是大多数临床医师仍期望 RSE 能在抗癫痫药物作用下逐步缓解或担忧麻醉药物的不良药物反应，而不愿启动麻醉药物治疗，造成麻醉药物治疗的延误。实际上已有研究证实即便是经规范的 RSE 麻醉药物治疗，无论传统的麻醉药物（硫喷妥钠）还是新型的麻醉药物（咪达唑仑或丙泊酚），仍有 28.5% ~65.2% 的 RSE 不能早期（<48 小时）终止，18% ~26% 的 RSE 不能最终终止。

因此，要加强 SE 初始治疗后癫痫发作的监测，一旦 RSE 成立，应立即开始麻醉药物治疗。但必须注意的是，此类患者需住 ICU 监测和治疗，在使用麻醉药物前，需要做好气管插管、机械通气准备，并建立快速静脉输液通道，以应对麻醉药物带来的呼吸、循环抑制等不良反应。

3. 忽视病因治疗　引起癫痫的病因多种多样，应积极查找，尽快明确病因。在积极进行抗癫痫药物治疗和（或）麻醉药物治疗时，不能忽视对病因的治疗。快速控制炎性反应，有效减轻脑水肿，迅速恢复脑血流、彻底清除颅内血肿及占位等病灶。加强病因治疗，能帮助控制癫痫发作。相反，忽视病因治疗，一味加强止痉，有可能将患儿的治疗引入歧途。

（二）脑电监测在癫痫持续状态治疗中的作用

在应用 AEDs 后，SE 的终止不仅要看到临床抽搐发作的终止，还需观察到脑电图痫性放电的终止。至少 14% 的非惊厥性癫痫持续状态（nonconvulsive status epilepticus，NCSE）发生在临床抽搐征象消失之后，此时应用脑电图监测仍可发现痫性放电在持续，这是临床抽搐复发的最大潜在危险。一旦 SE 复发，将增加治疗的难度，并很有可能发展成为 RSE。因此，SE 的终止不能仅以临床抽搐停止为标准，还需要看到脑电图上无痫性放电至少持续 24 ~48 小时。

目前多数临床医师对 SE/RSE 患者进行脑电监测的意识不强，另外部分医院也存在脑电监测设备缺乏的问题。解决这些问题的关键是提高临床医师对 SE 患者治疗时进行脑电监测必要性的认识；其次要加大投入，增加脑电监测设备在 ICU 的配置；同时还要重视脑电监测技术人才的培养，充分发挥脑电监测在 SE 及 RSE 治疗中的作用。

七、热点聚焦

（一）不同抗惊厥药物的疗效和不良反应比较

目前在国内可以初始使用的 AEDs 静脉药物只有地西泮、咪达唑仑丙戊酸和苯巴比妥。国内关于抗癫痫药物在儿童癫痫持续状态中应用疗效和不良反应的临床随机对照研究较少，成人的相关研究可供参考。国内成人领域一项地西泮与丙戊酸钠比较的研究发现：只要负荷量和维持量足够，丙戊酸钠的 SE 终止率（50%）与地西泮（56%）相当，呼吸抑制率（0）和循环抑制率（0）明显低于地西泮（5.5% 和 5.5%），但是这两种药物 SE 终止率均不理想。2014 年，国内一项将苯巴比妥与丙戊酸钠比较的研究发现：只要苯巴比妥（静脉推注）的负荷量和维持量足够，SE 终止率可高达 81.8%，是丙戊酸钠控制率（41.9%）的近 2 倍；但苯巴比妥推注治疗中呼吸抑制率（6.1%）和循环抑制率（15.2%）均高于丙戊酸钠（0），因此必须采用呼吸机机械通气支持、循环支持治疗。

目前在儿童难治性癫痫治疗中咪达唑仑通常作为治疗的首选。巴比妥类药物常常作为咪达唑仑治疗失败之后的选择，常在难治性癫痫状态发生 66 小时之后开始应用，达到脑电图暴发抑制的目标所需的时间平均为 22.6 小时。在咪达唑仑治疗无效的患者中，巴比妥类药物输注治疗有效率为 65%。

（二）麻醉药物的使用时机

RSE 难以控制的原因在于频繁癫痫发作和神经元丢失时，脑神经环路发生重构，包括突触效能改变、现有连接丢失及新的连接生成，从而永久地改变癫痫易患性。2012 年，美国神经重症学会"癫痫持续状态评估与处理指南"推荐：临床和（或）脑电图癫痫发作 5 分钟以上开始 SE 初始治疗；1 小时发作仍未终止，开始麻醉药治疗。实际临床工作中面对难治性癫痫持续状态很少有医师会如此迅速地使用麻醉药物进行治疗。SE 初始治疗时间延长，麻醉药治疗启动过晚，是另一导致 SE 转变为 RSE 的重要因素，可导致后续 RSE 治疗困难和不良预后。儿童麻醉药物应参照相关指南，在初始 AEDs 治疗效果不佳时及时启用，以避免脑神经环路发生重构，更好地控制癫痫发作。

有研究回顾性检索和分析了儿童难治性癫痫治疗情况，发现在咪达唑仑和巴比妥类首选药物治疗失败之后，一般会选择吸入性麻醉药物氯胺酮和低温治疗，通常是在癫痫发作之后几天才开始治疗。可见儿童难治性癫痫治疗中麻醉药物干预仍然滞后。

（三）咪达唑仑在儿童癫痫持续状态中的应用现状

咪达唑仑具有起效快，对血压、心率和呼吸的抑制作用比地西泮小等优点，是目前在 PICU 中止惊和抗癫痫的常规用药。咪达唑仑在儿童癫痫持续状态治疗中显示了良好的疗效。

有研究发现，当采用咪达唑仑作为儿童难治性癫痫初始治疗药物时，临床癫痫的控制率为 76%，平均达到症状控制的时间为 41 分钟。当咪达唑仑与持续性脑电监测一起使用时，达到癫痫控制所需的时间更短，平均所需的药物剂量为 $10.7\mu g/$（$kg \cdot min$）；而不采用脑电图监测的研究中，所需药物剂量更低为 $2.8\mu g/$（$kg \cdot min$）；这表明持续脑电图监测为治疗提供了额外的治疗靶点。但是研究没有提示不同剂量咪达唑仑治疗后，难治性癫痫的复发情况。

有采用咪达唑仑肌内注射在入院前治疗难治性癫痫的研究报道。该研究中对于体重大于 40kg 的儿童和所有成人，采用 10mg 咪达唑仑（肌内注射）或 4mg 劳拉西泮（静脉注射），对于体重 13 ~ 40kg 的儿童，采用 5mg 咪达唑仑（肌内注射）或 2mg 劳拉西泮（静脉注射），结果发现与劳拉西泮相比，肌内注射咪达唑仑既缩短了开始用药的时间（1.2 分钟与 4.8 分钟），保持了良好的控制率（73.4% 与 63.4%）；且并未增加呼吸、循环抑制的发生率（14.1% 与 14.4%）。研究表明在院前给癫痫持续状态患者肌内注射咪达唑仑至少和静脉推注劳拉西泮一样安全有效。

另外，成人领域研究发现，使用咪达唑仑高剂量 [$0.4mg/$（$kg \cdot h$）] 持续静脉输注治疗难治性癫痫状态是安全的，与传统低剂量 [$0.2mg/$（$kg \cdot h$）] 治疗方案相比，癫痫发作率和患者死亡率更低。虽然在高剂量组中患者出现低血压的情况更多，但是与患者不良预后无关。最新发表的儿童抗癫痫研究发现咪达唑仑对癫痫持续状态治疗有效率为 90.3%；在治疗成功的 SE 中，21.9% 的 SE 在给予咪达唑仑首次剂量 ≤0.2mg/kg 后就治疗成功，另外，78.9% 的 SE 在后续给予持续静脉输注咪达唑仑 0.2 ~ 1.2mg/（$kg \cdot h$）[平均剂量 0.4mg/（$kg \cdot h$）] 后抽搐终止。可见在治疗癫痫持续状态时，当咪达唑仑治疗效果不佳时应该考虑使用剂量是否足够。

第二节　昏迷

昏迷（coma）是指脑的高级神经活动严重抑制和衰竭的一种特殊病理状态，是意识障碍的最严重阶段，临床表现为短暂性或持续性的意识活动丧失、觉醒状态丧失及运动、感觉和反射等功能障碍。

一、病因

昏迷的病因很多，既可由中枢神经系统病变引起（占70%），又可以是全身性疾病的后果，如急性感染性疾病、内分泌及代谢障碍、心血管疾病、中毒及电击、中暑、缺氧、高原病等。一般可分为全身性疾病和中枢神经系统疾病，亦可分为感染性疾病或非感染性疾病。儿童昏迷以中枢神经系统感染最多见。

（一）按病变部位分类

1. 中枢神经系统疾病

（1）中枢神经系统感染性疾病：最常见，如细菌、病毒、真菌、寄生虫等病原微生物所致的各种脑炎、脑膜炎、脑膜脑炎、脑脓肿等。

（2）中枢神经系统非感染性疾病：脑血管疾病如脑出血、脑栓塞等；颅脑损伤如新生儿缺血缺氧性脑病、颅内出血、新生儿胆红素脑病、脑外伤等；脑占位性病变如脑肿瘤、脑水肿、脑疝等；癫痫大发作。

2. 全身性疾病

（1）急性重症感染：如脓毒症、重症肺炎、斑疹伤寒等引起的中毒性脑病。

（2）内分泌代谢性疾病：如低血糖症、高血糖症、糖尿病酮症酸中毒、甲状腺功能减退症及甲状腺危象等；尿毒症、高氨酸血症、肝性脑病、肺性脑病、胰性脑病等；严重缺氧如窒息、阿—斯综合征、高山性昏迷等；水电解质和酸碱平衡紊乱如高钠血症、低钠血症、严重高氯性酸中毒、严重低碱性碱中毒、低钙血症等。

（3）中毒及意外：镇静药、解热镇痛药、抗精神病药、阿托品、颠茄类、吗啡、酒精等过量或误服；工业毒物如一氧化碳、氰化物、苯中毒等；杀虫剂如有机磷、有机氯等；植物及其种子如曼陀罗、白果、苦杏仁等中毒；蜂蛰、蛇咬中毒等。意外包括热射病、溺水、触电、雷击、异物窒息等。

（4）其他：如高血压、瑞氏综合征、惊厥后昏迷、法洛四联症等。

（二）按发生方式分类

1. 突然发生的昏迷

（1）暴发性感染：中毒性菌痢、暴发性流行性脑脊髓膜炎等。

（2）头部外伤：脑震荡、颅骨骨折、颅内出血等。

（3）脑血管意外：脑血管栓塞、血栓形成、脑出血等。

（4）急性中毒：镇静药、麻醉药、有机磷、一氧化碳、食物中毒等。

（5）气温改变：中暑或寒冻。

（6）其他：心律失常、心源性脑缺氧综合征。

2. 逐渐发生的昏迷

（1）中枢神经系统疾病：各种原因的脑炎、脑膜炎、脑脓肿、癫痫等。

（2）代谢性疾病：糖尿病、低血糖等。

（3）肝肾功能不全、尿毒症、肝性脑病、电解质紊乱等。

（4）其他疾病晚期：如白血病、恶性肿瘤等。

（三）按发病年龄分类

不同年龄昏迷常见病因见表 8-2。

表 8-2 不同年龄昏迷常见病因

婴儿	幼儿	学龄期儿童
中枢神经系统感染	脑外伤	脑外伤
急性中毒性脑病	惊厥后	急性中毒性脑病
瑞氏综合征	中枢神经系统感染	瑞氏综合征
脑外伤	急性中毒性脑病	中枢神经系统感染
惊厥后	瑞氏综合征	代谢性脑病
代谢性脑病	代谢性脑病	各种中毒
各种中毒	各种中毒	

二、发病机制

人体觉醒状态的维持主要依靠大脑皮质的正常意识活动及位于延髓、脑桥、中脑及丘脑网状结构的上行性网状激活系统的正常运行。研究证实，大脑一侧或局限性大脑病变一般不会引起昏迷，只有严重的广泛的大脑受损，颅内外各种病变累及上行网状激活系统的任何环节才可引起意识障碍，严重者导致昏迷。在昏迷早期，中枢神经系统可能仅有生化改变，随病情进展，结构性损害则愈加明显，出现明显脑充血和水肿，颅内压增高，甚至发生脑疝。各种病因导致脑细胞能量代谢障碍和神经元细胞膜通透性障碍在昏迷的发生发展中具有重要影响。

三、临床表现和诊断

（一）判断昏迷程度

1. 意识障碍　嗜睡是最轻的意识障碍，是一种病理性倦睡，患者陷入持续的睡眠状态，可被唤醒，并能正确回答和做出各种反应，但当刺激去除后很快又再入睡。意识模糊：是意识水平轻度下降，较嗜睡为深的一种意识障碍。患者能保持简单的精神活动，但对时间、地点、人物的定向能力发生障碍。昏睡：是接近人事不省的意识状态。患者处于熟睡状态，不易唤醒。虽在强烈刺激下（如压迫眶上神经、摇动患者身体等）可被唤醒，但很快又再入睡。醒时答话含糊或答非所问。

2. 浅昏迷　是指意识大部分丧失，无自主运动，对声、光刺激无反应，但对疼痛刺激可出现退缩反应或痛苦表情，角膜反射、瞳孔对光反射、眼球运动、吞咽、咳嗽反射等可存在。

3. 中昏迷　是指对周围事物及各种刺激均无反应，对于剧烈刺激可出现防御反射。角膜反射减弱，瞳孔对光反射迟钝，眼球无转动。

4. 深昏迷　是指全身肌肉松弛，对任何刺激均无反应，深、浅反射均消失。

昏迷程度判断见表8-3。

表8-3　昏迷程度判断

昏迷程度	对外界的刺激反应	自发动作	生理反射	生命体征
浅昏迷	对周围事物及声、光等刺激反应，对强烈疼痛刺激可有回避动作及痛苦表情，但不能觉醒	有较少无意识自发动作	角膜反射、瞳孔对光反射、眼球运动、吞咽、咳嗽反射等可存在	无明显改变
中昏迷	对外界的正常刺激均无反应，对强烈刺激的防御反射减弱	自发动作很少	角膜反射、瞳孔对光反射减弱，大小便潴留或失禁	稍有改变
深昏迷	对任何刺激均无反应	全身肌肉松弛，无任何自主运动	眼球固定，瞳孔散大，各种反射消失，大小便多失禁	明显改变，呼吸不规则，血压或有下降

（二）进行昏迷分期

临床上，根据上述标准诊断颇为困难，美国耶鲁大学制定的小儿昏迷分期标准（4期）对评定患儿昏迷程度更为简便实用。①Ⅰ期，轻刺激时自发运动增多，但对简单命令无任何发言。②Ⅱ期，对疼痛刺激有躲缩动作，虽不能唤醒，但有自发动作。③Ⅲ期，自发性或剧痛时出现去大脑（伸展）姿势，对光反射仍然可保持。④Ⅳ期，四肢松软，对疼痛刺激无反应，无深腱反射及瞳孔对光反射，无自主呼吸。

（三）对昏迷进行评分

国内儿科临床常根据改良的格拉斯哥（Glasgow）昏迷评分法分度。按照评分标准：15分，正常；低于7分，昏迷；低于3分，脑死亡。13~14分，轻度昏迷；9~12分，中度昏迷；<8分，重度昏迷（表8-4）。

表8-4　改良的格拉斯哥昏迷评分法

功能测定		<1岁	≥1岁	评分
睁眼		自发	自发	4
		声音刺激时	语言刺激时	3
		疼痛刺激时	疼痛刺激时	2
		刺激后无反应	刺激后无反应	1
最佳运动反应		自发	服从命令运动	6
		因局部疼痛而动	因局部疼痛而动	5
		因痛而屈曲回缩	因痛而屈曲回缩	4
		因疼痛而呈屈曲反应（似去皮质强直）	因疼痛而呈屈曲反应（似去皮质强直）	3
		因疼痛而呈伸展反应（似去大脑强直）	因疼痛而呈伸展反应（似去大脑强直）	2
		无运动反应	无运动反应	1

功能测定	0~23个月	2~5岁	5岁	评分
最佳语言反应	微笑，发声	适当的单词，短语	能定向说话	5
	哭闹，可安慰	词语不当	不能定向	4
	持续哭闹，尖叫	持续哭闹，尖叫	语言不当	3
	呻吟，不安	呻吟	语言难以理解	2
	无反应	无反应	无反应	1

四、鉴别诊断

昏迷的鉴别诊断，首先应判断是不是昏迷？昏迷的病因是什么？故昏迷的鉴别诊断包括了昏迷状态的鉴别和昏迷病因的鉴别。

（一）昏迷状态的鉴别

1. 假性昏迷　是意识并非真正丧失，但不能表达和反应的一种精神状态。它包括癔症性不反应状态、木僵状态、闭锁综合征。

（1）癔症性不反应状态：①患者常伴有眼睑眨动，对突然较强的刺激可有瞬目反应甚至睁眼反应，拉开眼睑有明显抵抗感，并见眼球向上翻动，放开后双眼迅速紧闭。②感觉障碍与神经分布区域不符，如暴露部位的感觉消失，而隐蔽部位的感觉存在。③脑干反射如瞳孔对光反射等存在，无病理反射。④脑电图呈觉醒反应。⑤暗示治疗可恢复常态。

（2）木僵状态：①睁眼存在。②可伴有蜡样屈曲、违拗症等，或谈及患者有关忧伤事情时，可见眼角噙泪等情感反应。③夜深人静时可稍有活动或自进饮食，询问时可低声回答。④脑干反射存在。⑤脑电图正常。

（3）闭锁综合征：①睁眼反应存在，能以睁眼或闭眼表示"是"或"否"和周围人交流。②第V脑神经以上的脑干反射存在，如垂直性眼球运动、瞳孔对光反射存在。③脑电图多数正常。

2. 醒状昏迷　是觉醒状态存在、意识内容丧失的一种特殊的意识障碍。临床表现为语言和运动反应严重丧失，而皮质下的大多数功能和延髓植物功能保存或业已恢复，自发性睁眼反应及觉醒-睡眠周期等都存在。可见于去皮质状态、无动性缄默及植物状态。

（1）去皮质状态：临床表现为意识内容完全丧失，患者对自身及外界环境毫不理解，对言语刺激无任何意识性反应，常伴有去皮质强直、大小便失禁。觉醒-睡眠周期保存或紊乱，觉醒时患者睁眼若视，视线固定有瞬目，或眼球无目的转动，茫无所知。皮质下植物功能的无意识活动存在，咀嚼、吞咽动作、呼吸、循环功能正常，角膜反射、瞳孔对光反射不受影响。可伴有不自主哭叫，对疼痛刺激有痛苦表情及逃避反应。

（2）无动性缄默症：主要表现为缄默不语，四肢不能运动，疼痛刺激多无逃避反应，貌似四肢瘫痪。可有无目的睁眼或眼球运动，睡眠-觉醒周期可保留或有改变，如呈睡眠过渡状态。伴有自主神经功能紊乱，如体温高、心搏或呼吸节律不规则、多汗、皮脂腺分泌旺盛、尿便潴留或失禁等，无锥体束征。一般肢体并无瘫痪及感觉障碍，缄默、不动均由意识内容丧失所致。

（3）植物状态：①对自身或环境毫无感知，且不能与周围人接触。②对视、听、触或有害刺激，无持久的、重复的、有目的或自主的行为反应。③不能理解和表达语言。④睡眠一觉醒周期存在。⑤丘脑下部和脑干功能保存。⑥大小便失禁。⑦脑神经（瞳孔、眼脑、角膜、眼一前庭、咽）和脊髓反射保存。

3. 晕厥　是一种急起而短暂的意识丧失，常有先兆症状，如视觉模糊、全身无力、头昏眼花、出冷汗等，然后晕倒，持续时间很短，一般数秒钟至 1 分钟即可完全恢复。

4. 失语　完全性失语尤其伴有四肢瘫痪时，对外界的刺激均失去反应能力。如同时伴有嗜睡，更易误认为昏迷。失语患者给予声光及疼痛刺激时能睁开眼睛，能以表情等来示意其仍可理解和领悟，表明其意识内容存在，或可见到喃喃发声，欲语不能。

5. 发作性睡病　通常不易入睡的场合下，如行走、进食、上课或某些操作过程中，发生不可抗拒的睡眠，每次发作持续数秒钟至数小时。发作时瞳孔对光反射存在，且多数可被唤醒。

（二）综合判断

昏迷的病因诊断与鉴别诊断有赖于充分的病史询问、详细的体格检查及结合准确的实验室数据、影像学检查综合分析与判断。通常根据昏迷患儿病史、伴发症状、体征等可做出昏迷程度的评定和原发病诊断，然后根据意识障碍功能定位生理解剖知识按照定位诊断步骤，综合分析可以观察到的体征来确定昏迷患儿的病灶所在，再结合实验室检查诊断可明确。

1. 病史询问　详细询问患儿家属现病史非常重要，包括：①昏迷起始及被发现时间。②昏迷的现场所见。③昏迷发生年龄与季节。④既往史（有无癫痫及其他慢性病或目前正在治疗的其他疾病）。⑤有无药物过敏史或中毒（药物品种、剂量及误服等）。⑥有无颅脑外伤。

2. 伴随症状和体征　应注意体温（低体温、超低体温或发热），呼吸形式、脉搏（快慢、节律、强弱等），皮肤（苍白、发绀、黄疸、出血点、瘀斑、皮疹、外伤等），血压，瞳孔（大小、形状及对光反射），眼底改变等。常见疾病伴随症状可见：①昏迷伴发热，先发热后意识障碍见于重症感染性疾病；先意识障碍后发热，见于脑出血、蛛网膜下腔出血、巴比妥类药物中毒等。②昏迷伴有肢体瘫痪、瞳孔不等大及病理反射阳性，多为脑血管疾病、颅内血肿等。③昏迷伴有瞳孔缩小，见于有机磷中毒、脑干出血、巴比妥类药物及吗啡、海洛因等中毒；昏迷伴有瞳孔扩大，见于颠茄类、酒精、氰化物等中毒及癫痫、低血糖、颅内高压、脑疝晚期或阿托品类中毒。④昏迷伴有脑膜刺激征，见于脑膜炎、蛛网膜下腔出血等。⑤昏迷伴有低血压、心律失常，多见于休克、内脏出血、心肌梗死等。⑥昏迷伴有口腔异味，如糖尿病酮症酸中毒有烂苹果味，尿毒症有尿味，肝性脑病有肝臭味，有机磷中毒为大蒜味，酒精中毒为酒味。⑦昏迷伴皮肤黏膜改变，出血点、瘀斑和紫癜等可见于严重感染和出血性疾病；口唇呈樱桃红色提示一氧化碳中毒。患儿肌张力、颅内压改变、神经系统定位体征、反射等可鉴别原发性颅内疾病与全身性疾病所致昏迷（表 8-5）。进一步还可根据症状与体征对颅内疾病的昏迷患儿按照下表进行水平定位（表 8-6）。

表 8－5　原发性颅内疾病与全身性疾病昏迷的判断

项目	原发性颅内疾病	全身性疾病
神经定位体征	有	无
肌张力、腱反射	异常	减弱
病理反射	存在	不明确
颅内高压症	存在	早期无，晚期可出现

表 8－6　昏迷的水平定位

项目	大脑	皮质下	中脑	脑桥	延髓
意识	正常或无动性缄默（双侧扣带回）	昏睡（丘脑）	昏迷	昏迷	清醒
呼吸	正常或过度换气后呼吸暂停	嗜睡（下丘脑）	中枢性过度换气	深长吸气、丛状呼吸	呼吸节律失调
瞳孔	正常	小，有反应	核性：中位固定单侧扩大，固定	针尖大	霍纳综合征
静止时眼球运动	眼球漂动或凝视麻痹（向病灶侧）	眼球漂动或凝视麻痹（向对侧）	眼球向下向外	凝视麻痹（向对侧）	
玩偶眼和热刺激	有	有	无或异常反应	无或异常反应	
运动	偏瘫	去皮质大脑强直	去大脑强直	去大脑（脑桥旋转）强直	四肢瘫痪

3. 实验室检查　根据病史、体格检查提供的线索，进行必要的相关实验室检查，如血常规、尿液分析、大便常规、CRP、PCT、脑脊液检查、血气分析、血糖、血氨、电解质、尿素氮、肝功能、凝血功能、串联质谱、气相色谱—质谱检查血、尿代谢产物、心脏彩超、脑电图、头颅 CT、MRI、脑血管造影等。

五、治疗

昏迷时常有生命体征的急剧变化，生命已危在旦夕，必须分秒必争地进行急救。多种生理参数（心、肺功能、体温、脑电图、肾功能及各种生理反射等）的监测是必不可少的。首要的是针对病因积极治疗，预防并发症，保护心、肺、肾及中枢神经系统功能，有的患者需先进行心肺复苏。随时记录体温、呼吸、脉搏、血压、瞳孔反应、出入量等，以便有针对性地进行治疗。

1. 对症治疗

（1）保持气道通畅，吸氧，有呼吸衰竭者给予气管插管和呼吸支持治疗。

（2）颅压高者给予降颅压药物，控制脑水肿，给予 20% 甘露醇、呋塞米、甘油果糖，必要时使用侧脑室穿刺引流。惊厥发作时用地西泮、苯妥英钠、苯巴比妥等。

（3）有休克者维持有效血容量，动态监测血压。根据引起高血压的原因选择合适的降血压药物。

（4）高热给予积极物理及药物降温处理。

（5）纠正水、电解质紊乱，及时补充营养。

2. 病因治疗

（1）考虑感染者给予针对全身感染或颅内感染的抗感染治疗。

（2）糖尿病酮症酸中毒积极控制血糖，积极补液及适当纠正酸中毒。

（3）中毒采取对症及解毒、血液净化治疗。

（4）肿瘤、脓肿和某些出血者及时施行外科手术治疗。

（5）促进脑细胞功能恢复和促醒。

（6）根据不同病因和治疗监测，有脑死亡可能时，可以按照儿童脑死亡标准进行判断，开展器官捐赠。

3. 护理

（1）体位及肢体护理：平卧位、头转向一侧以免呕吐物误入气管。翻身采用低幅度、操作轻柔、使肌肉处于松弛状态，以免肢体肌关节挛缩，以利功能恢复。适当的保护性约束。

（2）呼吸道护理：患者肩下垫高，使颈部伸展，防止舌根后坠，保持呼吸道通畅。准备好吸痰器、吸氧用具等。

（3）口腔护理：每日清洁口腔与牙齿 2 次，防止因吞咽反射差、分泌物聚积引起感染。黏膜破溃处可涂溃疡膏，口唇干裂有痂皮者涂液体石蜡，张口者应将消毒纱布沾湿温水盖在口鼻上防止呼吸道感染。鼻饲富有营养的流质。

（4）眼睛护理：有分泌物时用热毛巾或 1% ~2% 温硼酸脱脂棉擦净。眼闭合不全者每日用生理盐水洗眼 1 次，并涂抗生素眼膏，再用消毒凡士林纱条覆盖加以保护。

（5）泌尿道护理：尿失禁者酌情留置导尿管，定期开放和更换。保持会阴部清洁、干燥，防止尿路感染和压疮发生。

（6）皮肤护理：定时翻身、按摩防止发生褥疮，每 2 小时 1 次。保持皮肤清洁干燥，有大小便失禁、呕吐及出汗等应及时擦洗干净，保持床铺清洁干燥、平整、无碎屑，被褥应随湿随换。

六、常见问题和误区防范

（一）昏迷都是神经系统疾病引起的吗

昏迷可以由神经系统疾病引起，也可由非神经系统疾病引起。可以引起昏迷的非神经系统疾病如下。

（1）内源性代谢性脑病：包括缺氧、尿毒症，低血糖、糖尿病酸中毒、肝衰竭、二氧化碳麻醉、电解质失衡、高血压脑病、内分泌性脑病和低体温，患者常无脑局灶性体征。

（2）外源性中毒性脑病：包括有机磷农药、酒精、镇静药、麻醉药、水杨酸过量引起的脑昏迷。特点是检查患者时多数可见到肌痉挛性跳动，分布不一的肌束急速收缩，可引起关节的活动，瞳孔对光反应存在。

（3）系统性疾病：包括肝性脑病、肺性脑病、肾性脑病（尿毒症及透析性脑病）、糖尿病高渗性昏迷、糖尿病酮症酸中毒、低血糖、甲状腺危象、垂体性昏迷、肾上腺危象等。

（4）感染：中毒性菌痢、伤寒、败血症等。

（5）物理性缺氧性损伤：中暑、一氧化碳中毒、溺水等。

（6）其他：心脏停搏、严重心律失常、休克、水电解质与酸碱平衡失调等。

（二）昏迷患儿都需要脱水治疗吗

昏迷的治疗主要包括病因治疗和对症治疗，不是所有昏迷患儿均需要脱水降颅压治疗。只有对因各种原因所致脑水肿、颅内压增高者需给予脱水、降颅压治疗；如为脑出血或其他颅内占位性病变所致颅内压增高应积极予以外科手术治疗。

七、热点问题聚焦

脑电监测在昏迷患者诊治中有哪些作用？

脑电监测是一种非侵入性，动态评估脑功能状态的方法，是昏迷患儿常用脑功能监测方法之一，近年已越来越多的用于儿科 ICU 危重患者，尤其是昏迷患者的监测。通过持续脑电监测可以：①了解脑功能损害程度。②实时判定昏迷深度及昏迷动态演变过程，客观的指导临床救治。③有助于发现非惊厥性癫痫持续状态，并确定意识障碍患者的发作特征。据报道8%~48%的 ICU 昏迷患者可有非惊厥性癫痫持续状态，单纯临床观察不能发现。由于隐性惊厥的间断发作特征，持续性脑电监测的检出率高于常规脑电图，及时发现非惊厥性癫痫持续状态并给予相应处理，可以避免或减轻继发性脑损害。④协助判断镇痛镇静深度，双频指数（BIS）操作简便，更多用于镇痛镇静深度的监测。⑤有助于发现缺血、出血等局灶病变。⑥协助临床判断预后，包括脑死亡的诊断。

第三节　脑水肿与颅内高压综合征

一、概述

颅内高压综合征（intracranial hypertension）是指脑实质液体增加引起的脑容积和重量增多所致的一系列临床表现。在病理学上，脑细胞组织间隙中游离液体的积蓄称为脑水肿，而脑细胞内液体的增多则称为脑肿胀，但在实际临床工作中两者难以区分，或为同一病理过程的不同阶段，到后期往往同时存在，故常统称为脑水肿（encephaledema）。明显而持续的脑水肿引起颅内高压，在某些儿科疾病，尤其是急性感染性疾病中比较多见。早期诊断和及时治疗颅内高压，是控制脑水肿、预防脑疝形成、降低病死率和致残率的重要措施之一。

（一）病因

颅内高压综合征分为急性和慢性两类。本节主要叙述急性颅内高压，引起小儿急性颅内高压的病因主要是脑水肿，包括因素如下。

1. 急性感染

（1）颅内感染：各种病原引起的脑炎、脑膜炎、脑膜脑炎、脑脓肿、耳源性颅内感染等，是引起小儿急性脑水肿最常见的原因，感染后 24 小时即可发生脑水肿。

（2）颅外感染：如中毒性痢疾、重症肺炎、脓毒症、急性重型肝炎等。

2. 脑缺氧　严重缺氧数小时，即可发生脑水肿。如颅脑损伤、心搏骤停、窒息、休克、心力衰竭、呼吸衰竭、肺性脑病、癫痫持续状态、严重贫血、溺水、溺粪等。

3. 颅内出血　如颅内畸形血管或动脉瘤破裂、婴儿维生素 K 缺乏症、脑型白血病、血友病、血小板减少性紫癜、再生障碍性贫血等均可致颅内出血，偶见颅内血管炎引起的血管破溃出血。

4. 中毒　一氧化碳或氰化物中毒，铅、汞或其他重金属，食物，农药（如有机磷），兽用药（如硝氯酚），酒精，药物（如维生素 A、维生素 D）等中毒。

5. 水电解质平衡紊乱　急性低钠血症、水中毒、各种原因所致酸中毒等。

6. 颅内占位病变　脑肿瘤及较大的颅内血肿，颅内寄生虫病（脑型囊虫病、脑型血吸虫病、脑型肺吸虫病、脑型疟疾、阿米巴原虫所致的脑脓肿）等。

7. 其他　如高血压脑病、瑞氏综合征及一些代谢性疾病等。

（二）脑水肿的分类

脑水肿的分类方法很多，根据其发生机制可分为如下。

1. 血管源性脑水肿　主要因血-脑屏障受损所致。脑血管壁受损后内皮细胞破坏或紧密连接处开放，血-脑屏障通透性增加，与血浆成分相似的渗出液漏至细胞外间隙，从而形成脑水肿。白质区的细胞排列较灰质疏松、细胞间隙较大、阻力较小，故水肿更为明显。该类脑水肿常见于脑外伤、中枢神经系统感染、脑肿瘤、脑脓肿、脑出血或梗死。由于水肿脑组织与脑室间有静水压差，部分液体可通过室管膜进入脑室系统，并随脑脊液循环而被吸收，这是水肿液消散的主要途径。

2. 细胞性脑水肿　其特点为液体积聚在细胞内。常见于脑缺血、缺氧、各种颅内炎症、化学制剂中毒、瑞氏综合征等。脑组织不能利用脂肪和蛋白质，葡萄糖是脑组织唯一的能量来源。1mmol 的葡萄糖有氧氧化生成 38mmol ATP，以维持脑细胞的正常生理功能，当各种病理情况引起脑缺氧时，1mmol 葡萄糖无氧酵解只能产生 2mmol ATP，使脑细胞能量供应不足，钠泵不能运转，钠离子不能从细胞内转移到细胞外，导致脑细胞内钠离子堆积，膜电位功能不能维持，神经冲动传导暂时停止。带负电荷的氯离子能自由通过细胞膜，与钠离子结合成氯化钠，细胞内氯化钠增多导致渗透压增高，水分大量进入脑细胞，以保持细胞内外渗透压的平衡，使脑细胞肿胀，体积增大，细胞外间隙缩小，甚至细胞破裂。无氧代谢使乳酸堆积，细胞内 pH 下降，细胞膜通透性增强，胞质内蛋白质亲水性增强，更促进脑细胞内水肿的发生和发展。此型脑水肿在白质和灰质均有，水肿液中不含蛋白质，钠及氯离子含量颇高。常见于急性中毒、严重脓毒症、各种原因引起的脑缺血缺氧（休克、窒息、心搏呼吸骤停）等。

3. 渗透性脑水肿　各种致病因素引起脑细胞外液渗透压降低，使细胞内含水量增加而发生的脑水肿。常见于急性水中毒、低钠血症、糖尿病酸中毒及抗利尿激素分泌增加时。此型脑水肿的水肿液就是水，水分主要聚集在白质及灰质神经胶质细胞内，以白质更明显。水肿区域内钠离子浓度略低，钾离子浓度明显降低。

4. 间质性脑水肿　见于各种病因引起的交通性或非交通性脑积水，又称脑积水性脑水肿。主要由于脑脊液分泌、吸收失调或循环障碍，使脑脊液过多地聚集在脑室内，扩大的脑室内压力增高，室管膜受压使细胞变扁平，甚至撕裂，脑脊液通过脑室壁进入脑室周围的白质中，引起间质性脑水肿，故其水肿液是脑脊液。严重脑积水时，脑脊液可散布至整个白质，使细胞与神经纤维分离，并有胶质增生，水肿组织内毛细血管正常。脑室周围毛细血管可吸收外渗的脑脊液，故颅内压有时正常，有时增高。脑室扩大持续时间过久，可使脑皮质受压变薄，甚至脑萎缩。

在临床工作中上述几种脑水肿常同时存在，难以截然分开，很难对脑水肿做出准确分类。如结核性脑膜炎患儿极易发生颅高压，其原因是综合性的。脑膜充血、水肿、炎性渗出物可直接增加颅腔内容物；若脉络膜丛受累，脑脊液分泌增多，累及蛛网膜颗粒时，脑脊液回吸收减少，可致交通性脑积水；如为颅底粘连或脑室膜炎引起脑室内梗阻，使脑脊液循环阻塞，可引起非交通性或交通性脑积水；当合并闭塞性脑动脉内膜炎时，则可因脑缺血、缺氧导致血管源性脑水肿与细胞性脑水肿；而中枢神经系统感染引起的抗利尿激素分泌增多，又可致水潴留、低钠血症而引起渗透性脑水肿。

（三）发病机制

有关脑水肿的发生机制目前存在多种学说。

1. 微循环和血—脑屏障学说　血—脑屏障作为机体的一个重要屏障系统，可阻止多种物质通过；同时脑血管内皮细胞对某些物质有特异的转运作用，该作用受多种因素调节；此外脑血管内皮细胞上还有多种酶系统，具有酶屏障作用。由于脑血管内皮细胞的阻挡，水不能自由通过毛细血管壁，水的转移受血流动力学和生化因素的影响；还取决于毛细血管内外静水压、血—脑屏障的完整性等。由于脑组织对缺血、缺氧等均很敏感，当体内外有害因素刺激超过大脑的调节能力时，就会出现脑微循环障碍、毛细血管通透性增加等一系列病理变化，引发脑水肿。

2. 氧自由基损害学说　在脑创伤、缺血缺氧和出血等病理条件下，体内存在的一系列天然抗氧化剂和防御氧毒性的酶系统被破坏，氧自由基大量产生，过多的自由基不能及时被清除而产生毒性作用。

3. 细胞内 Ca^{2+} 超载　钙离子对神经细胞的损害起决定性作用。在正常生理状况下，细胞外 Ca^{2+} 浓度约为细胞内浓度的 1 万倍。在脑外伤、脑缺血等病理情况时，Ca^{2+} 大量内流，呈现"钙超载现象"。过多的 Ca^{2+} 激活膜磷脂酶 A2 和磷脂酶 C，兴奋多价不饱和脂肪酸，钙泵活性减退，线粒体 ATP 能量产生不足，促发突触膜末梢兴奋性氨基酸递质大量释放，激活突触后膜 NMDA 受体操纵的 Ca^{2+} 通道，使 Ca^{2+} 浓度进一步持续升高，导致神经元水肿死亡。同时 Ca^{2+} 内流增加更多自由基生成，致使更多溶酶体溶解和酶的释放，加重磷酸盐和蛋白酶对膜的破坏，最终导致脑细胞完全损坏。钙离子还可进入脑的小动脉壁内，引起小动脉痉挛而加重缺血与缺氧。

4. 其他学说　其他还有如兴奋性氨基酸大量释放学说、水通道蛋白学说、酶屏障系统受损学说等。

二、诊断

（一）临床表现

急性颅内高压的临床表现与引起颅内压增高的原发病部位、性质、病情进展速度及并发症等诸多因素相关。早期临床表现缺乏特异性，晚期常合并生命体征改变，发现过晚则死亡风险增加。主要表现包括如下。

1. 头痛　颅内压增高时脑膜、血管及脑神经受到牵拉及炎性变化刺激神经而致头痛。开始为阵发性，逐渐发展为持续性，以前额及双颞侧为主，轻重不等，常于咳嗽、打喷嚏、用力大便、弯腰或起立时加重。婴幼儿常不能自述头痛，多表现为烦躁不安，尖声哭叫，甚至拍打头部。婴儿因前囟未闭和颅骨缝裂开，可部分缓解颅高压，故头痛多不如成人严重。

2. 喷射性呕吐　颅内高压刺激第四脑室底部及延髓的呕吐中枢而引起喷射性呕吐，很少伴恶心，呕吐与饮食无关，清晨较重。

3. 头部体征　婴幼儿前囟膨隆紧张，骨缝裂开，头围增大，头面部浅表静脉怒张，破壶音阳性等体征为亚急性或慢性代偿机制，与该年龄段小儿颅骨骨缝尚未完全闭合、颅骨骨质软及有一定弹性有关。此种代偿机制常使早期症状不典型。

4. 意识障碍　颅内高压引起大脑皮质广泛损害及脑干上行网状结构损伤，使患儿发生程度不等的意识障碍、躁动或狂躁。如不能及时控制脑水肿，意识障碍会迅速加深而进入昏迷状态。

5. 血压升高　颅内压增高时，延髓的血管运动中枢代偿性加压反应使血压增高，收缩压可上升 20mmHg 以上，且脉压增宽，血压音调增强。

6. 肌张力改变及惊厥　颅内高压压迫脑干、基底节、大脑皮质和小脑某些锥体外系，可使肌张力明显增高。多表现为阵发性或持续性上肢内旋、下肢呈伸性强直，有时出现伸性痉挛或角弓反张，为去大脑强直的表现。若中脑以上受压，则表现为一侧或两侧上肢痉挛，呈半屈曲状态，甚至两臂在胸前交叉，伴下肢伸性痉挛的去皮质强直。脑缺氧或炎症刺激大脑皮质时，可致抽搐甚至癫痫样发作。

7. 呼吸障碍　脑干受压或轴性移位，可引起呼吸节律不齐、呼吸暂停、潮式呼吸、下颌运动等，多为脑疝的前驱症状。

8. 循环障碍　颅内高压影响神经组织压力感受器，使周围血管收缩，表现为皮肤及面色苍白、发凉及指（趾）发绀。脑干移位时引发缺氧，可致缓脉。

9. 体温调节障碍　因下丘脑体温调节中枢受压，加之肌张力增高时产热增加，以及交感神经受损，泌汗功能减弱使体表散热不良等因素刺激，患儿短期内体温可急剧升高，呈持续性、难以控制的高热或超高热。体温急剧升高时常同时伴有呼吸、循环和肌张力的改变。

10. 眼部表现　出现眼部改变时多提示中脑受压。具体表现：①眼球突出，颅内压增高时通过眶上裂作用于眼眶内海绵窦，眼眶静脉回流受限，故可出现双眼突出。②复视，展神经在颅内的行程较长，容易受颅内高压的牵拉或挤压而出现复视，但婴儿不能表达。③视野变化，表现为盲点扩大和向心性视野缩小，但急性颅内高压症患者多有意识障碍，故多不能检查视野。④眼底检查，急性脑水肿时视盘水肿少见，为慢性颅内压增高的表现，系眼底静脉回流受阻所致。有时视网膜反光度增强，眼底小静脉淤张，小动脉变细。严重的视盘水肿可致继发性视神经萎缩。

意识障碍、瞳孔扩大及血压增高伴有缓脉，称为库欣（Cushing）三联征，为颅内高压危象，常为脑疝的先兆。

（二）脑疝的临床表现

1. 小脑幕切迹疝（图 8-1）　为颅中凹的颞叶海马沟回疝入小脑幕裂隙内，并压迫中脑。可为单侧或双侧。位于中脑的动眼神经核受压引起瞳孔忽小忽大，两侧大小不等，对光反射减弱或消失。动眼神经还支配部分眼肌，受损后可见一侧或两侧眼睑下垂、斜视或凝视等。中脑的呼吸中枢受压，则出现双吸气、抽泣样或叹息样呼吸、下颌运动及呼吸暂停等中枢性呼吸节律紊乱。小脑幕裂隙处硬脑膜受牵扯，可引起显著的颈强直。一侧或两侧中脑及大脑脚锥体束受压时，出现单侧（脑疝对侧）或双侧的锥体束征和/或肢体瘫痪。

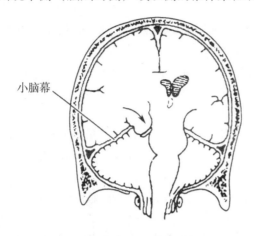

小脑幕

图 8-1　小脑幕切迹疝

2. 枕骨大孔疝（图 8-2）　为后颅凹的小脑扁桃体疝入枕骨大孔所致。急性弥漫性脑水肿所引起的脑疝，多先有小脑幕切迹疝，而后出现枕骨大孔疝；有时脑水肿迅速加重，临床未能观察到前者的表现，而以枕骨大孔疝表现为主。患儿昏迷迅速加深，双侧瞳孔散大，对光反射消失，眼球固定，常因中枢性呼吸衰竭而呼吸骤停。幕上占位性病变所致枕骨大孔疝多发生在小脑幕切迹疝之后，但幕下占位性病变易直接造成枕骨大孔疝。

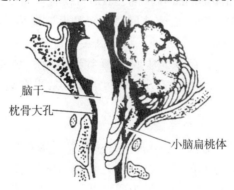

脑干
枕骨大孔
小脑扁桃体

图 8-2　枕骨大孔疝的侧面

（三）诊断

（1）病史中存在导致脑水肿或颅内压增高的原因。

（2）颅内高压的相关症状与体征小儿颅内高压时常缺乏主诉，婴儿在颅内压增高时可通过前囟膨隆、骨缝裂开进行代偿，临床症状常不典型。因此，必须全面分析病情、体征及辅助检查结果综合判断确诊。

有学者提出小儿急性脑水肿临床诊断的主要指标和次要指标各 5 项，具备一项主要指标及 2 项次要指标时即可诊断。主要指标包括：①呼吸不规则。②瞳孔不等大或扩大。③视盘水肿。④前囟隆起或紧张。⑤无其他原因的高血压（血压大于年龄 × 0.20 + 99.75mmHg）。次要指标包括：①昏睡或昏迷。②惊厥和（或）四肢肌张力明显增高。③呕吐。④头痛。⑤给予甘露醇 1g/kg 静脉注射 4 小时后，血压明显下降，症状和体征随之好转。

（3）脑疝的诊断。

1）小脑幕切迹疝：在颅内高压的基础上，出现双侧瞳孔大小不等和（或）呼吸节律不整的一系列中枢性呼吸衰竭的表现。

2）枕骨大孔疝：在颅内高压基础上，瞳孔先缩小后散大，眼球固定，中枢性呼吸衰竭发展迅速，短期内呼吸骤停，之前可有小脑幕切迹疝的表现。

（4）辅助检查。

1）测定颅内压：利用生物物理学方法，直接测量颅腔内压力，是诊断颅内高压较准确的方法。因这些方法多为有创性，感染、脑损伤往往难以避免，但脑出血罕见，临床应用时要权衡利弊。注意测定颅内压力时必须嘱小儿处于安静状态，放松颈、胸与腹部，使之均不受压，而后记录读数才比较可靠。包括腰椎穿刺测脑脊液压力、侧脑室穿刺引流测压、直接颅内压监测法等。

2）影像学检查：慢性颅内高压颅骨摄片上可见指压迹征，骨皮质变薄，骨缝裂开，脑萎缩等。急性颅内高压上述表现不明显。急性颅内高压 CT 扫描表现为脑组织丰满，脑沟回变浅，外侧裂缩小或消失，脑室受压缩小，中线结构移位等。慢性颅内高压时，CT 可见外部性脑积水、脑萎缩。磁共振成像检查脑内含液量的变化较 CT 扫描敏感，并可观察到脑疝的形成。出现脑水肿时，T_1 和 T_2 加权像值均延长，因此在 T_1 加权像上呈长 T_1 低信号或等信号，在 T_2 加权像上呈 T_2 高信号。

3）经颅多普勒超声（transcranial doppler，TCD）检查：通过无创、动态监测颅底 Willis 环大血管（主要检测大脑中动脉）血流速度，了解脑血流动力学改变，可间接判断脑血流灌注情况。颅内高压时 TCD 的主要表现：频谱高尖，流速减低，以舒张期流速降低为主；阻力指数增高。近年研究发现，颅内高压的 TCD 频谱表现虽不够特异，但敏感性好，特别是 TCD 动态监测可协助临床判断颅内高压的程度、治疗效果和预后。

三、治疗

因小儿颅内高压最常见的原因是脑水肿，故主要针对脑水肿进行治疗。有学者认为控制颅内压低于 15mmHg 可改善患儿的预后，低龄儿平均动脉压偏低，颅内压应控制在更低水平。理想脑灌注压范围仍有争议，一般认为婴幼儿应在 40 ~ 50mmHg，儿童 50 ~ 60mmHg，青少年则在 60mmHg 以上。

1. 病因治疗　去除病因是制止病变发展的根本措施。如抗感染，清除颅内占位性病变，纠正休克与缺氧，改善通气状况等。

2. 一般治疗与护理　保持患儿安静，卧床休息，抬高头位 30° 可在不影响脑灌注压的情况下降低颅内压及颈动脉压。避免躁动、咳嗽及痰堵，以防颅内压突然增高。尽量使患儿保持正常的血压与体温。对昏迷患儿应注意眼、耳、口、鼻及皮肤的护理，防止发生暴露性角膜炎、吸入性肺炎及压疮等。有惊厥发作者必须迅速止惊，常用地西泮、咪达唑仑及苯巴比妥等药物。已有呼吸障碍者需及时行气管插管机械通气。

3. 药物治疗

（1）高渗脱水剂：静脉注射一定量高渗物质，使血浆渗透压骤然增加，形成血—脑、血—脑脊液渗透压梯度，使脑与脑脊液中的水分进入血液中，进而由肾排出，达到脱水和降颅压的目的。常用渗透性脱水剂包括如下。

1）甘露醇：作为降颅压药物已有 50 余年的临床应用历史，目前仍是多数颅内高压患者的首选药物。甘露醇的分子量为 182Da，临床所用 20% 制剂渗透压为 1 098mmol/L，是正常血浆渗透压的 3.66 倍，能产生渗透性脱水作用，将脑组织中的水分吸收到血管中，其降低颅内压的起效时间需要 15 ~ 30min，作用维持 1 ~ 6h，血—脑屏障受损时此作用减弱。此外还有减少脑脊液生成、促进脑脊液吸收等作用。注射过快可有一过性头痛、眩晕、畏寒及视物模糊和一过性血尿，久用或剂量过大可导致水电解质紊乱、甘露醇肾病。该药无明确禁忌证，但心功能障碍者慎用，因用药后血容量突然增加，可能导致心力衰竭；肾功能不全者亦不宜使用。一般剂量为每次 0.5 ~ 1g/kg，每 4 ~ 6h 1 次。脑疝时可加大剂量至 2g/kg。长期使用甘露醇利尿后易出现脱水、低钠、低钾、低镁及低钙，乃至低血压，需注意纠正。尽管甘露醇被广泛用于重型创伤性脑损伤伴颅内高压儿童的治疗，但 2012 年《儿童重型创伤性脑损伤急性期诊治指南》并未对此药进行推荐。

2）高渗盐水：有研究表明高渗盐水能有效降低儿童创伤性脑损伤患儿的颅内压，减少对其他降低颅内压措施的需求，尤其被推荐用于重型创伤性脑损伤急性期治疗。剂量为 6.5 ~ 10mL/kg，持续输入的有效剂量为 0.1 ~ 1.0mL/（kg·h），应使用能维持颅内压 <20mmHg（低龄儿童应考虑 <15mmHg）的最低剂量。采用高渗盐水治疗应监测患儿血浆渗透压。理论上，高渗盐水有导致脑桥外和脑桥中央髓鞘溶解、蛛网膜下腔出血及反弹性颅内高压可能，但在高渗盐水试验人群中未观察到此现象。高渗盐水有诱发肾衰竭的可能，用药过程中应监测肾功能。

3）10% 甘油果糖：为复方制剂，每 100mL 含甘油 10g，果糖 5g，氯化钠 0.9g。有高渗性脱水和营养脑细胞作用。本品静脉注射后 2 ~ 3h 在体内分布达到平衡，故降低颅内压作用起效较缓，持续时间也较长，临床常与甘露醇交替使用。剂量为每次 5 ~ 10mL/kg，静脉注射，每日 1 ~ 2 次。大部分甘油果糖代谢为 CO_2 和水从体内排出。一般无不良反应，偶有瘙痒、皮疹、头痛、恶心、口渴和溶血现象。对有遗传性果糖不耐受患者（如果糖 1，6 - 二磷酸酶缺乏症）、高钠血症、无尿和严重脱水者或对本品任一成分过敏者禁用。

4）白蛋白：分子量大，一般不易漏出血管外，因而能较持久地提高血管内胶体渗透压及吸收组织间液，有增加循环血容量和维持血管内胶体渗透压的作用。可用于低蛋白血症伴脑水肿时。常用 20% 白蛋白，每次 0.4g/kg，每日 1 ~ 2 次。其脱水与降低颅内压作用缓慢而持久。有研究认为，白蛋白与呋塞米联合使用，既可吸收水分进入血管，使脑组织脱水，又可利尿，比单独使用呋塞米或甘露醇治疗颅内高压的效果更好。

注意应用高渗脱水剂时，每次静脉注射时间为 15 ~ 30min，否则不能形成血内高渗状态，达不到脱水的目的。心功能障碍患儿使用脱水剂应慎重，必须用时，一般先给予利尿药，待尿量增加、血容量适当减少后再用，且给药速度应适当放缓。

（2）利尿药：常用呋塞米，通过利尿使全身脱水，达到间接使脑组织脱水的目的；同时有减轻心脏负荷，抑制脑脊液生成的作用。呋塞米静脉注射每次 $0.5 \sim 1.0 mg/kg$（用 20mL 的液体稀释），$15 \sim 25$ 分钟后开始利尿，2 小时作用最强，持续 $6 \sim 8$ 小时。

国内曾有研究认为联用甘露醇与呋塞米可增加降低颅内压的疗效，配伍应用的顺序是先用甘露醇后用呋塞米。但对心功能不全者，则以先用呋塞米后用甘露醇为宜。

（3）肾上腺皮质激素：激素对肿瘤伴随脑水肿有效，地塞米松用量为 $0.4 \sim 1mg/（kg \cdot d）$，分 4 次用药，青少年每 6 小时给予 4mg。但对代谢性、外伤后或炎症性脑水肿的作用存在较大争议。国外教科书已不将其作为颅内高压的常用治疗用药。2012 年创伤性颅内高压诊治指南亦不推荐在重型创伤性脑损伤急性期患儿中应用激素治疗。研究表明，地塞米松治疗并不能有效影响重型创伤性脑损伤患儿的颅内压、脑组织灌注压、气管插管时间和预后，反而增加了患细菌性肺炎的风险。成人重型创伤性脑损伤诊疗指南反对使用激素来改善预后或减轻颅内压，甚至警告使用激素与死亡率增加相关。

4. 其他降低颅内压的措施

（1）过度通气：即用呼吸机进行控制性人工通气，使 PaO_2 及 $PaCO_2$ 分别维持于 150mmHg 左右及 $25 \sim 30mmHg$。$PaCO_2$ 下降及 PaO_2 升高可使脑小动脉平滑肌收缩，使脑血容量减少，从而降低颅内压。过去曾强调过度通气降低颅内压，而忽略了过度通气也可使脑血管痉挛、脑血流减少，加重脑缺血缺氧。目前认为过度通气对神经系统预后的弊大于利，故不主张常规使用。如果在难治性颅内高压中采用过度换气治疗，应同时采用高级神经功能监测来评估脑组织缺血情况。

（2）控制性脑脊液引流：是通过前囟穿刺或颅骨钻孔后穿刺，将穿刺针留置于侧脑室，借助颅内压监测控制脑脊液引流速度的方法。无条件监测颅内压时，可通过调整引流瓶位置控制脑脊液流出速度。引流瓶放置位置，应使插入引流瓶的针头高于颅内穿刺部位 $80 \sim 120mm$，若颅内压超过此数，液体即可自行流出，平均引流速度一般为每分钟 $2 \sim 3$ 滴，使颅内压维持在 15mmHg 左右。此方法显效迅速而明显，不但能直接放出脑脊液，还可增加水肿的脑组织与脑脊液间的压力差，使水肿液向压力低的脑室方向流动，进一步减少肿胀的脑容积，且可减少其他降低颅内压治疗方式的使用，可以治疗严重的颅内高压患儿，对部分脑疝患儿甚至有起死回生的作用。但颅内占位性病变患儿不宜采用此法，因有发生脑疝的危险。一些严重急性脑水肿患儿，因脑室严重受压后变形、狭小，穿刺常不易成功。

（3）去骨瓣减压术：该方法由于减压速度快、减压充分、清理血肿及时等，能立即有效地降低颅内压，改善脑组织血流，对重型颅脑损伤和急性脑出血患者有一定疗效。当颅内高压患者病情恶化时，适时实施去骨瓣减压术有望降低病死率。但有关手术时机及存活患者的远期预后等目前尚无定论。

（4）低温疗法：目前认为，难治性颅内高压患儿应用亚低温治疗有利于改善预后，亚低温疗法主要用于重型颅脑损伤、脑出血、脑缺血、复苏后脑病、严重的蛛网膜下腔出血及颅内感染等，高热伴严重惊厥的患儿尤为适用。在成人，亚低温疗法通常设置在 33 ℃，但对于儿童来说，维持理想颅内压的低温条件则变异较大，目前尚无统一标准，一般可选用 $32 \sim 33$ ℃。低温疗法应尽早使用，研究证明脑损伤患儿入院 24 小时内体温升高（$\geqslant 38.5$ ℃）对预后不利。重型创伤性脑损伤患儿应于伤后 8 小时内开展 48 小时的亚低温治疗，以降低颅内高压。采用低温治疗后，复温速度应小于 1 ℃/4h，甚至更慢，由于复温过程中外周血管扩张，故需严密监测血压，若出现血压降低需积极治疗。降温毯由于其降温及复温的可控性强，对人体无创，以及操作简便等特点，已被广泛用于儿科亚低温治疗。

（5）液体疗法：过去认为急性脑水肿患儿应严格限液。近年研究认为，若限液过于严格，导致脑水肿与颅内高压患者的血压与脑灌注压下降则病死率与致残率明显增高。目前主张在应用甘露醇等脱水利尿药时，可不必过分限制液体入量。患儿有休克、重度脱水、利尿后尿多者均应快速补液与缓慢脱水；而患儿有脑疝、呼吸衰竭、心力衰竭、尿少时，则一般快速脱水、缓慢补液补盐，取得了较好的效果。近10年国外有关教科书也有相似观点。

四、常见问题和误区防范

（一）2012年《儿童重型创伤性脑损伤急性期诊治指南》中降颅压治疗为什么不推荐甘露醇

自20世纪早期临床就已开始静脉使用高渗物质来降低颅内高压。到20世纪70年代，甘露醇逐渐取代其他物质在颅高压治疗中广泛使用，目前仍是多数颅高压患者的首选药物。2007年成人创伤性脑损伤诊治指南推荐，甘露醇0.25～1g/kg能有效降低颅内压（Ⅱ级）。尽管甘露醇在重型创伤性脑损伤伴颅高压的患儿中广泛使用，但是缺乏符合2012年指南纳入标准的高质量研究，故2012年《儿童重型创伤性脑损伤急性期诊治指南》并未对甘露醇做相关推荐，而是推荐应用高渗盐水降颅压治疗。有研究调查了2001年1月—2008年12月期间高渗盐水及甘露醇在儿童创伤性脑损伤中的使用情况，并分析了2003年指南对两种药物使用的影响，结果发现33%的患儿使用了高渗盐水，40%的患儿使用了甘露醇，2003年指南发表后高渗盐水的使用增加，而甘露醇的使用有所减少。

目前尚缺少高质量、前瞻性有关甘露醇和高渗盐水治疗颅高压疗效的对比研究，多数儿科医生也缺乏高渗盐水治疗颅内高压的临床应用经验。但值得注意的是，JAMA杂志上发表的一项研究表明，在年龄≥15岁的重型创伤性脑损伤患者（均不伴有低血容量性休克）中，院前分别使用高渗盐水、高渗盐水/右旋糖酐及0.9%的生理盐水治疗，各组患者在6个月后的神经转归或存活率没有显著差别。因此，高渗盐水对不同年龄阶段脑创伤患者的治疗作用还需要全面、深入的评估。儿科医师在治疗脑损伤后颅内高压时，需权衡患者的临床情况及自己的经验等选择用药。高渗盐水在儿童重型创伤性脑损伤的治疗中出显示出良好的治疗效果，但临床使用经验相对较少；甘露醇虽缺乏符合2012年《儿童重型创伤性脑损伤急性期诊治指南》纳入标准的研究证据来证明其有效性，但临床上长期使用且安全有效，在创伤所致颅高压患儿中并非禁止使用。

（二）颅内高压患儿的液体治疗具体应如何掌握

目前公认急性脑水肿、颅高压患儿应适当限液。以往强调严格限液，即每日入量应限定于800～1 200mL/m² 或30～60mL/kg。近年研究认为该限液标准过于严格，因液量过低有可能导致循环血量减少、血压降低，若颅内高压患儿的血压与脑灌注压下降则脑供血不足，加重脑缺氧，使病死率与致残率增高。目前主张在应用甘露醇等脱水利尿药时，可不必过分限制液体入量。患儿有休克、重度脱水、利尿后尿多者均应快速补液与缓慢脱水；而患儿有脑疝、呼吸衰竭、心力衰竭、尿少时，则一般快速脱水、缓慢补液补盐，取得了较好的效果。

总之，可根据患儿每日尿量、尿比重、血清钾、钠、氯、渗透压及患儿年龄、血压、心肾功能及时调整输液量及输液种类。北京儿童医院一般采用维持液，国外主张用半张液。酸中毒可使血管通透性增强，脑水肿加重，可适当给予碳酸氢钠。纠酸过程中及排尿增加后，需注意血钾浓度，一般 pH 每升高 0.1，血清钾降低 0.6mmol/L。明显的低钠血症时，可用 3% 的高渗盐水。此外，输注速度也非常重要，输液量在 24 小时内匀速滴入疗效更佳。

五、热点聚焦

早在 20 世纪 30 年代，人们即已认识到低温可降低患儿代谢率，对脑功能具有保护作用，并把降低体温作为减轻中枢神经系统功能损害的手段之一。研究表明，体温每下降 1 ℃，可使基础代谢率降低 7%，脑血流量减少 6.7%，颅内压下降 5.5%，脑容积减少 1%，从而减少脑耗氧，减轻脑水肿，降低颅内压。在成人，亚低温疗法通常设置在 33 ℃，但对于儿童来说，维持理想颅内压的低温条件变异较大，目前尚无统一标准，一般可选用 32~34 ℃。

治疗性低体温对心肺复苏后神经系统的保护作用在成人和新生儿的研究中已被证实。有两项研究显示，儿童心肺复苏后脑病患者接受治疗性低体温也有一定益处，但尚缺乏前瞻性双盲对照研究证实其效果和安全性。因此，2010 年版国际心肺复苏指南推荐：尽管尚无前瞻性双盲对照研究证实治疗性低体温在儿童的作用，基于在成人获得的证据，治疗性低体温（32~34 ℃）对院外有目击者的室颤所致心搏骤停复苏后仍处于昏迷状态的青少年、心肺复苏后处于昏迷状态的婴儿和儿童可能有益。实现治疗性低体温及复温的理想方法和持续时间尚不能确定。

2012 年《儿童重型创伤性脑损伤急性期诊治指南》推荐，在重型创伤性脑损伤患者中应该避免使用时间仅为 24 小时的早期亚低温（32~33 ℃）治疗。重型创伤性脑损伤患儿应在创伤后 8 小时内开展 48 小时的亚低温（32~33 ℃）治疗以降低颅内高压。采用低温治疗后，复温速度不要太快，应避免大于 0.5 ℃/h。一项Ⅲ期多中心随机临床研究中将 225 名创伤性脑损伤患儿（格拉斯哥评分 3~8 分）随机分为低温组和常温组，低温组在伤后 8 小时内采用亚低温疗法（32~33 ℃）24 小时，随后以 0.5~1.0 ℃/h 的速度快速复温，结果发现在低体温阶段患儿颅内压降低，但在复温阶段颅内压却明显升高，两组之间比较 6 个月后功能性预后并无差异，但低体温治疗增加了患儿的死亡率风险。另外一项Ⅱ期多中心随机临床研究中对创伤性脑损伤患儿（格拉斯哥评分 3~8 分）采用亚低体温疗法（32~33 ℃）48 小时，随后以每 3~4 小时升高 0.5~1.0 ℃ 的速度复温，亚低温治疗组（32~33 ℃）与常温组相比死亡率、3 个月及 6 个月格拉斯哥评分没有统计学意义，但在低体温治疗的最初 24 小时，亚低温治疗组患儿的颅内压明显降低。

低体温导致的多种并发症不容忽视，如免疫力降低、心排血量下降、心律失常、凝血功能障碍、血糖升高、血小板减少、胰腺炎、低磷、低镁等都有报道。亚低温治疗可明显降低上述并发症的发生。降温毯由于其降温及复温的可控性强，对人体无创，以及操作简便等特点，已被广泛用于儿科亚低温的治疗。

第四节 急性肝功能衰竭

一、概述

急性肝功能衰竭（acute liver failure，ALF）一般是指原无肝病者在短时间内发生的因肝细胞大量坏死导致合成、解毒、排泄和生物转化等功能发生严重障碍或失代偿，出现以凝血机制障碍和黄疸、肝性脑病、腹腔积液等为主要表现的一组临床综合征。就儿科而言，这一定义对发生在围生期的肝功能损害及暴发性肝豆状核变性的患儿而言尚有欠缺。脑水肿是急性肝功能衰竭最主要的致死原因，死亡率高，预后较差。国外儿童肝功能衰竭主要见于对乙酰氨基酚中毒，国内以感染性急性肝功能损害为主。

二、病因

ALF 病因多样，主要有感染、中毒（药物、毒物）、代谢以及缺血缺氧 4 类。

（一）感染

病毒感染是主要原因。各型肝炎病毒感染，合并 2 型以上者更为严重，如 HBV 合并 HDV；非肝炎性病毒，儿童常见 EB 病毒、巨细胞病毒（CMV）、疱疹病毒、腺病毒和埃可病毒等均可致 ALF。甲型肝炎引起的 ALF 预后较乙型肝炎所致者为好，生存率分别为 70% 和 40%；戊型肝炎所致的 ALF 预后最差，生存率低于 20%。暴发性肠道病毒感染可合并肝功能损害、肝坏死。细菌感染相对少见，主要见于严重脓毒症。支原体有时也可合并严重肝损。

（二）药物

常见的有对乙酰氨基酚、异烟肼、丙戊酸钠、苯妥英钠、胺碘酮、戒酒硫等。在英国，对乙酰氨基酚过量是药源性 ALF 的主要原因，而印度则以抗结核药多见。

（三）中毒

如毒蕈、鱼胆、四氯化碳、磷等。

（四）代谢性疾病

如肝豆状核变性、瑞氏综合征、胆汁淤积、糖原贮积症等。

（五）其他

缺血、窒息、休克、脓毒血症、自身免疫性肝炎等。

三、发病机制

ALF 的发病机制目前仍不甚明确。病毒性肝炎时，主要为病毒对肝细胞的直接破坏和免疫损伤引起肝细胞广泛坏死和功能丧失所致。对乙酰氨基酚和异烟肼则与大分子细胞结合形成共价的肝脏毒性代谢产物有关，细胞内解毒物质的耗竭，如谷胱甘肽、肝细胞再生能力的损害、肝实质血流灌注的异常改变、内毒素血症和肝脏网状内皮系统功能下降等都参与了 ALF 的发生。

肝性脑病又称肝昏迷（hepatic coma），发生机制目前认为主要与肝脏清除对中枢神经系统有毒物质的能力下降而产生进行性神经，精神改变有关，如血氨增高、假性神经介质的形成（β-苯乙醇胺和β-羟苯乙醇胺）、支链氨基酸和芳香族氨基酸比例失衡、中分子物质的增多以及短链脂肪酸、硫醇和γ-氨基丁酸升高等。

四、病理

病理变化主要为肝细胞呈片状或融合状坏死，因网状纤维支架破坏，坏死区可超越肝小叶范围，形成架桥样坏死。偶见肝细胞再生。部分病理变化可能与某些特殊的病因相关联，如肝小叶中央病理损害与对乙酰氨基酚对肝细胞的毒性作用和休克有关，而肝细胞内见小囊状脂肪浸润见于瑞氏综合征和四环素中毒。

五、临床表现

全身症状可有极度乏力、恶心、呕吐、食欲下降、腹痛和脱水等非特异性表现。黄疸发展快而明显，胆红素每天可增加达 17.1μmol/L。出血倾向明显，常见皮肤瘀点、瘀斑、牙龈和鼻出血，少数有消化道出血现象；部分患儿可有腹腔积液及氮质血症、少尿、低血钠、低尿钠等肾功能不全的表现。要重视不同程度的精神神经症状，如性格改变、行为异常；患儿常先有嗜睡、烦躁不安，继之神志不清、木僵和昏迷。小婴儿有时仅表现为激惹、睡眠规律紊乱和喂养困难。

除上述症状和体征外，要注意下列体征：①肝臭，系由肺脏排出含有硫醇的挥发性气体。正常时，这种气体由肝脏清除而不经肺排出。②扑翼样震颤，是肝性脑病较典型的体征，小儿此种现象少见。③锥体束征，巴宾斯基征可阳性，四肢肌张力增强，踝阵挛阳性，膝反射可亢进。

根据病理组织学和病情发展，肝功能衰竭可以分为急性肝衰竭（acute hepatic failure，AHF）、亚急性肝衰竭（subacute hepatic failure，SHF）、慢加急性肝衰竭（acute-on-chronic hepatic failure，ACHF）和慢性肝衰竭（chronic hepatic failure，CHF）。急性肝衰竭起病急，发病 2 周内出现以Ⅱ度以上肝性脑病为特征的肝衰竭综合征，又称暴发性肝衰竭（fulminant hepatic failure），发病 2~4 周出现肝衰竭综合征为急性肝衰竭；亚急性肝衰竭发病 >4~26 周内出现肝衰竭综合征；慢加急性（亚急性）肝衰竭是在慢性肝病基础上出现的急性肝功能失代偿；慢性肝衰竭是在肝硬化基础上，肝功能进行性减退导致的以腹腔积液或门静脉高压、凝血功能障碍和肝性脑病等为主要表现的慢性肝功能失代偿。亚急性肝衰竭和慢加急性或亚急性肝衰竭可分为早期、中期和晚期。

肝性脑病，表现以代谢紊乱为基础，伴有复杂的神经精神症状的综合征，其发生和发展常标志着肝衰竭，病死率很高。肝性脑病包括肝性昏迷先兆、肝性昏迷和慢性间歇性肝性脑病。各种原因的急、慢性肝病均可伴发肝性脑病。临床可分四期：

Ⅰ期（前驱期）：精神活动迟钝为主，轻度意识模糊，情绪变化，患者言语不清，睡眠规律紊乱，脑电图常无变化。成活率为 70%。

Ⅱ期（昏迷邻近期）：行为失常或嗜睡为主，上述症状加重，嗜睡，但对刺激有反应，脑电图有异常慢波（θ波）。成活率为 60%。

Ⅲ期（昏睡期）：大部分时间入睡，可叫醒，言语更不清，意识模糊，对痛及光有反应，脑电图有明显异常的 θ 波和三相慢波。成活率为 40%。

Ⅳ期（半昏迷或昏迷期）：不能叫醒，对痛及光反应可有可无，脑电图示慢波、三相慢波，到濒死期为平坦脑电波。此期成活率仅为 20%。

20 世纪 90 年代初期，有学者提出适用于小儿的肝性脑病分级标准：

第 1 度：意识模糊，有情绪变化。

第 2 度：嗜睡，有不正常行为。

第 3 度：昏睡，但能叫醒，服从简单命令。

第 4 度：昏迷，对痛刺激有反应；深昏迷，对任何刺激均无反应。

对 AHF 不同的并发症要予以高度重视，及时处置。常见的并发症有：

（1）脑水肿：是 AHF 最主要的致死原因，发生率达 38%～50%，Ⅲ～Ⅳ期肝性脑病的 AHF 患者脑水肿发生率高达 50%～85%。重症肝炎时可能以细胞毒性脑水肿为主。此外，大量输入葡萄糖、低清蛋白血症等也是脑水肿的成因。颅内压超过 2.7kPa（20mmHg）常伴有脑水肿。提示颅内压增高的临床征兆有：①收缩期高血压（阵发性或持续性）。②心动过缓。③肌张力增高、角弓反张、去大脑样姿势。④瞳孔异常（对光反射迟钝或消失）。⑤脑干型呼吸、呼吸暂停。

（2）酸碱失衡：过度呼吸或缺钾、抽吸胃液等可产生呼吸性和代谢性碱中毒，促进氨游离，加重肝性脑病。组织坏死、缺氧及肺部感染、肺水肿等可导致代谢性或呼吸性酸中毒。

（3）代谢异常：包括：①低血糖，由于胰岛素在肝中灭活障碍及 ALF 患者葡萄糖自身稳定性严重损害，常有低血糖。②低钾血症，因大量输注葡萄糖、利尿作用、进食减少或腹泻等原因引致。③低钠血症、低镁血症，低钠血症多为稀释性低钠，持续性低钠是细胞濒死的表现，预后凶险。低镁血症与摄入不足、吸收不良、低蛋白血症及使用利尿剂有关。

（4）感染：AHF 患儿由于机体防御机制损害、各种侵袭性监护插管、大量使用肾上腺皮质激素和抗生素等，容易并发感染，常见为原发性腹膜炎、胆道、呼吸道和泌尿系统感染，革兰阳性菌以金黄色葡萄球菌多见，革兰阴性菌以大肠埃希菌为主。成人资料约 1/3AHF 患者并发真菌感染，主要为白假丝酵母。

（5）循环系统：可发生窦性心动过速，心率减慢发生较晚，少数可心跳突然停止。可并发心肌炎或心包炎。晚期低血压可由感染性休克或血容量降低等所致。

（6）肝肾综合征。

（7）其他有胰腺炎及骨髓抑制现象。

六、辅助检查

（一）血清胆红素和转氨酶

血清胆红素显著升高，可达 171～342μmol/L 以上。血清转氨酶早期升高，严重者呈胆红素与转氨酶分离现象。

（二）血氨

部分患者血氨增高。

（三）AST/ALT 比值

对判断病情及预后有一定意义，AST/ALT 比值大于 1 者病情凶险，提示肝细胞破坏严重，预后较差。

（四）凝血酶原时间和肝促凝血活酶试验

AHF 时，凝血酶原时间（prothrombin time，PT）总是延长的。肝促凝血活酶原试验（hepaplastin test，HPT）能精确反映凝血因子Ⅱ、Ⅶ、Ⅹ的变化，有学者认为 HPT 为肝特异性凝血试验，较 PT 敏感。HPT 与 ALT 一起能较好地反映肝细胞损伤的严重程度，利于病情及预后判断。

（五）血浆氨基酸测定

血氨基酸总量明显增加，支链氨基酸/芳香氨基酸比值下降。

（六）脑电图

早期 α 波减少或消失；轻度昏迷时出现 4~7 次/秒的 θ 波；深昏迷时则有 δ 波。可有典型的三相波出现。

（七）其他

可有低血糖、低血钾、低钠血症、代谢性酸中毒等。

七、治疗

治疗目的是保持内环境的稳定，维持心、脑、肺、肾等重要脏器功能，争取足够时间为肝功能恢复创造条件或获得肝移植机会。

（一）一般处理

休息、避免外界刺激，积极寻找可能的病因。停用具有肝损作用的药物。若确诊为病毒性重症肝炎时，应对患儿实施严格的消毒隔离措施。宜给高糖、低脂肪、限制或无蛋白饮食，每天热量保持在 167.36~251.04kJ（40~60cal/kg），液体量为 60~80mL/kg，注意维生素 C、维生素 K 及各种电解质（尤其是钾盐）的补充，防止电解质紊乱。纠正低蛋白血症。加用保肝药物。

针对病因治疗或特异性治疗：①对 HBV-DNA 阳性的肝衰竭患者，在知情同意的基础上可尽早酌情使用核苷类似物如拉米夫定，但应注意后续治疗中病毒变异和停药后病情加重的可能。②对乙酰氨基酚中毒所致者，给予 N-乙酰半胱氨酸（NAC）治疗，最好在肝衰竭出现前即用口服活性炭加 NAC 静脉滴注。

对 AHF 患儿应密切观察精神状态、血压和尿量，需监测中心静脉压、动脉插管连续监测血压和采集血标本、置导尿管和鼻胃管。在专门的诊疗中心应施行连续颅内压监测。常规给予 H_2 受体拮抗剂预防应激性溃疡。当有呼吸衰竭征象时应及时予以机械辅助通气。每天做尿、痰和血液的细菌培养，以早期发现感染。

注重动态评价肝脏的合成功能（前清蛋白、凝血因子、血糖、胆碱酯酶）、解毒/代谢功能（血氨、胆红素）、排泄功能（γ-GT、AKP、胆红素等）以及细胞修复（AST、ALT）功能，以判断肝功能损害状态。

（二）肝性脑病和脑水肿

期望颅内压维持在 2.7kPa（20mmHg）以下，而脑灌注压（平均动脉压－颅内压）在 8kPa（60mmHg）以上。可用 20% 甘露醇 0.5~1.0g/kg 静脉快速输注，以降低颅内压，能使 AHF 总存活率有较大幅度提高。但对伴有肾衰竭的患儿要防范血浆渗透压过高和液体负荷过重。

经甘露醇治疗无效时，可给硫喷妥钠（thiopental sodium）3～5mg/kg 缓慢输注 15 分钟以上，至颅高压症状缓解。硫喷妥钠可引起严重低血压，需严密监测，积极维持血循环，一般仅限用于颅内高压对甘露醇无反应而脑血流良好的患儿。

N-乙酰半胱氨酸（N-acetylcysteine，NAC）通过增加脑血流和提高组织氧消耗而减轻脑水肿并兼有自由基清除剂作用，但不常规使用。

抬高头部 20°～30°可提高脑灌注压，但以不超过 30°为宜。

（三）感染

口服抗生素（如新霉素等）后，可使患者细菌感染发生率降低，但要警惕新霉素有可能加速肾衰竭的发展。早期应用广谱抗生素预防细菌感染并无实际效果，且加大多种耐药菌感染的机会。改善预后的关键是早期发现感染并予积极治疗。采用乳果糖、新霉素、庆大霉素、活菌制剂肠道使用，可调节肠道菌群平衡，抑制肠道内毒素产生及细菌迁徙，减少内源性感染的发生和毒物吸收。

（四）凝血功能障碍

AHF 几乎都伴有凝血功能障碍，新鲜冷冻血浆仅用于出血、手术或侵入性检查的患儿，预防性使用并不能改善预后。血浆置换除能显著降低血中毒性物质浓度外，能使凝血因子含量明显上升。血小板计数低于 $50 \times 10^9/L$ 可考虑输注血小板。

（五）肾衰竭

肝肾综合征以及肾功能不全，大剂量襻利尿剂冲击，可用呋塞米持续泵入；限制液体入量；肾灌注压不足者可应用清蛋白扩容或按每小时 2～4μg/kg 持续滴注多巴胺可增加肾血流量，逆转或减慢肾功能进一步恶化。若伴严重代谢性酸中毒、高钾血症、液体负荷过多及血肌酐超过 400μmol/L（4.5mg/dL）时，需行透析或持续性血液过滤疗法。

（六）人工肝支持系统

包括非生物型、生物型和组合型三种。非生物血液通过透析、灌流装置或经过血浆交换，其中的毒性物质包括中分子、小分子以及与蛋白质结合的毒物，分别被吸收与清除，清除毒性物质，延长肝脏生存时间，让残存肝细胞迅速再生。目前，人工肝支持系统与实际要求还有很大差距。国外多采用人工肝支持系统进行替代治疗，是肝移植手术的前期治疗措施之一。目前以血浆置换、血液灌流、连续血液净化为基础的支持系统和以蛋白吸附再循环为基础的 MARS 系统是主要的支持模式。血浆置换（plasma exchange，PE）是采用血浆分离器将 ALF 患者的血浆分离出来，代之以新鲜冷冻血浆或人血清蛋白溶液，既去除血液的中、小分子及与血浆蛋白结合的大分子毒性物质，又可补充多种生物活性物质，对乙酰氨基酚中毒者疗效明显。血清胆红素水平降低可作为 PE 解毒功能的指标。凝血因子水平既是 AHF 预后的指标，也是决定是否停止 PE 治疗的指标。经 PE 治疗后凝血因子恢复正常，则预后良好，反之则预后不佳，须考虑其他疗法。

（七）肝移植

原位肝移植（orthotopic liver transplantation，OLT）是目前治疗 AHF 最有效的方法，在

儿科领域已有较多成功的报道。随着亲体活体肝移植技术的推广，肝源问题得到了良好的解决，使得儿童肝移植的排异反应减少，存活率明显提高。长期抗排异反应治疗和 CMV、肝炎病毒感染是面临的主要问题。各型终末型肝功能衰竭（急性、慢性）均是肝移植的指证。OLT 的适应证为 PT>100 秒，或下列 5 项中具备任何 3 项者：①年龄<10 岁。②戊型肝炎、氟烷诱发肝炎或药物反应所致。③脑病开始前黄疸持续时间>7 天。④PT>50 秒。⑤血清胆红素>300μmol/L。OLT 的绝对禁忌证包括难以控制的颅高压、难治性低血压、脓毒血症和急性呼吸窘迫综合征。

（八）生物人工肝（bioartificial liver，BAL）

非生物肝支持系统如血液透析、碳和树脂血液灌注，虽已临床广泛应用，但效果有限。BAL 是内有大量肝细胞的空心纤维生物反应器所组成，为成功过渡到 OLT 争取时间，临床应用前景良好。

（九）肝细胞移植和促生长因子

已有用冷藏的人肝细胞经门静脉注入治疗儿童 AHF 成功而无需做 OLT 的报道。为减少肝细胞坏死、促进肝细胞再生，可酌情使用促肝细胞生长素和前列腺素 E_1 脂质体等药物，但疗效尚需进一步确认。

（十）免疫调节治疗

非病毒感染性肝衰竭，如自身免疫性肝病及急性乙醇中毒（严重酒精性肝炎）等可采用肾上腺皮质激素治疗，其他原因所致的肝衰竭早期，若病情发展迅速但无严重感染、出血等并发症者，也可酌情使用。为调节肝衰竭患者机体的免疫功能、减少感染等并发症，可酌情使用胸腺素 α_1 等免疫调节剂。

（十一）其他

胰高糖素-胰岛素疗法对 AHF 有一定疗效，可防止肝细胞坏死、促进肝细胞再生、改善高血氨症及氨基酸代谢。剂量：胰岛素 4~10U，胰高糖素 0.4~1mg，置于 10% 葡萄糖液 150~250mL 中静滴，每天 1 次，2 周为一疗程。促肝细胞生长素（hepatocyte growth factor，HGF）能促进肝细胞再生，恢复肝细胞功能。剂量为每次 20~100mg 置 10% 葡萄糖 100~200mL 内缓慢静滴，每天 1 次，共 2 周。病情稳定后减半量，总疗程 1 个月。

肾上腺皮质激素无益于对 AHF 患者脑水肿的预防和治疗，对生存率也无改善。

八、预后

儿童 AHF 预后较成人相对为好，主要取决于病因及肝性脑病的分期。借助重症监护和救治技术，目前对乙酰氨基酚过量和甲型、乙型肝炎所致的 AHF 生存率已达 50%~60%，而戊型肝炎、急性起病的肝豆状核变性所致的 AHF、肝性脑病Ⅳ期及并发多脏器功能衰竭的 AHF 则预后很差。临床研究表明，不管肝性脑病的分期情况如何，如患儿肝性脑病开始前黄疸持续时间已>7 天、PT>50 秒、血清胆红素>300μmol/L（17.5mg/dL），则预后不佳。近年来，OLT 的应用已使原来预后极差的患儿生存率大为改善。

第五节　溶血尿毒综合征

一、概述

溶血尿毒综合征（hemolytic uremic syndrome，HUS）是一种累及多系统、以 Grasser 三联症（即微血管病性溶血、急性肾衰竭和血小板减少）为主要特征的临床综合征，是小儿急性肾衰竭常见的病因之一。根据其发病有无前驱症状（腹泻），分为典型 HUS 和非典型 HUS。1/3 以上的 HUS 患儿可有神经系统受累的表现。由于 HUS 与血栓性血小板减少性紫癜（thrombotic thrombocytopenic purpura，TTP）在病因、发病机制、病理改变和临床表现方面难以精确区分，目前越来越多的学者认为两者是同一疾病不同的临床表现，可统称之为 HUS/TTP 或血栓性微血管病（thrombotic microangiopathy，TMA）。HUS 为病变以肾脏累及为主的肾限性 TMA，肾衰竭是其主要特征；TTP 则为系统性 TMA，表现以神经系统症状为主。随着诊疗技术的日趋完善，HUS/TTP 的预后已有所改观。

二、流行病学

全球不同国家和地区虽均有 HUS 散发或流行的报道，但本病有一定的地域性，以阿根廷、荷兰、南非、美国加利福尼亚州和加拿大魁北克省居多。美国儿童 HUS 发病率为（0.3~10）/10 万，澳大利亚等国 5 岁以下儿童为（1.35~5.8）/10 万，日本的 HUS 病例数则有逐年增多趋势。白种人较黑种人易患本病。各年龄段均可发生 HUS，伴以腹泻的 HUS 发病高峰年龄为 6 个月至 4 岁，无性别差异。全年均可发病，温暖季节多见。我国目前尚无确切的流行病学资料，但近年儿童发病人数有明显增多趋势。

三、病因与发病机制

（一）病因

尚不明确，下列外源或内源性因素可能与 HUS 的发病有关。

1. 感染　是诱发儿童 HUS 的首要因素，根据诱因可以志贺样毒素相关 HUS 和非志贺样毒素相关 HUS。细菌感染（如大肠埃希菌、志贺痢疾杆菌、肺炎链球菌和沙门菌）及病毒感染［包括柯萨奇病毒、埃可病毒、流感病毒、人类免疫缺陷病毒（HIV）］均可诱发HUS。有资料表明，出血性大肠埃希菌（EHEC）O157：H7 是引起一些地区流行性感染性腹泻相关的 HUS 的主要病原，O157：H7 主要存在于家畜肠道、未煮熟透的肉类和未经消毒的牛奶。儿童暴发流行的 EHEC O157：H7 感染中，可有高达 53% 的患者发生 HUS。

2. 药物　长春新碱、丝裂霉素、顺铂、氟尿嘧啶、柔红霉素、阿糖胞苷等抗肿瘤药物可引起化疗相关性 HUS，环孢霉素等免疫抑制剂也可诱发 HUS，偶见奎宁引起 HUS 的报道。

3. 器官移植　骨髓移植及肾移植后均可发生 HUS，发生率分别为 3.4% 和 6%~9%。一旦发生骨髓移植后 HUS，预后凶险，可能与大剂量化疗、放疗、排异反应、感染等有关。

4. 免疫缺陷病　如先天性无丙种球蛋白血症和胸腺无淋巴细胞增生症。

5. 遗传及基因突变　HUS 可在同一家族的兄弟姐妹中相继发病。目前认为其为常染色体隐性遗传，系血管性血友病因子裂解蛋白酶（vonWillebrand factor cleaving protease，vWF-

CP 又称 ADAMTS - 13）重度缺乏，导致 vWF 多聚体增多，损伤内皮细胞。家族性 HUS 预后不良，病死率达68%。近年来，也从一些 HUS 患者中发现有补体调节因子基因突变现象，如补体因子 H（complement factor H，CFH）、补体因子 I（complement factor I，CFI）及补体膜辅助蛋白（membrane cofactor protein，MCP）基因。

6. 其他　一些自身免疫相关性疾病如系统性红斑狼疮、类风湿关节炎、抗磷脂抗体综合征、恶性肿瘤及妊娠，均可引起 HUS，成人多见。

（二）发病机制

HUS 的发病机制尚不明确。不同致病因素引起 HUS 的发病机制不尽相同，但毛细血管内皮细胞损伤是其共同的致病途径。受损的内皮细胞启动凝血系统，致血小板在局部聚集、血栓形成和纤维蛋白沉积，使红细胞和血小板流经时遭受机械损伤而破坏，引起微血管性血栓、溶血性贫血和血小板减少；在肾脏，微血管性血栓致肾内循环障碍，进而发生急性肾衰竭。近年的研究认为 HUS 发病机制涉及以下几个方面。

1. 内毒素及神经氨酸酶致内皮细胞受损　EHEC 在肠道内产生内毒素，主要有两种：一是志贺样毒素（shiga-like toxin，SLT），又称维罗毒素（verotoxin，VT），可结合到内皮细胞表面的糖脂质受体（globotriaosylceramide，GB3）上，经吞噬进入胞质后分解为 A 链和 B 链。A 链可裂解核糖体转运 RNA 的腺嘌呤，使蛋白合成障碍致细胞受损或死亡；SLTs 尚有诱导肾细胞凋亡作用，细胞凋亡在 HUS 的发病过程中起一定作用，且凋亡细胞数与疾病严重度相关。另一种为细菌脂多糖（lipopolysaccharide，LPS），LPS 通过上调纤溶酶原激活抑制剂（plasminogen activator inhibitor，PAI）和下调血栓调节素表达而损伤内皮细胞，促进血栓形成。LPS 尚可促进白细胞和血小板黏附在内皮细胞上。

肺炎链球菌产生的神经氨酸酶可分解掉 N - 乙酰神经氨酸，使被其掩盖的 T - F 抗原（Thomson - Friedenreich 抗原）暴露于循环 IgM 抗体，IgM 抗体与血小板和内皮细胞上的 T - F 抗原结合，导致血小板凝聚和内皮细胞损伤。

2. 细胞因子作用　许多细胞因子参与 HUS 发病，肿瘤坏死因子（tumor necrosis factor，TNF）、白细胞介素 - 6（IL - 6）、IL - 8、IL - 1β 等释放增加。TNF 可诱导上皮细胞促凝血活性及 GB3 受体表达；IL - 6 是疾病活动性的一个标志物，与疾病严重程度和预后有关；IL - 8 是一种白细胞激活剂，白细胞激活后释放弹力蛋白酶，使其与内皮细胞黏附性增高，参与发病并加重病损。

3. 前列环素（prostacyclin，PGI$_2$）和血栓素 A$_2$（thromboxane，TXA$_2$）失衡　正常内皮细胞可合成 PGI$_2$，具有扩张血管和抑制血小板聚集作用，与促进血小板凝聚的 TXA$_2$ 保持动态平衡。本征患者 PGI$_2$ 低下，可能与发病有关，推测患儿缺少某种刺激产生 PGI$_2$ 的血浆因子或存在 PGI$_2$ 合成酶抑制物，尚有可能 HUS 患者对 PGI$_2$ 降解加快有关。

4. 凝血与纤溶系统异常　促血小板凝聚物质如血小板激活因子（PAF）、体内存在 vW-FCP 抗体使血管性血友病因子（vWF）多聚体异常增多；血小板释放产物如 β - 血栓球蛋白（β - TG）等增加；内皮细胞释放组织因子，激活凝血系统，微血栓广泛形成；纤溶破坏，D - 二聚体和纤溶酶原激活物抑制因子（plasminogen activator inhibitor，PAI）降低。

5. 其他　有学者注意到，内皮素——氧化氮轴和免疫功能紊乱在 HUS 的发病中也可能起到一定作用。

四、病理

肾脏病理改变以血管内血小板聚集伴纤维素沉积、微血栓形成为特点，可分为 3 种类型。

（一）肾小球型

小儿多见，肾小球毛细血管内皮细胞肿胀、脱落，内皮细胞下间歇增宽，可见系膜细胞插入现象。肾小球毛细血管腔狭窄、有微血栓形成和节段性纤维素性坏死。可见新月体形成。

（二）血管型

以入球小动脉、小叶间和弓状动脉分支为主，可见动脉内膜水肿、纤维素坏死、血管腔内血栓形成、血栓机化、血管内膜葱皮样增生。

（三）皮质坏死型

是较大的肾内动脉血栓形成和闭塞的后果。免疫荧光检查可见肾小球内纤维蛋白原沉积，有时见 IgM 及 C3 沉积在肾小球毛细血管壁。

五、临床表现

临床表现典型者常有前驱症状，以胃肠道表现为主，多有腹痛、腹泻和呕吐，可有发热、嗜睡、乏力、食欲缺乏等非特异性表现。腹痛严重者伴腹肌紧张，酷似急腹症；腹泻可为水样便，多见血便和黏液便。此期多持续数天至 1 周，偶有达 2 个月者。

前驱期后经数天无症状期进入急性期，出现溶血性贫血、急性肾衰竭和血小板减少。患儿明显苍白，临床所见黄疸不显著或仅面部呈柠檬黄色。初期可屡有溶血危象发生，于数小时内血色素下降 $30 \sim 50 \mathrm{g/L}$；急性肾功能减退临床表现轻重不一，轻者仅短暂尿量减少，肾功能轻度减退，但多数患儿呈少尿性急性肾衰竭，少尿可持续达 2 周甚至 2 周以上，同时有氮质血症、代谢性酸中毒、高血钾等其他急性肾衰竭的表现，并可由于贫血、高血容量和电解质紊乱等引发充血性心力衰竭；血小板减少致出血倾向，以消化道出血为主，可见皮肤瘀斑，偶见硬脑膜下或视网膜出血。

由于 HUS 存在广泛的微血管血栓形成，可导致多系统损害，除胃肠道和肾脏外，尤以中枢神经系统受累多见，是最常见的死因。神经系统症状表现有激惹、嗜睡、焦虑、紧张、幻觉、定向障碍、惊厥和昏迷，部分留有神经系统后遗症，如学习困难、行为异常，严重者可见智力低下或癫痫。心血管系统受损表现为高血压、心律失常和心功能不全；胰腺受损者可出现暂时性或永久性胰腺内分泌功能不全；可有短暂的肝损害，偶见胆汁淤积性黄疸；肺、肌肉、皮肤及视网膜损害少见。

临床依病情轻重分为轻型和重型，重型标准包括：血红蛋白 $< 60 \mathrm{g/L}$、BUN $\geqslant 17.9 \mathrm{mmol/L}$ 及有少尿或无尿和/或严重并发症（如高血压脑病、肺水肿等）。

六、辅助检查

（一）血液检查

血常规示血红蛋白和血细胞比容下降、血小板下降，镜检可见异型红细胞及碎片，网织红细胞计数增高。生化检查示有代谢性酸中毒、高血钾、高血磷和低血钙、稀释性低血钠、氮质血症、胆红素及转氨酶增高、总蛋白和清蛋白降低。血乳酸脱氢酶增高。可见补体 C_3 水平降低。累及胰腺者有高血糖。凝血因子检查结果与病程有关，早期可有凝血酶原时间延长、纤维蛋白原降低、纤维蛋白降解产物增高及凝血 II、VIII、IX 及 X 因子减少，但数天后即恢复正常。注意随访心肌酶谱。

（二）尿检查

血尿、蛋白尿和血红蛋白尿，尿沉渣镜检有红细胞碎片、白细胞及管型。

（三）粪便检查

典型的腹泻后 HUS 有赖于粪便细菌培养和血清学分型。用免疫磁分离技术（immunomagnetic separation）分离 EHEC O157：H7，较培养方便快速。

七、诊断

患儿有前驱胃肠症状史，临床见急性溶血性贫血、血小板减少和肾功能急性减退，表现为苍白、尿量减少，尿检红细胞、蛋白及管型，血常规呈贫血状，血小板下降，涂片见异型红细胞和碎片，血生化示急性肾衰竭改变，即可诊断本症。婴儿期应注意与中毒性或缺血性肾小管坏死区别，年长儿则应与结缔组织病所致肾脏病变鉴别。

八、治疗

对 HUS 的治疗强调加强支持、早期透析和积极对症处理的原则。

（一）支持疗法

及早加强营养支持、维持水和电解质平衡及控制高血压。

（二）透析疗法

早期透析可明显改善急性期症状，降低病死率。适应证为无尿 >12 小时、氮质血症伴脑病或 BUN >53.55mmol/L、血钾 >6mmol/L 和/或心功能衰竭、顽固性高血压者。目前，在儿科较为广泛使用的是腹膜透析，也可采用血液透析。

（三）血浆置换疗法

传统采用血浆输入技术，近年来血浆置换技术被广泛采用。由于除了补充血浆成分，血浆置换可以清除血液中的有害毒素和炎症因子，已经证实，血浆置换比血浆输入效果显著。血浆补充或置换能补充刺激 PGI_2 生成的血浆因子，去除 PGI_2 合成的抑制物。当出现肾功能不全或者心力衰竭时，血浆交换更是第一选择，或合用血液透析技术。血浆处理应在征兆出现的 24 小时内，通常血浆交换量每次 40mL/kg，每天或隔天置换 1 次，3~4 次后逐渐减少，增加血浆置换量能提高治疗效果；不耐受患儿，可以每天分 2 次进行置换，以减少输入的循环血浆，血浆的置换量第一天 30~40mL/kg，此后 10~20mL/kg，每天或隔天置换 1 次，3~4 次后逐渐减少，直至完全缓解。

（四）甲基泼尼松龙冲击治疗

能控制溶血的发展，促进肾损伤的恢复。

（五）其他疗法

抗生素、肝素及链激酶、抗血栓制剂（阿司匹林、双嘧达莫）、纤溶药物和维生素 E 等疗效不确切，一般并不提倡。对疑有免疫因素参与发病机制者，可静脉输注丙种球蛋白。对有血小板聚集者，可用 PGI₂ 静滴，其机制可能为抑制肾小球内血栓形成，利于肾功能恢复。初始剂量为每分钟 2.5ng/kg，1 周内逐渐加量，疗程 8～12 天；也可用前列腺素 E₁10 微克/次，1～2 次/天，用 7～10 天。剂量大时可致低血压及心率改变。

关于急性期后治疗：急性期后指患儿溶血停止，以乳酸脱氢酶下降、血红蛋白和血小板开始回升为标志。此时，患儿仍有持续尿检异常、反复高血压和肾功能不全。此阶段需注重延缓肾损害进展，控制血压，改善预后。有国内学者建议参照中华医学会儿科学分会肾脏病学组制定的"小儿肾小球疾病的临床分类、诊断及治疗方案"中关于紫癜性肾炎和狼疮性肾炎的"临床分型"和"根据临床表现参照病理类型制定治疗方案"的内容进行用药，可明显改善预后。具体为：①急性期后临床表现为肾小球肾炎或蛋白尿、血尿者用雷公藤多苷治疗。②急性期后表现为肾病综合征者用泼尼松治疗。③有条件者行肾活检检查，根据病理改变调整治疗方案，如有新月体形成或局灶节段性肾小球硬化者加用甲基泼尼松龙和（或）环磷酰胺冲击治疗。④对治疗无反应、仍呈肾功能进行性减退者停用激素和免疫抑制剂，以对症和肾替代疗法为主。

有高血压者可长期用 ACEI 控制。对急性期过后暂时无高血压者需进行长期随访，必要时行 24 小时血压监测或踏步车试验，以便早期发现和治疗高血压，延缓肾损害。

九、预后

由于对 HUS 认识的提高和透析技术的广泛应用，病死率已降至 10% 以下。年龄小、有胃肠道前驱症状者，病死率低，肾功能恢复好，终末肾发生率低；而年龄 >3 岁、无胃肠道前驱症状、无尿期 >3 天、有神经系统症状者、家族性发病者预后差。远期预后与临床肾脏损害程度及肾脏组织学受损范围有关。约有 15% 病例发展成慢性肾衰竭、持续高血压或神经系统后遗症。

第六节　婴儿猝死综合征

一、概述

婴儿猝死综合征（sudden infant death syndrome，SIDS）是指婴儿时期突然死亡，死亡前后均不能从病史、症状体征甚至死亡后尸检等各种检查中得到相关疾病的诊断。在临床上，仅依靠病史和常规检查不足以排除导致小儿突然死亡的其他疾病（如先天性心脏病、先天性脑畸形、儿童虐待等），故在怀疑死者为婴儿猝死综合征时，通常需进行尸检进行鉴别。

在美国，除小儿先天畸形、早产、低出生体重外，SIDS 目前是婴儿死亡最常见的原因。本症的发病年龄为 28 天至 1 岁，约占婴儿时期（1 个月至 1 岁）疾病死亡率的 25%。死亡者中 20% 在新生儿时期曾经入住监护病房。

各国 SIDS 的发病率相差甚远。总体发病率有下降趋势。1992 年，报道发病率为 1%～2%。2002 年后，北美洲降至 0.3‰～0.6‰。在足月儿中，95% 的患儿在 6 个月年龄以内发病，其中 2~4 个月年龄组发病率最高，而新生儿期很少见。我国至今尚无统计数字公布。

二、病因与发病机制

近年来的大量研究认为，SIDS 并非由单一因素所致，而是由小儿发育、周围环境及多种病理生理因素造成。目前研究仍未能揭示整个发病过程，仅在一些解剖和生理方面发现这些患儿存在一些问题，主要集中在肺部、脑干及一些神经功能方面（图 8-3）。

尽管常规病理解剖不能发现明显的致死原因，但从死者解剖研究仍可发现 SIDS 患者存在一些病理征象，如轻度肺水肿、肺淤血和皮肤瘀点、瘀斑。研究证实有 2/3 死者存

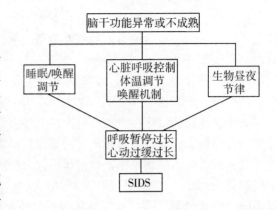

图 8-3　SIDS 发病机制

在慢性窒息，这些患者脑脊液中内皮细胞生长因子低于正常婴儿。

SIDS 患者被发现存在脑干神经结构和神经递质异常。异常包括局灶性星形胶质细胞增生、树突状棘突及髓鞘发育不良、髓内星形细胞反应性增多。位于延髓心血管呼吸中枢，与唤醒、自主神经及化学感受神经有关的反射弧发育不良，该部位的神经受体亦存在功能低下和受体量减少，如钾通道受体、毒蕈碱胆碱能受体等，二氧化碳、血压等其他神经感受器亦受累及。此外，脑干区域、迷走神经核及脑干网状结构的酪氨酸羟化酶改变亦提示肾上腺素和去甲肾上腺素神经功能异常。

近期临床研究主要集中于 SIDS 的危险因素。循证医学研究认为有意义的危险因素见表 8-7。基础研究方面，除解剖生理外，基因研究主要就心脏离子通道异常基因（钠通道、钾通道）、五羟色胺转运基因（5-HTT）以及自主神经系统发育和炎症反应的某些基因调控。

表 8-7　SIDS 的高危因素

母亲及妊娠期高危因素	婴儿自身高危因素
1. 吸烟	1. 年龄 2~4 个月
2. 饮酒（尤其是妊娠 3 个月内）	2. 男性
3. 吸毒（如阿片类）	3. 肤色及人种（黑人、土著人）
4. 妊娠期护理不当	4. 不用安慰奶嘴
5. 低社会阶层家庭	5. 早产儿
6. 低年龄母亲	6. 俯卧位或侧卧位
7. 低文化教育阶层	7. 近期有发热性疾病
8. 夫妻分居	8. 被动吸烟环境
9. 多次分娩	9. 床垫过软
10. 怀孕过频	10. 过热或捂热
11. 宫内缺氧	11. 睡眠时被褥盖住面部
12. 胎儿发育迟缓	12. 与父母或同胞同睡一床
	13. 单独睡一房（不与父母同一居室）
	14. 冬季缺乏暖气

三、临床表现

本病发病年龄高峰为生后第 2 ~ 4 个月，早产儿为 1 ~ 2 个月，以后发病率减少。好发季节为冬春寒冷时期。前驱可有呼吸道感染和发热病史。本病一般于午夜至清晨时段发病，患儿起病前常无明显、烦躁不适症状，在睡眠中呼吸、心跳突然停止。大多数患儿均在家中发病，在死前无任何预兆，直至清晨父母起床时才被发现。极少数婴儿死亡时呈紧握双拳或手抓着衣被角，提示死前可能有挣扎现象。少数患儿经及时发现抢救得以复苏，但部分可因再次复发而死亡。

SIDS 的发病与发病前 2 周所患的疾病、就诊次数增加、伴有消化道疾病以及精神不振有关。患儿常有反复喂养困难和睡眠时多汗，但这些症状较难用已知的疾病来解释。过度出汗提示存在发热、过度约束或存在自主神经功能缺陷。

四、诊断与鉴别诊断

主要根据患儿突然死亡特点和死亡后尸检结果获得。由于目前尚无可靠的诊断方法在生前给患者作出诊断，现大多应用危险因素评估方法对可疑患者进行预测性诊断。即使发现高度疑似的病例，也没有有效规范的应对处理。很难在制定 SIDS 检测表时，其内容和项目除应尽可能精确鉴别和找出那些最终会死于 SIDS 的患儿，也应考虑到表格的有效性和实用性，必须忽略假阴性和允许存在一定程度的假阳性率。此外，呼吸描记图（pneumogram）和多导睡眠图（polysomnogram）可用于持续观察呼吸形态和心跳异常情况，但目前研究未证实其有足够的敏感度和特异性，临床上尚不能作为 SIDS 的筛查方法。目前仍不知道 95% 可信限以外心跳呼吸形式是否具有临床价值。亦未证实有早产儿呼吸暂停史婴儿的 SIDS 危险度高于无呼吸暂停的适于胎龄儿。

关于 SIDS 的鉴别诊断见图 8 - 4。

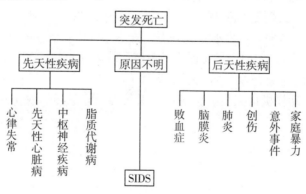

图 8 - 4　SIDS 的鉴别诊断

五、治疗

关于 SIDS 的防治，至今尚无可行的有效干预方法和用于初生婴儿生后 SIDS 的发病的预测方法。心电节律、呼吸类型以及自主神经系统的异常变化至今未能找出可用于临床观察的敏感监测指标，因而无法对 SIDS 病情作出即时和准确的判断，也无法制定相应的针对性干预措施。虽然部分患者在电子监护中发现存在 QT 延长性心律失常，但对婴儿患者尚未建立统一的安全治疗规范。咖啡因和茶碱已用于治疗早产儿呼吸暂停。这类药物能增强呼吸，降低临床呼吸暂停症状的发生频率和严重程度。在成年人中，咖啡因可降低听觉唤醒阈值，但在婴儿尚无相应研究报道。亦无该药会增加 SIDS 危险度的有关报道。

六、预防

由于 SIDS 在临床观察上存在困难，目前主要针对有高危因素的婴儿进行临床保护性干预。内容包括对父母和看护者进行培训，使之熟悉 SIDS 的疾病过程和危险因素，并进行一些有益于预防的措施如给用安慰奶嘴、避免俯卧位等，但母婴同床是否对预防 SIDS 有利仍有争论。部分欧美国家报道，通过这些措施后，近 10 年 SIDS 发病率下降了 0.5 个百分点。

美国儿科学会推荐的 SIDS 预防措施如下。

（1）婴儿及早产儿睡眠均推荐采取仰卧位。

（2）婴儿睡床应舒适、安全。推荐与父母或看护人同居一室内。床尽量靠近母亲以利于哺乳。不要睡沙发、椅子或与其他孩子同睡一床。不要让疲劳酣睡或服用镇静剂的成人照看（警觉度下降）。

（3）婴儿睡床必须结实。不可用水床、沙发、软床及其他软床垫。

（4）婴儿睡眠环境周围不要放置柔软物品，包括枕头、垫子、羊皮垫、棉被、按摩器以及填充性弹性娃娃等。床内空旷时，为安全考虑，可以在床沿硬栏处铺设毯子、护套或穿睡衣防止撞伤。

（5）防止过度捂热或外裹过紧。婴儿睡衣应宽松，卧室内温度适宜。

（6）婴儿可以俯卧位，但仅限于在非睡眠状态或在看护者照看情况下。进行头脚睡眠方向对调有利于减少婴儿仰卧睡眠时出现自主性体位变动和斜形头。

（7）如果有安装特殊治疗并要求保持睡眠体位，上述环境要求可以不需要。

（8）对于情况不稳定的婴儿可以考虑给予家庭监护（不一定能降低 SIDS 发生率）。

（9）婴儿睡眠及午睡时建议使用安慰奶嘴。安慰奶嘴需在睡眠前置入。如奶嘴在患儿熟睡后脱出，不需再行置入。母乳喂养良好者，安慰奶嘴可在满月后开始用。

（10）母亲孕期应禁止吸烟。婴儿也应避免被动吸烟。

（11）睡眠组织协会应普及和宣传安全睡眠的各项知识（包括对各族人群），重点对 SIDS 高危人群家长、幼托机构人员、保育员、祖父母、养父母以及新生儿监护病房内的医务人员进行培训。

参考文献

[1] 苏林雁. 儿童精神医学 [M]. 长沙：湖南科学技术出版社，2014.

[2] 江载芳. 实用小儿呼吸病学 [M]. 北京：人民卫生出版社，2010.

[3] 吴希如，林庆. 小儿神经系统疾病基础与临床 [M].2 版. 北京：人民卫生出版社，2009.

[4] 卡屯科. 新生儿窒息复苏教程 [M]. 叶鸿冒，虞人杰，译.6 版. 北京：人民卫生出版社，2017.

[5] 杨思源，陈树宝. 小儿心脏病学 [M].4 版. 北京：人民卫生出版社，2012.

[6] 洪庆成，王薇. 实用儿科新诊疗 [M]. 上海：上海交通大学出版社，2011.

[7] 中华医学会儿科学分会. 儿科心血管系统疾病诊疗规范 [M]. 北京：人民卫生出版社，2015.

[8] 中华医学会肠外肠内营养学分会儿科协作组. 中国儿科肠内肠外营养支持临床应用指南 [J]. 中华儿科杂志，2010，48（6）：436－441.

[9] 王小衡. 不容忽视的儿童血液病 [J]. 健康生活，2015（12）：18－20.

[10] 中华医学会儿科学分会. 儿科呼吸系统疾病诊疗规范 [M]. 北京：人民卫生出版社，2015.

[11] 丁媛慧，孙中厚. 维生素 A 缺乏与儿童感染性疾病 [J]. 中国儿童保健杂志，2016，24（1）：48－50.

[12] 杜文冉，王平，崔立华，等. 儿童佝偻病与微量元素的关系 [J]. 中国妇幼保健，2012，27（2）：231－233.

[13] 衣明纪. 维生素 D 对儿童骨骼外系统的作用 [J]. 中国实用儿科杂志，2015，30（12）：900－905.

[14] 朱启镕，方峰. 小儿传染病学 [M].3 版. 北京：人民卫生出版社，2009.

[15] 吴洁.0～6 岁儿童健康检查服务与管理 [J]. 江苏卫生事业管理，2015，26（1）：153－154.

[16] 中华医学会儿科学分会内分泌遗传代谢学组. 基因重组人生长激素儿科临床规范应用的建议 [J]. 中华儿科杂志，2013，51：426－432.

[17] 邵肖梅，叶鸿瑁，丘小汕. 实用新生儿学 [M].4 版. 北京：人民卫生出版社，2011.

[18] 郑毅. 儿童注意缺陷多动障碍防治指南 [M]. 北京：北京大学医学出版社，2007.

[19] 申昆玲，沈叙庄. 儿科学新进展 [M]. 北京：人民卫生出版社，2010.

［20］申昆玲. 儿科临床操作技能［M］. 北京：人民卫生出版社，2016.

［21］赵祥文. 儿科急诊医学［M］. 4 版. 北京：人民卫生出版社，2015.

［22］陈洁，许春娣，黄志华. 儿童胃肠肝胆胰疾病［M］. 北京：中国医药科技出版社，2006.

［23］黄红丽，沙卫红. 先天性肥厚性幽门狭窄的诊治进展［J］. 中国消化内镜，2008，（2）：33－36.

［24］李竹. 出生缺陷防治［M］. 北京：科学出版社，2010.